Dr. Marianne Teitelbaum

AYURVEDA *für* *die* SCHILDDRÜSE

Ich widme dieses Buch meinem Mentor und Freund Vaidya Rama Kant Mishra, der unzählige Stunden damit verbrachte, sein göttliches und heiliges Wissen mit mir zu teilen, das mein Leben und auch das Leben meiner Patienten jeden Tag durchdringt und bereichert. Möge das Werk dieses vedischen Meisters, der Ayurveda in seiner reinsten Form verkörperte, noch viele Jahrhunderte ein Echo finden.

Unsere BESTSELLER

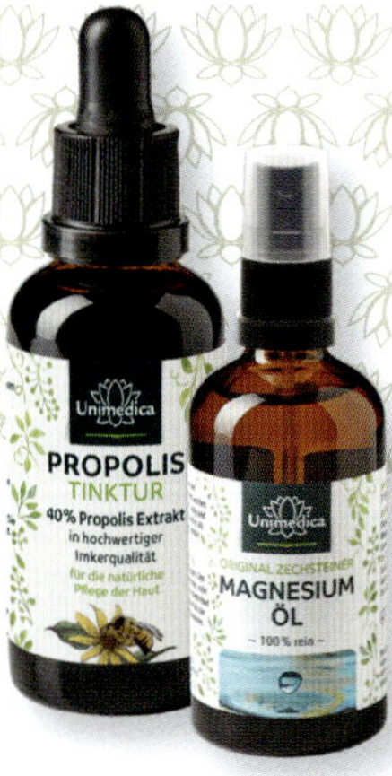

Propolis 30% Tinktur 50 ml
Best.-Nr. 25589 • € 19,90

Magnesium Öl 100 ml
Original Zechsteiner
Best.-Nr. 25552 • € 12,50

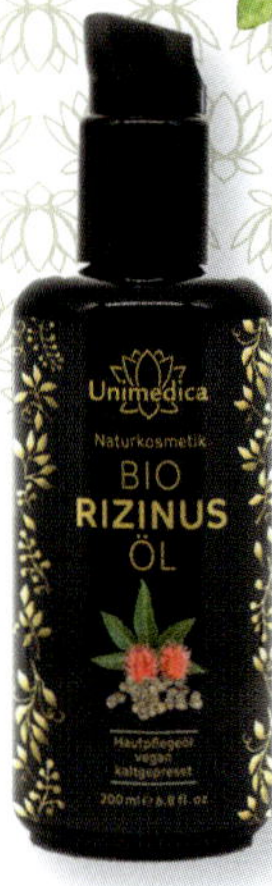

Bio Rizinusöl 200 ml
Best.-Nr. 26220 • € 19,50

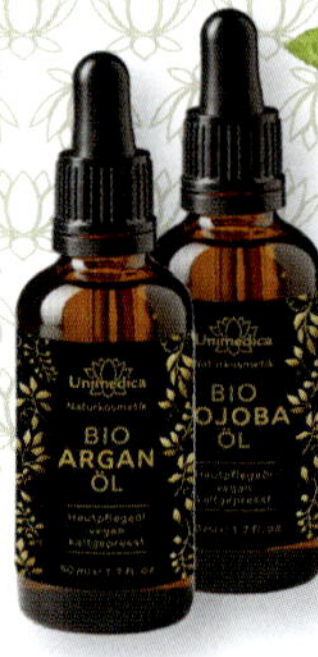

Bio Jojobaöl 50 ml
Best.-Nr. 25838 • **€ 10,90**

Bio Arganöl 50 ml
Best.-Nr. 25839 • **€ 10,90**

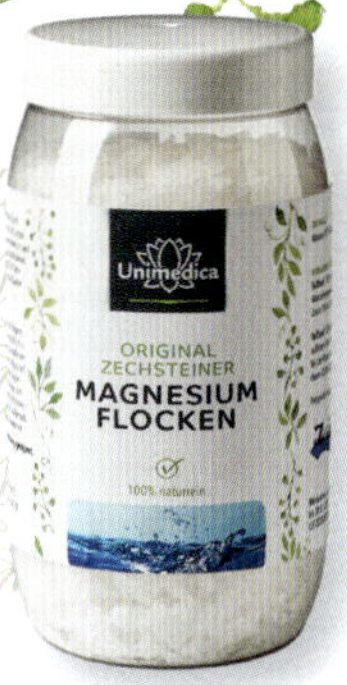

Magnesiumflocken 750 g
Original Zechsteiner
Best.-Nr. 26094 • € 12,90

BIO SUPERFOODS

Matcha Pulver Bio
100 g, Best.-Nr. 25766 • **€ 16,–**

Rote Beete Pulver Bio
500 g, Best.-Nr. 25759 • **€ 17,–**

Hagebuttenpulver Bio
500 g, Best.-Nr. 25845 • **€ 11,90**

Curcuma Pulver Bio
500 g, Best.-Nr. 25851 • **€ 9,90**

Chiasamen Bio
500 g, Best.-Nr. 25756 • **€ 6,90**

Hanfsamen Bio
500 g, Best.-Nr. 25841 • **€ 8,90**

Kakao Nibs Bio
300 g, Best.-Nr. 25761 • **€ 9,50**

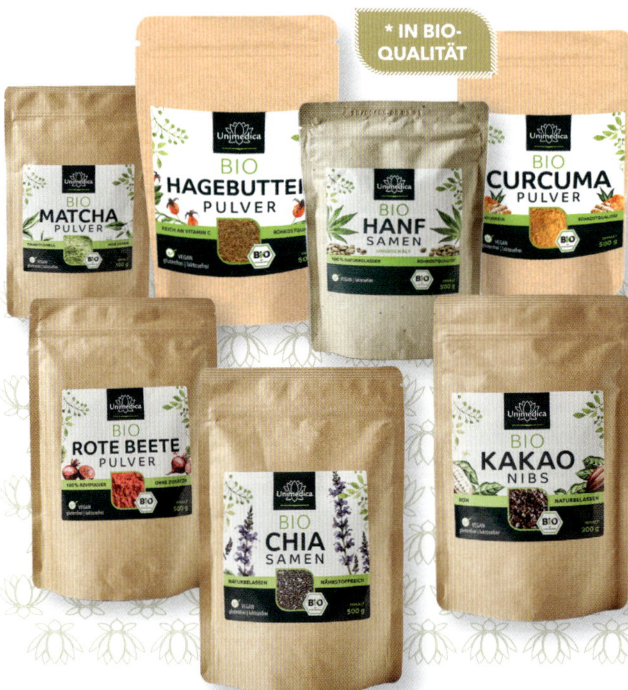

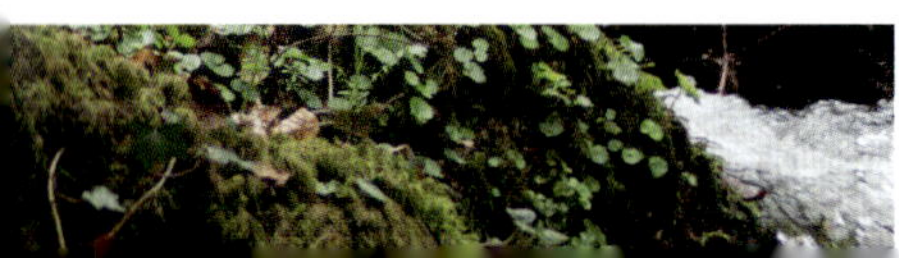

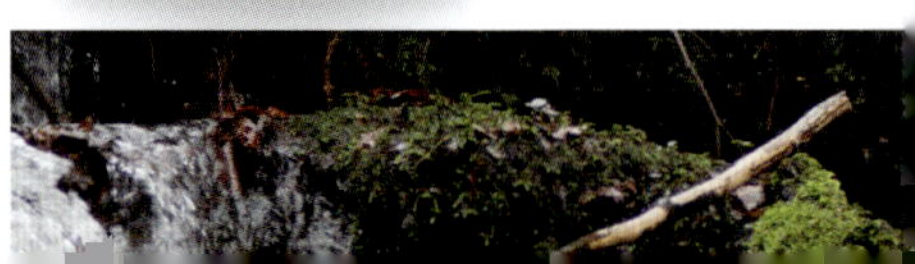

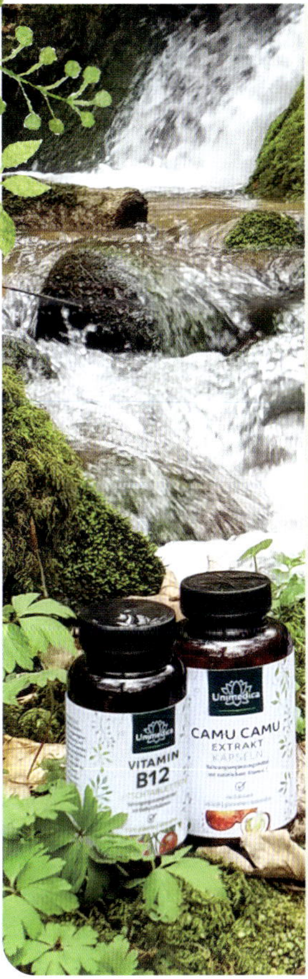

UNIMEDICA

BIO Ashwagandha 600 mg
Wird seit jeher in der ayurvedischen Naturheilkunde aufgrund seiner vielfältigen Eigenschaften sehr geschätzt.
180 Kapseln, Best.-Nr. 25637 • **€ 16,50**

Camu-Camu-Extrakt 500 mg
Hochdosiertes natürliches Vitamin C.
120 Kapseln, Best.-Nr. 24911 • **€ 13,50**

Acerola-Extrakt 494 mg
Hochdosiertes natürliches Vitamin C.
180 Kapseln, Best.-Nr. 24912 • **€ 19,50**

Vitamin B12-Lutschtabletten
Für ein funktionierendes Nerven- und Immunsystem.
100 Tabletten, Best.-Nr. 24913 • **€ 14,90**

L Arginin 620 mg
Hochdosiertes rein pflanzliches L-Arginin.
365 Kapseln, Best.-Nr. 24944 • **€ 18,50**

Bio-Grapefruit-Extrakt
Hochkonzentriertes Bio-Grapefruit-Extrakt.
100 ml, Best.-Nr. 24945 • **€ 17,90**

Magnesium forte 667 mg
Nahrungsergänzungsmittel mit 400 mg elementares Magnesium
365 Kapseln, Best.-Nr. 25219 • **€ 17,50**

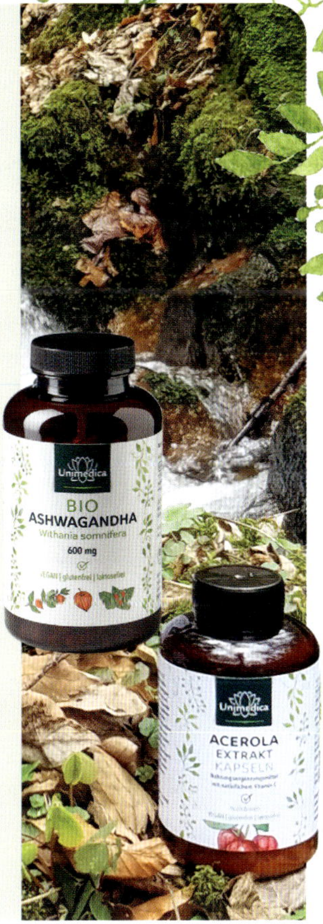

Veganes Vitamin D3
30 ml
Best.-Nr. 26320
€ 22,50

Vitamin-D3-Tropfen
50 ml,
Best.-Nr. 24904
€ 12,99

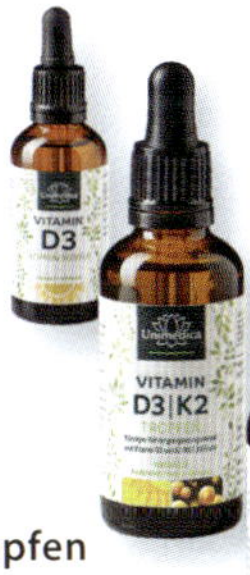

Vitamin-D3/K2 -Tropfen
50 ml, Best.-Nr. 24905
€ 18,90

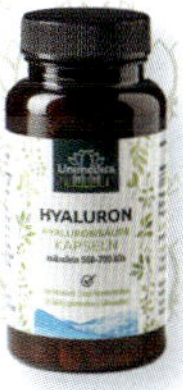

Hyaluronsäure Kapseln
90 Kapseln,
Best.-Nr. 24906 • **€ 14,50**

Schwarzkümmelöl-Kapseln 500 mg
400 Kapseln, Best.-Nr. 24951
€ 19,80

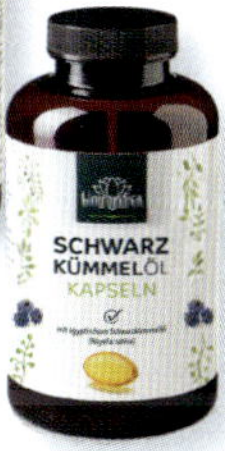

MCT-Öl C8+C10 gefiltert
500 ml, Best.-Nr. 25179 • **€ 15,99**

Bio Hanföl *
250 ml,
Best.-Nr. 24952
€ 8,50

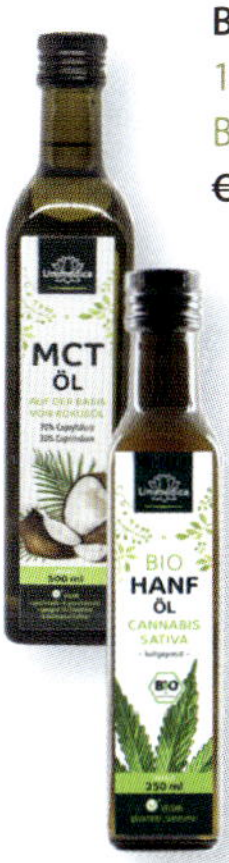

Bio Kokosöl nativ *
1000 ml,
Best.-Nr. 24954
€ 12,90

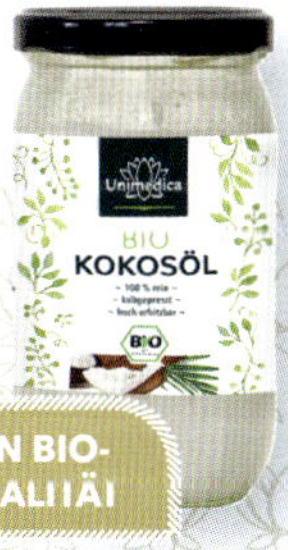

* IN BIO-QUALITÄT

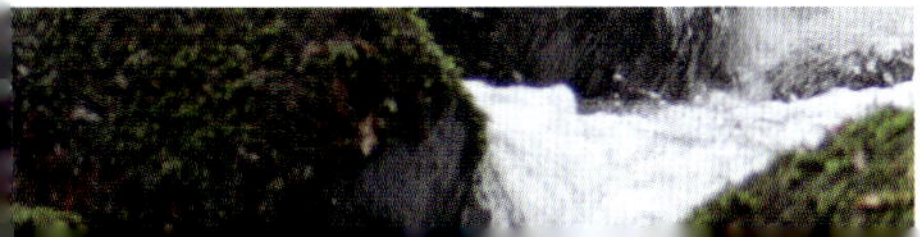

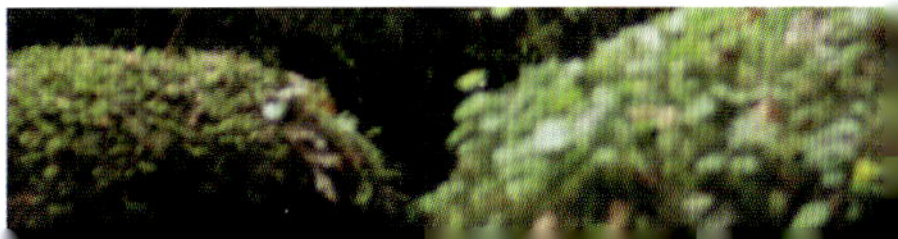

Weitere Bücher für ein natürlich gesundes Leben

VON UNIMEDICA

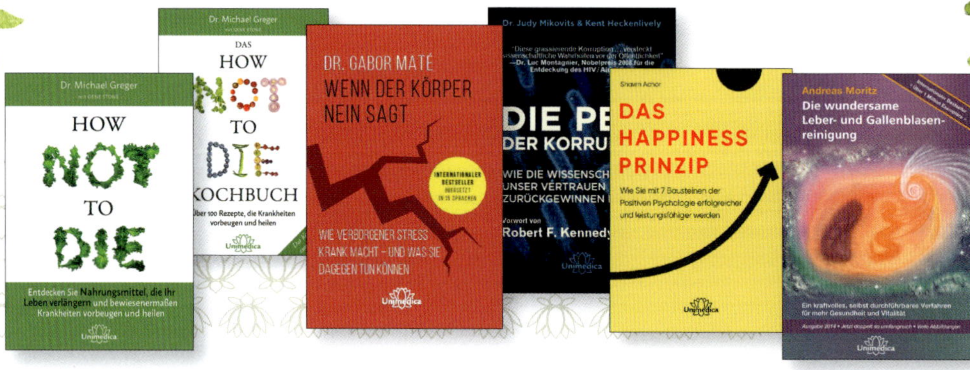

Michael Greger / Gene Stone

HOW NOT TO DIE

Entdecken Sie Nahrungsmittel, die Ihr Leben verlängern - und bewiesenermaßen Krankheiten vorbeugen und heilen.

512 Seiten, geb., Best.-Nr. 20587 • **€ 24,80**

Michael Greger / Gene Stone

DAS HOW NOT TO DIE KOCHBUCH

Über 100 Rezepte, die Krankheiten vorbeugen und heilen.

272 Seiten, geb., Best.-Nr. 22997 • **€ 29,–**

Dr. Gabor Maté

WENN DER KÖRPER NEIN SAGT

Wie chronischer Stress krank macht und was Sie dagegen tun können.

328 Seiten, kart., Best.-Nr. 25537 • **€ 24,80**

Shawn Achor

DAS HAPPINESS-PRINZIP

Wie Sie mit 7 Bausteinen der Positiven Psychologie erfolgreicher und leistungsfähiger werden

318 Seiten, kart., Best.-Nr. 25290 • **€ 19,80**

Dr. Judy Mikovits / Kent Heckenlively

DIE PEST DER KORRUPTION

Wie die Wissenschaft unser Vertrauen zurückgewinnen kann.

Mit einem Vorwort von Robert F. Kennedy, Jr.

282 Seiten, geb., Best.-Nr. 25855 • **€ 19,80**

Andreas Moritz

DIE WUNDERSAME LEBER- UND GALLENBLASENREINIGUNG

Ein kraftvolles, selbst durchführbares ' Verfahren für mehr Gesundheit und Vitalität

496 Seiten, kart., Best.-Nr. 17048 • **€ 22,90**

Direkt bestellen bei: www.narayana-verlag.de

In unserem Onlineshop führen wir ein großes Sortiment an Büchern über gesunde Lebensführung, Naturkost-Produkte, Superfoods und vieles mehr.

Online finden Sie ausführliche Informationen zu den einzelnen Titeln sowie aussagekräftige Leseproben.

Bestellhotline:
0049 (0) 76 26 97 49 70-0
Täglich 7.30 bis 21.00 Uhr, auch am Wochenende

Narayana Verlag GmbH,
Blumenplatz 2, D-79400 Kandern
info@narayana-verlag.de

Versandkosten: Innerhalb Deutschlands ist Versand von Büchern portofrei, für andere Produkte: € 2,80. Ab Auftragswert von € 29,– ist Versand für alle Produkte portofrei. Österreich, Schweiz: Ab Auftragswert von € 60,– ist Versand portofrei.

Geschäftsführer: Dr. Herbert und Katrin Sigwart, HR: Amtsgericht Freiburg, HRB 413609, Redaktioneller Inhalt: Dr. Katrin Sigwart. Preisänderungen oder Irrtümer sind vorbehalten.

Dr. Marianne Teitelbaum

AYURVEDA *für* *die* SCHILDDRÜSE

Natürlich, sanft und effektiv Hashimoto, Hyperthyreose und Hypothyreose heilen

Unimedica

Impressum

Dr. Marianne Teitelbaum
Ayurveda für die Schilddrüse
Natürlich, sanft und effektiv Hashimoto, Hyperthyreose und Hypothyreose heilen
1. deutsche Auflage 2021
2. deutsche Auflage 2021
3. deutsche Auflage 2023
ISBN 978-3-96257-214-3

Titel der Originalausgabe: Healing the Thyroid with Ayurveda: Natural Treatments for Hashimoto's,Hypothyroidism, and Hyperthyroidism

Published by Arrangement with INNER TRADITIONS INTERNATIONAL LTD., ROCHESTER, VT, 05767 USA
Vermittelt durch die Literarische Agentur Thomas Schlück GmbH, 30161 Hannover

Übersetzung aus dem Englischen: Samira Goth
Layout und Satz: Narayana Verlag
Coverlayout: Narayana Verlag
Abbildungen: Cover: shutterstock # 250224313© Panda Vector #1282068544©nadianb
Inhalt: shutterstock # 39319753©Elena Elisseeva #309278966©id-art

Herausgeber: Unimedica im Narayana Verlag GmbH, Blumenplatz 2, 79400 Kandern,
Tel.: +49 7626 974 970-0, E-Mail: info@unimedica.de, www.unimedica.de

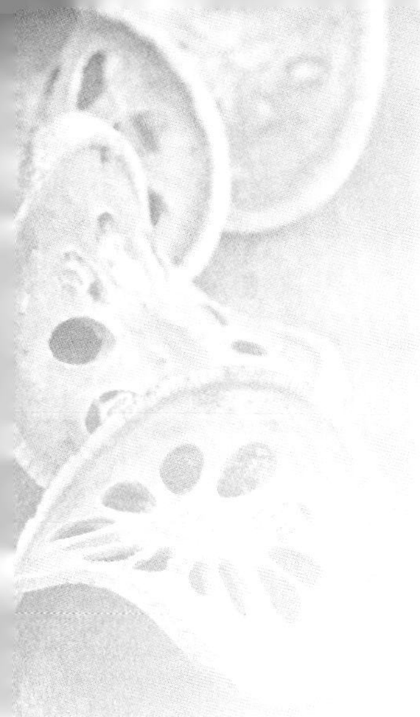

Inhalt

Vorwort

Es ist mein Glück und eine große Ehre, einen Menschen wie Dr. Marianne Teitelbaum zu kennen und mit ihr zu arbeiten. Sie ist ein heller Stern, der Licht in die Dunkelheit der Krankheit bringt und *Heilung und Gesundheit* ihre wahre Bedeutung verleiht.

Als praktizierende Endokrinologin habe ich festgestellt, dass mindestens 50 Prozent meiner Patienten an einer autoimmunen Schilddrüsenerkrankung leiden. Wenn man sich die Bedeutung des Schilddrüsenhormons vor Augen führt, das für die richtige Funktion von praktisch allen Organen unerlässlich ist, kann eine Schilddrüsenerkrankung – wenn sie nicht angemessen behandelt wird – die Lebensqualität eines Menschen drastisch beeinträchtigen. Ich habe häufig erlebt, wie frustriert meine Patienten über die Unstimmigkeit zwischen ihren Symptomen und der Tatsache sind, dass man ihnen sagt, ihr Blutbild sei „normal". Was sie noch mehr frustriert, ist die Verschreibung von Schilddrüsenmedikamenten für den Rest ihres Lebens, denn sie merken im Laufe der Zeit, dass diese ihnen nicht wirklich helfen. Wir alle werden mit der intuitiven Fähigkeit geboren, zu erkennen, wenn wir nicht im Gleichgewicht sind. Patienten geben sich nicht damit zufrieden, dass die Werte in ihrem Blutbild normal aussehen. Sie wollen sich normal *fühlen*. Sie wollen sich gesund *fühlen*. Sie wollen das harmonische Gleichgewicht zwischen Körper, Geist und Seele *fühlen*.

Als Ärztin besitze ich die Grundlage einer soliden medizinischen Ausbildung, doch ich will die Patienten nicht nur *behandeln*, sondern sie auch *hören*. In den letzten Jahren habe ich verstärkt nach etwas gesucht, das tiefer geht, ganzheitlicher ist, etwas, das nicht nur die Symptome überdeckt oder behandelt, sondern zum Keim des Problems vordringt. Ich bin über einen Vortrag von Dr. Teitelbaum gestolpert, den sie 2014 gehalten hatte.

Da ich Meditation und Yoga praktiziere, fand ich es faszinierend, dass sie die gesunden Bakterien, die in unserem Verdauungstrakt leben, als *Yoginis* bezeichnete und als Teil des Gehirns unseres Immunsystems einstufte. Sie verknüpfte geschickt die Zusammenhänge zwischen traditioneller Physiologie und der Weisheit des Ayurveda, und *es machte alles Sinn.* Ich fühlte mich, als hätte ich die andere Hälfte des Puzzleteils gefunden. Ich wusste, dass ich sie treffen und von ihr lernen musste und genau das geschah. Tatsächlich kam ich als Patientin zu ihr.

Eines der größten Geschenke im Leben ist eine gute, ausgewogene Gesundheit – und ich glaube, dass wir das allzu oft für selbstverständlich halten. Ich betrachte den Körper gern als einen heiligen Schrein, in dem unsere vielen Organe und Drüsen gut aufgehoben sind, und als ein eigenes Universum. Es ist schon beeindruckend, wie Billionen von Zellen in unserem Körper unermüdlich und harmonisch zusammenarbeiten, selbst wenn wir schlafen, ohne dass wir irgendetwas dazu beitragen, dass dies geschieht. Unser physischer Körper ist ein Werkzeug, ein Instrument, mit dem wir die Welt wahrnehmen und mit ihr interagieren. In seinem ursprünglichen Zustand guter Gesundheit funktioniert der Körper nicht nur richtig, sondern er besitzt auch die angeborene Fähigkeit zu heilen. Doch wir leben in einer Zeit, in der wir unseren Körper zum Limit treiben. Wir scheinen mehr zu tun zu haben als je zuvor, essen schnell und zur falschen Zeit, schlafen nicht genug und zur falschen Zeit, essen praktische, aber hochgradig verarbeitete Nahrung und haben einen sitzenden Lebensstil.

Diese Faktoren tragen zusammengenommen zu einem Teufelskreis der Krankheit bei, in dem der Körper seine angeborene Fähigkeit verliert, im Gleichgewicht zu bleiben. Das Ergebnis ist, dass wir uns mitten in einer ernsten Gesundheitskrise befinden. Chronische Krankheiten wie Diabetes, Herzerkrankungen und Adipositas nehmen in epidemischem Ausmaß zu und beginnen in immer jüngerem Alter. Die Häufigkeit der autoimmunen Schilddrüsenerkrankung, einer weniger bekannten, aber ebenso folgenschweren Erkrankung, ist ebenso im Steigen begriffen. Es gibt viele Theorien darüber, wieso dies so ist, und wir müssen erst noch herausfinden, welche davon sich als plausibel erweist. Es ist jedoch offensichtlich, dass sich die Patienten trotz des wachsenden Angebots an synthetischen und natürlichen Schilddrüsenhormonpräparaten und Medikamenten nicht unbedingt besser fühlen, obgleich sich ihr Blutbild verbessert zu haben scheint.

Das Ayurveda ist ein Medizinsystem, das mehrere tausend Jahre alt ist und seinen Ursprung in Indien hat. *Ayur* bedeutet „Leben" und *Veda* heißt „Wissenschaft"; mit anderen Worten: Ayurveda ist die Wissenschaft des Lebens. Laut Ayurveda sind Balance und Gesundheit unser natürlicher Zustand und ein Symptom oder eine Krankheit sind die Manifestation einer Abweichung von diesem natürlichen Zustand. Das Schöne an dieser Perspektive ist, dass sie es uns erlaubt, einen Zustand des Ungleichgewichts zu erkennen – also die Wurzel der Krankheit –, bevor er so ernst wird, dass er in unserem Blutbild erkennbar wird. Ayurveda erkennt also den ursprünglichen Balancezustand des Körpers als primäre Verteidigung gegen Krankheit an.

Als ich Dr. Teitelbaum als Patientin aufsuchte, unterhielt sie sich eine Weile mit mir, erkundigte sich nach meiner psychischen und physischen Gesundheit und ging dann in eine heilende, tiefe Stille, als sie meinen Puls analysierte. Durch diese eine energetische und sinnlich wahrgenommene Diagnosetechnik war sie imstande, die Geschichte meiner Körperinnenwelt mit äußerster Genauigkeit wiederzugeben. Dies ging weit darüber hinaus, was das herkömmliche Blutbild angedeutet hatte.

Aus der Perspektive der Schilddrüse behandelt die allopathische Medizin die Symptome der Disbalance. Das Ayurveda konzentriert sich auf die Wurzel – also, *warum kam es zu diesem Ungleichgewicht?* Durch jahrelange Erfahrung und ihr eigenes Verständnis für den Körper und die ayurvedischen Prinzipien hat Dr. Teitelbaum erfolgreich viele Patienten mit Schilddrüsenproblemen behandelt. Ich habe allerlei meiner eigenen Patienten zu ihr geschickt. Ein Großteil hat über Jahrzehnte gelitten, in denen ihre Schilddrüsenerkrankung nur an der Oberfläche behandelt wurde. Indem sie diese Patienten von Grund auf geheilt hat – weil sie sich auf die Grundursache konzentrierte –, konnte Dr. Teitelbaum die Schilddrüse systematisch und erfolgreich wieder gesund machen.

Liebe Leserinnen und Leser, ich habe daher nur einen Wunsch: Die Schilddrüsenkrankheit kann verheerende und zermürbende Auswirkungen auf unseren Alltag und unsere Lebensqualität haben. Mögen Sie, wenn Sie dieses Buch lesen und Dr. Teitelbaums Fachkompetenz kennenlernen, die Schilddrüse wieder ins Gleichgewicht bringen und dabei eine Reise der Transformation, Befreiung und Heilung erleben.

Ich danke Dr. Teitelbaum aufrichtig für ihr enormes Engagement, ihre Bescheidenheit und ihre Weisheit. Es ist ihre Berufung, zu dienen und zu heilen. In einer Welt, in der Pharmazeutika allgegenwärtig sind, hat sie inspirierenden Mut bewiesen, die uralte Wissenschaft des Ayurveda zum Leben zu erwecken und ihren wahren Wert zu erkennen. Sie ist eine echte Pionierin, die das Heilen wieder zurück zu seinen Wurzeln bringt und uns wieder zu Harmonie und Gesundheit verhilft. Dafür sollten wir alle dankbar sein.

NAMASTE UND OM SHANTI,
DR. ANJALI GROVER

Die Endokrinologin Dr. Anjali Grover hat sich auf die Behandlung von Diabetes, Schilddrüsenstörungen und anderen hormonellen Störungen und Defiziten spezialisiert. Sie hat einen Bachelor in Wirtschaftswissenschaften vom Barnard College/Columbia University und studierte anschließend Medizin am Stony Brook University Medical Center. Dr. Grover absolvierte ihre Assistenz in Innerer Medizin beim NYU Langone Medical Center und ihre Facharztausbildung am Brigham and Women's Hospital und der Harvard Medical School. Sie arbeitete mehrere Jahre als klinische Endokrinologin am NYU Medical Center und ist aktuell bei der Hackensack Meridian Health Mountainside Medical Group tätig. Sie baut gern ein persönliches Verhältnis zu ihren Patienten auf und bemüht sich, Meditationspraktiken in Gesundheit und Heilung zu integrieren.

Danksagung

Es war äußerst bereichernd, dieses Buch zu schreiben. Es hat meine Liebe für Ayurveda und für alle Menschen gestärkt, die meinem Leben einen Sinn gegeben haben – angefangen bei meinen liebevollen und fürsorglichen Eltern, die immer alles unterstützt haben, was ich tun wollte. Ich wünschte von ganzem Herzen, sie könnten jetzt hier sein, um die Veröffentlichung meines Buchs mit mir zu feiern.

Meine Kinder Eric und Carly sind die Freude meines Lebens – und zuverlässige Berater, wenn mich die Technik im Stich lässt oder ich an ihr scheitere. Meine Ehemann Larry ist nicht nur mein bester Freund, sondern auch ein kluger Leser, der seine jahrelange Erfahrung als Lektor dazu genutzt hat, mein Manuskript zu verfeinern.

Natürlich schulde ich auch vielen anderen Dank für die Inspiration und Erstellung dieses Buchs. Ich möchte meinen Kollegen und Patienten danken, die mich dazu angehalten haben, mein Wissen in einem Buch zu teilen. Ich danke meinen Assistentinnen Ann Keys und Barb Haslam, die unermüdlich und seit vielen Jahren die Telefonanrufe beantwortet, einen Karton Kräuter nach dem anderen ausgepackt und meine Praxis im Allgemeinen ohne Probleme am Laufen gehalten haben. Ich möchte mich auch bei meiner Agentin Anne Marie O'Farrell bedanken, die mich fachkundig durch den Publikationsprozess geleitet hat, der für mich ein großes Rätsel war, und bei meinem Verlag, Inner Traditions. Dies ist mein erstes Buch und es hätte gar nicht besser laufen können mit der Zusammenarbeit, die von Professionalität und Höflichkeit geprägt war.

Ich hoffe von Herzen, dass dieses Buch sich für die Leser als lehrreich erweisen wird, wenn sie ihren Weg zurück zu strahlender und dauerhafter Gesundheit fortsetzen.

Zum Geleit

In den frühen 1960er-Jahren, einer Zeit großer Unruhe, verfasste der Physiker und Philosoph Thomas Kuhn ein einflussreiches Buch namens *Die Struktur wissenschaftlicher Revolutionen.* Das Buch löste in der wissenschaftlichen Gemeinde hohe Wellen und Widerstände aus. Kuhn argumentiert darin, dass Fortschritt nicht immer in einer geraden Linie verläuft, sondern eher periodischen Paradigmenwechseln unterliegt, die die etablierten Meinungen in Frage stellen. Wir befinden uns aktuell in so einer Zeit.

Es ist eine Zeit überraschender Wendungen. In den Jahren seit Kuhns Buch sind vielen Patienten die Lücken und Probleme der modernen Medizin bewusst geworden. Wenn die dritthäufigste Todesursache in den Vereinigten Staaten ein Krankenhausaufenthalt ist, wäre es wohl an der Zeit für eine Gewissensprüfung – und eine gemeinsame Anstrengung, die Einweisung in ein Krankenhaus zu vermeiden! Verwestlichte „Schnellspur"-Versionen ganzheitlicher Medizin kamen mit neuen und verbesserten Modellen, die auf angeblich „natürlichen" Behandlungen beruhten. Diese griffen jedoch häufig zu kurz und boten eine Kopie der modernen Medizin, indem sie pharmazeutische Arzneimittel oft durch synthetische Vitamine und Mineralien ersetzten und manchmal den Fokus auf die Behandlung von Symptomen gerichtet hielten. Tatsächlich ist die Zeit reif für eine Neubewertung der alten Modelle.

Und hier kommt „das neue Ayurveda".

Ironischerweise hat sich herausgestellt, dass das neue Paradigma, das Kuhn propagierte, heute mit der alten Praxis der indischen Kräutermedizin übereinstimmt. Das neue Ayurveda stützt sich auf ewige Prinzipien zur Behandlung der Grundursache(n) von Krankheiten. Sie berücksichtigt unsere modernen Beschwerden, entwickelt eine Reihe neuer Protokolle und hält das Versprechen einer personalisierten Medizin, von der wir so viel gehört haben.

Werfen wir einen Blick auf die Tücken der modernen und angeblich ganzheitlichen Medizin aus der Perspektive von zwei meiner Patientinnen.

Die Zwillinge Elizabeth und Megan wurden vor 13 Jahren geboren und von zwei liebevollen Eltern glücklich in die Welt gebracht. Ihre Eltern befolgten alle Ratschläge des Kinderarztes, damit ihre hübschen Mädchen gesund aufwuchsen. Doch nach einer Reihe von Schutzimpfungen im Alter von zwei Jahren stellten die Eltern zu ihrem Entsetzen fest, dass den Mädchen das Haar büschelweise ausfiel. Zuerst ignorierten sie es in der Hoffnung, dass es bald von selbst aufhören würde, doch im Laufe der nächsten Wochen verloren die Mädchen schließlich ihr ganzes Haar, auch ihre Augenbrauen und Körperbehaarung.

Verzweifelt gingen die Eltern mit den Zwillingen zu ihrem Kinderarzt, der sie nach seiner Untersuchung in die Kinderklinik überwies. Die Ärzte dort stellten fest, dass die Mädchen die Schilddrüsenunterfunktion ihrer Mutter geerbt hatten, was den Haarausfall erklärte. Den Mädchen wurde sofort ein Schilddrüsenhormon verabreicht und dann begann eine schmerzhafte Behandlung mit Steroidinjektionen in die Kopfhaut, was dafür gesorgt hat, dass sie seitdem Angst vor Ärzten haben und, was schlimmer ist, haarlos blieben. Die Ärzte ermutigten die Eltern dazu, ihre Kinder zu einer Selbsthilfegruppe zu bringen, die sich einmal im Jahr in verschiedenen Teilen des Landes traf, damit die Mädchen in dem Bewusstsein aufwachsen, dass es noch andere gibt, die ein ähnliches Schicksal erdulden müssen. Bei einem dieser Treffen hörten sie von einem bekannten Heilpraktiker, der ein umfangreiches Blutbild durchführte und natürlich eine Reihe von Nahrungsergänzungsmitteln für Schilddrüsenpatienten verschrieb, u. a. Multivitamine, Mineralien, L-Glutamin, Glutathion, Kurkuma, Vitamin D, Coenzyme, Alpha-Liponsäure, Ashwagandha und Vitamin-B-Komplex. Sie vereinbarten einen Termin bei dem Heilpraktiker und nach der ersten Sprechstunde wurde entschieden, dass die Mädchen weiterhin ihr Schilddrüsenhormon nehmen sollten, während sie das neue Programm an Nahrungsergänzungsmitteln befolgten. Zuerst war die Familie begeistert und hoffnungsvoll, doch im Laufe der nächsten zwei Jahre wurden sie enttäuscht und desillusioniert, weil sich nichts änderte und den Mädchen von der Einnahme dieser Flut von Pillen schlecht war. Dann fand die Familie den Weg in meine ayurvedische Praxis.

Da ich viele Tausend Schilddrüsenfälle behandelt habe, wusste ich, dass ihre Ärzte den falschen Ansatz verfolgt hatten, indem sie sich einzig und allein auf die Funktionsschwäche der Schilddrüse konzentriert und nichts getan hatten, um den Angriff des Immunsystems auf die Drüse zu korrigieren. Ich wusste auch, dass das Schilddrüsenhormon, das man den Mädchen verschrieben hatte, mehr Schaden als Nutzen brachte – durch die Gabe des Hormons hatte man unwissentlich die Notwendigkeit zur Eigenproduktion des Hormons im Körper der Mädchen unterbunden.

Der Naturheilkundler hatte zumindest versucht, ihr Immunsystem wieder ins Gleichgewicht zu bringen, sein Fehler aber war die Verschreibung einiger synthetischer Nahrungsergänzungsmittel, die, wie Pharmazeutika, unterschiedliche Nebenwirkungen auslösen können. Das andere Problem mit dem von ihm verschriebenen Protokoll war die Tatsache, dass es zu viele oral einzunehmende Tabletten umfasste. Die Leber war ihrer Aufmerksamkeit komplett entgangen, denn sie musste ja all diese Mittel verarbeiten, die ihre Funktion störten und somit noch eine stärkere Autoimmunreaktion auslöste (mehr dazu später).

Da die Behandlung mit pharmazeutischen Arzneimitteln nicht Teil meiner Praxis ist, erklärte ich den Eltern, dass Sie entscheiden sollten, ob sie die Dosierung des Schilddrüsenhormons für die Mädchen reduzieren wollten, sobald sie mit dem ayurvedischen Protokoll begannen, das ich für sie zusammengestellt hatte. Im Laufe der nächsten Wochen und Monate wurde die Dosierung immer weiter gesenkt und schließlich ganz aufgegeben. Denn nun verlagerten wir das Hauptaugenmerk auf die Ursachen, wieso ihr Immunsystem bis zu so einem Grad gestresst war, dass es tatsächlich ihre Schilddrüse angriff und dadurch den Haarausfall verursachte.

Unser Ansatz bestand darin, echte Naturheilmittel einzusetzen, die aus Kräutern, Nahrungsmitteln und Gewürzen bestehen. So sollte das Immunsystem wieder auf Vordermann gebracht werden, damit es aufhört, ständig die Schilddrüse zu attackieren. Dann erhielt die Drüse Unterstützung, um sich selbst zu heilen, ohne sich auf das Hormon zu verlassen. Außerdem wurden alle Anstrengungen unternommen, um orale Medikationen auf ein Minimum zu beschränken. Es wurden andere Verabreichungswege für die Kräuter gewählt (über transdermale

Applikation, homöopathische Verdünnungen der Kräuter in Wasser, die über den ganzen Tag verteilt getrunken wurden, sowie stark verdünnte Tees), um die Leberbelastung so gering wie möglich zu halten.

Langsam aber sicher begannen kleine Haarbüschel zu sprießen, Monat für Monat, bis beide Mädchen ihr glänzendes, braunes Haar wiederhatten – das sie auch von ihrer Mutter geerbt hatten. Abgesehen davon, dass ihr Immunsystem – gestört durch zu viele Impfungen zur selben Zeit – wieder gesund und ausgeglichen war, verschwanden auch ihre Empfindlichkeiten gegenüber Gluten, Milchprodukten und anderen Lebensmitteln. Außerdem wussten die Eltern, dass die Behandlung all dieser Probleme in jungen Jahren ihre Töchter später einmal davor bewahren würde, andere Autoimmunerkrankungen wie Fibromyalgie und Lupus zu entwickeln.

Ich schreibe dieses Buch für Elizabeth und Megan und die Tausenden von Patienten, die sich in ähnlich misslicher Lage befinden.

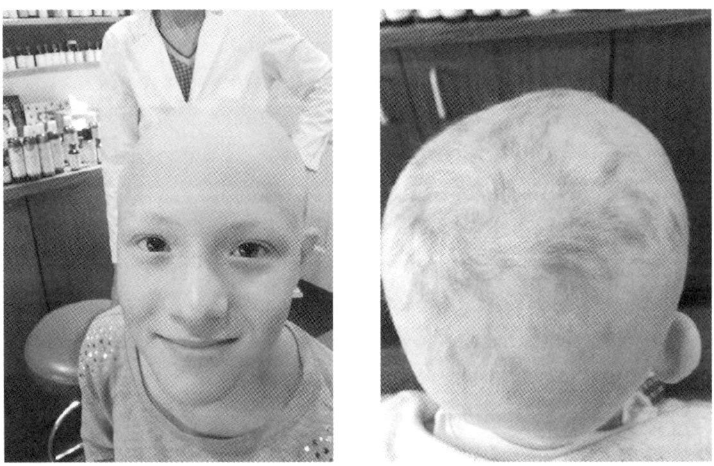

Elizabeth bei ihrer Kontrolle nach drei Monaten

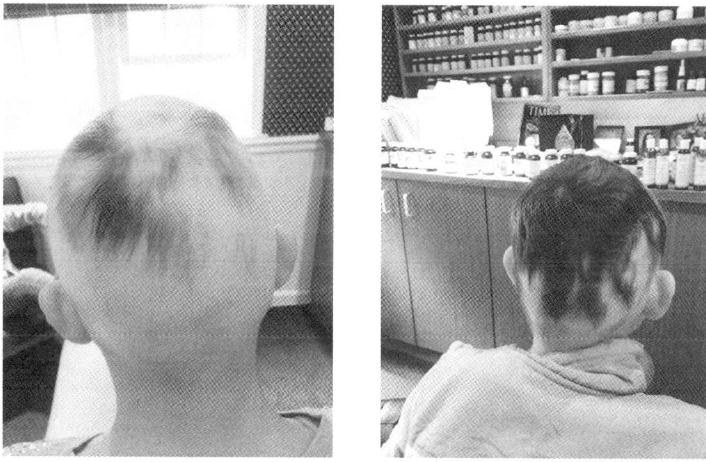

Elizabeth bei ihrer Kontrolle nach sechs Monaten

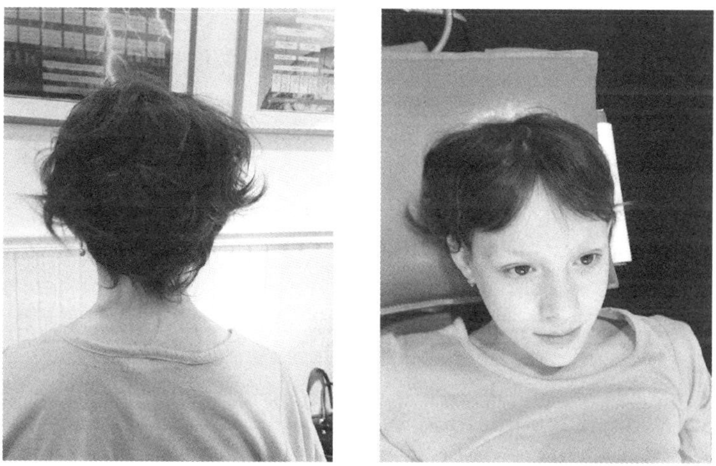

Elizabeth bei ihrer Kontrolle nach 1 Jahr

Wir wissen, dass die Menschen weltweit an einer Epidemie schlechter Gesundheit leiden, die sie verzweifeln lässt und zu den Ärzten treibt. Die Litanei ist vertraut: Krebs, Herzerkrankungen, Autoimmunerkrankungen und Verdauungsstörungen, wobei die letzten beiden oft ein und dasselbe sind. Wie können wir in den technologisch fortschrittlichsten Ländern der Erde nur so krank sein, wo es doch modernste Diagnosegeräte, Wundermedikamente und angesehene medizinische Einrichtungen gibt? Wir sind an einem Punkt angekommen, an dem die allopathische und die ganzheitliche Medizin einen Paradigmenwechsel brauchen, wie er von Kuhn vorgeschlagen wurde, sei es bei der Behandlung von Schilddrüsenerkrankungen oder bei den verschiedensten anderen Krankheiten.

Die allopathischen Ärzte sind dafür ausgebildet, Krankheiten zu erkennen und mit einer Reihe von nebenwirkungsbehafteten Pharmazeutika zu behandeln, die nur auf Symptome ausgerichtet sind und die Ökologie unseres Körpers durcheinanderbringen. Sie verfügen, ohne ihr eigenes Verschulden, über keine Methode, um bestehende Missverhältnisse frühzeitig zu erkennen, wenn sie viel leichter zu bewältigen sind, noch ehe die Krankheit einsetzt.

Die ganzheitliche Medizin steckt in den Kinderschuhen und wie bei jeder neuen Disziplin wird auch hier viel experimentiert. Es lässt sich nicht vermeiden und ist verständlich, dass Fehler gemacht werden. Die Heilpraktiker sind mit ihrem Einsatz natürlicher Alternativen statt chemischer Medikamente auf dem richtigen Weg. Doch darin liegt auch das Problem: Neben der Verwendung unterschiedlicher Kräuter und Lebensmittel zur Heilung verordnen viele auch zahlreiche synthetische Vitamine, Mineralien, Aminosäuren usw. Bei näherem Hinsehen sind viele dieser so genannten natürlichen Produkte, die häufig unter dem Oberbegriff Nahrungsergänzungsmittel geführt werden, fast ebenso problematisch wie Medikamente, da auch sie im Labor hergestellt werden und nichts mit der Natur gemein haben. Sie haben eine Wirkung wie pharmazeutische Medikamente, doch zu welchem Preis? Diese Heilmittel verringern vielleicht manche Symptome, doch allzu oft werden Patienten von der Einnahme dieser menschgemachten Version von Vitaminen krank, da sie in viel höheren Dosen eingenommen werden, als sie natürlich im Essen vorkommen. Der Körper erkennt diese synthetischen Ergänzungsmittel als Toxine, daher müssen die Nieren und die Leber Überstunden machen, um den Körper von diesen Chemikalien zu befreien. Wenn wir also eine wahrlich *natürliche* Alternative zur allopathischen Medizin bieten wollen, dann muss die Behandlung aus Heilmitteln bestehen, die in der *Natur* wachsen.

Nicht nur das. Wir müssen berücksichtigen, wie stark die Leber von der Einnahme so vieler Ergänzungsmittel belastet wird, selbst wenn manche aus Kräutern bestehen und wirklich natürlich sind. Es ist die Aufgabe der Leber, alles zu verarbeiten, was wir schlucken, daher wollen wir sie nicht mit so vielen Tabletten und Mixturen belasten. „Wie viel kann die Leber aushalten?" Diesen Satz habe ich immer wieder gehört, wenn Vaidya Mishra und ich Patienten untersuchten, die uns eine lange Liste an Ergänzungsmitteln (synthetische und natürliche) nannten, die sie einnahmen.

Dieses Buch präsentiert Ihnen eine echte alternative Medizin: Ayurveda.

Ayurveda ist ein 5.000 Jahre altes traditionelles System der indischen Kräutermedizin. Lange vor Hippokrates entwickelten die alten indischen Seher ein umfassendes Heilsystem, das sich mit Disbalancen und deren Grundursachen befasste. Dabei war das ideale Ziel, Krankheit möglichst zu verhindern oder, falls dies nicht möglich war, zu heilen.

Ich habe eine Ausbildung als Chiropraktikerin. Vor 30 Jahren begann ich, mich für Ayurveda zu interessieren, als ich beschloss, etwas über Heilkräuter zu lernen, um meinen Patienten helfen zu können, hartnäckige Gesundheitsprobleme zu überwinden. Schon bald entdeckte ich, dass die einheimischen Heilkräuter in den Feldern brachlagen, unentdeckt und den Massen unbekannt. Die Vereinigten Staaten, ein junges Land, hatten nie die Gelegenheit dazu gehabt, ein umfassendes Arzneibuch zu entwickeln. Daher gab es nur wenige Experten für Heilkräuter, bei denen man lernen konnte.

Ich studierte bei mehreren Ernährungsfachleuten im ganzen Land und lernte, wie man Nahrungsergänzungsmittel benutzt, führte in den Anfangsjahren meiner Praxis Versuche mit dieser Herangehensweise durch und erlebte zusammen mit meinen Patienten enorme Rückschläge. Entschlossener denn je wandte ich mich dem Ayurveda zu, von dem ich durch meine Beschäftigung mit Meditation und östlicher Kultur gehört hatte. Dank dieses Verfahrens erlebte ich einen Schimmer von Erfolg – meine Patienten erholten sich langsam. Doch der Schlüsselmoment kam 1999. In diesem Jahr wurde ich Vaidya Rama Kant Mishra vorgestellt und begann, bei ihm zu studieren. Er war aus Indien in die USA gekommen, um ayurvedische Rezepturen für das führende Unternehmen für ayurvedische Kräuter in den Vereinigten Staaten zu entwickeln.

Dr. Mishra hatte im ayurvedischen Pantheon eine hochrangige Stellung inne, da er von einer Linie von „Raj Vaidyas“ oder ayurvedischen Ärzten abstammte, denen es vorbehalten war, den Adel Indiens zu behandeln. Und nun lehrte er mich! Im Laufe der nächsten 17 Jahre saß Dr. Mishra an meiner Seite, während wir Hunderte von Patienten sahen und brachte mir sorgfältig bei, wie man 500 verschiedene Kräuterrezepturen einsetzt, um alle nur möglichen Krankheiten und Beschwerden zu behandeln.

Doch er hat noch viel mehr getan. Meine Praxis wurde quasi sein Labor. Dr. Mishra erkannte schon bald, dass meine Patienten nicht dazu imstande waren, viele der Kräuter zu verstoffwechseln, die er in Indien verwendet. Sie konnten die in den alten Texten verordneten Reinigungstechniken nicht aushalten und litten an unterschiedlichen modernen Leiden, die in den alten Texten gar nicht vorkommen, wie Fibromyalgie und viele andere. Außerdem kamen viele mit sehr anfälligen Physiologien in die Sprechstunde, was aus der übermäßigen Nutzung von pharmazeutischen Arzneimitteln und der Einnahme industriell verarbeiteter Lebensmittel herrührte. Also adaptierte Dr. Mishra gemeinsam mit mir die traditionelle Praxis und richtete sie neu aus auf das, was wir heute „das neue Ayurveda“ nennen, indem die Weisheit der alten Seher mit moderner Forschung kombiniert wird.

Verglichen mit der traditionellen Praxis beinhaltet „das neue Ayurveda“ einige entscheidende Innovationen von Dr. Mishra:

Seine Heilmittel erfordern nur ein oder zwei Messerspitzen Kräuter in etwa einem Liter gekochten Wasser statt einen Teelöffel pro Tasse gekochtem Wasser wie sonst üblich. Alles, was wir schlucken, geht durch die Leber; doch die „westliche“ Leber ist tendenziell schon durch Exzesse aus Pharmazeutika, Nahrungsergänzungsmitteln und industriell verarbeiteten Nahrungsmitteln so überfordert, dass sie die normalen Dosen der Kräuter in vielen Fällen nicht erträgt.

Er führte die Anwendung transdermaler Kräutercremes ein, wobei die Kräuter von der Haut direkt ins Blut gelangen und so die Leber umgehen, die so ihre dringend benötigte Pause erhält.

Dr. Mishra hat außerdem ein spezielles Verfahren entwickelt, bei dem die Pranaenergie der Heilpflanze extrahiert wird. Das grobe, physische Kraut wird ausgefiltert und nur die Schwingung oder Intelligenz des Heilkrauts durchdringt einen Biosirup aus gelber Zucchini. Da die daraus entstandenen Nektar-Glycerid-Tropfen keines der physikalischen Moleküle des Krauts enthalten, muss die heiße, reaktive Leber auch kein rohes Kraut angreifen und oxidieren. Doch gleichzeitig profitieren das Zellsystem, die Organe und Drüsen von den gleichen Vorteilen, als wäre das physische Kraut vorhanden. Man sollte nicht vergessen, dass die Pranaenergie für die Wirkungen auf den Körper verantwortlich ist. Durch Einbeziehung dieses genialen Verabreichungssystems können zahlreiche Kräuter also in Form von Tropfen in einem Liter Wasser verabreicht werden, das langsam über den Tag verteilt getrunken wird. So lässt sich die extreme Belastung der Leber vermeiden, die durch das Schlucken von Kräutern, Vitaminen, Mineralien, Aminosäuren, Enzymen, pharmazeutischen Arzneimitteln usw. entstanden ist.

Die tägliche Ölmassage – eine verbreitete ayurvedische Praxis, um Toxine zu beseitigen, die Gelenke zu schmieren und den Alterungsprozess zu verlangsamen – wurde von Dr. Mishra abgeändert. Im „neuen Ayurveda“ wurde das herkömmliche Sesamöl für Menschen mit heller Haut in den kälteren Monaten durch Oliven- oder Mandelöl ersetzt. Uns fiel auf, dass hellhäutigere Patienten das schwerere Sesamöl nicht ertragen konnten, das bei indischen Patienten eingesetzt wird: Die Öle blieben auf der Haut und wurden nicht aufgenommen, wodurch zu viel Hitze am Körper entstand, denn Sesamöl gilt als erhitzendes Öl. Wir empfehlen auch den Einsatz von Kokosöl in den Sommermonaten, unabhängig von der Hautfarbe, denn Kokosöl kann als kühlendes Öl die Auswirkungen der Hitze auf unseren Körper besänftigen, die sich während der Sommermonate ansammelt.

In den alten Texten empfohlene Reinigungstechniken wurden aktualisiert, um sie an die modernen Toxine anzupassen, die die Ärzte von einst nicht vorhersehen konnten: z. B. Pestizide, Pharmazeutika, Nahrungsergänzungsmittel und Luftverschmutzung.

Die alten Ärzte gaben uns die Lehrbücher des Ayurveda, um zukünftige Ärzte zu lehren, wie man die verschiedensten Leiden behandelt. Doch sie erklärten auch, dass sie die Lehrbücher offenlassen würden, damit spätere Ärzte ihren Büchern neue Kapitel hinzufügen könnten, denn sie könnten ja nicht vorhersehen, was in ferner Zukunft noch geschehen würde. Und genau das hat Vaidya Mishra getan, als wir zusammen Patienten behandelten. Die oben genannten Änderungen sind Aktualisierungen, wodurch das Ayurveda in der modernen Zeit relevant und wirksam bleibt.

Nachdem wir die Hürden der frühen Jahre genommen hatten, kamen die Patienten zu Hunderten in unsere Praxis, sie strömten aus aller Welt zu uns und gewannen allmählich ihre Gesundheit wieder. Wir teilten unsere Erkenntnisse verschiedensten ayurvedischen Vereinigungen und Kliniken im ganzen Land mit. Nachdem sich unsere Arbeit herumgesprochen hatte, wuchs unser Ruf. Nach den Vorträgen kamen immer wieder Leute zu mir und baten mich, ein Buch zu schreiben. Daher habe ich mich bemüht, all mein Wissen zusammenzutragen, das ich von meinem Mentor erhalten habe, um es mit Patienten wie Elizabeth und Megan und mit Ärzten zu teilen, die diese Behandlungsprotokolle übernehmen möchten.

Ich konzentriere mich aus gutem Grund auf die Schilddrüse. Ich habe in meiner Praxis im Laufe der letzten 30 Jahre mehr als 90.000 Patienten gesehen, die sich mit jeder möglichen Krankheit vorgestellt haben. Doch mehr als alles andere behandle ich Menschen mit Schilddrüsenbeschwerden. An einem typischen Tag haben zumindest die Hälfte meiner Patienten irgendeine Form von Schilddrüsenstörung. Die Stressfaktoren des modernen Lebens können die Schilddrüse schwächen, was Auswirkungen auf den ganzen Körper hat und zu einer Bandbreite an verwirrenden chronischen Leiden führen kann.

Die alten Gelehrten, die diese Lehrbücher über Ayurveda schrieben, warnten die Ärzte: „Wenn ihr dem Patienten nur Kräuter verabreicht, seid ihr schlechte Ärzte." Und dann fügten sie hinzu, dass wenn man Patienten wirksam behandeln will, man die zugrundeliegende sogenannte *Hetu* diagnostizieren muss, was sich auf die Grundursache oder, wie man es heute nennt, die *Ätiologie* bezieht. Danach muss man den Patienten die richtige Ernährungsweise, den richtigen Tagesablauf und Reinigungstechniken beibringen, um echte und anhaltende Veränderungen in ihrer Gesundheit zu bewirken.

Es gibt unterschiedliche Gründe dafür, wieso jemand ein Problem mit der Schilddrüse bekommt, und diese Gründe unterscheiden sich je nach Patient. Über die Pulsdiagnose und entsprechende Fragen kann man die Hauptursachen ermitteln, in Angriff nehmen und *dann* die Schilddrüse unterstützen. Ohne zur Ursache des Problems vorzustoßen, wird eine Behandlung der Schilddrüse nur geringe Ergebnisse zeigen, wenn überhaupt.

Eines habe ich in den letzten 30 Jahren gelernt: In welcher Weise sich eine Krankheit auch immer manifestieren mag, sie ist nur das Symptom eines tieferliegenden Problems, das man angehen muss. Krebs? Ein Symptom – wodurch wurde es verursacht? Gelenkrheumatismus? Ein Symptom – graben Sie tiefer, um die Ätiologie herauszufinden. Hashimoto-Krankheit? Warum versagt das Immunsystem und greift die Schilddrüse an? Beseitigen Sie die Ursache und die Schilddrüse erholt sich.

Wenn die Grundursachen behandelt werden, wird der Patient sehr erfolgreich damit sein, seine Krankheit zu überwinden und wieder eine ausgewogene Gesundheit zurückzuerhalten. Vor allem muss man der Versuchung widerstehen, nur das Augenfällige zu behandeln, denn die Ursache liegt gewöhnlich weit vom Symptom entfernt. Das ist das Credo dieses Buchs. Es ist eine einfache Botschaft, wird aber dennoch oft übersehen, wenn die medizinische Fachwelt sich bemüht, den Patienten dabei zu helfen, ihre Gesundheit zurückzuerlangen.

Ich schreibe dieses Buch in dem sicheren Wissen, dass die uralte Heilkunst des Ayurveda die Medizin der Zukunft ist. In den letzten Jahren hat die Weltgesundheitsorganisation (WHO) die Heilwirksamkeit des Ayurveda anerkannt und zu weiterer Forschung und Studium ermutigt, da sie seinen Aufschwung im Westen festgestellt hat. Die WHO prognostiziert bis 2050 einen Heilkräuter-Marktwert von 5 Billionen US-Dollar. Ein Artikel im *Journal of Ayurveda and Integrative Medicine* fasste es so zusammen: „Wenn [Ayurveda] sich öffnet, um neu entstehendes Wissen in das etablierte Ayurveda zu integrieren und gleichzeitig den ayurvedischen Grundlagen treu bleibt, wird dies sicherlich eine weitreichende Chance darstellen, die Mehrzahl der Probleme zu behandeln, die durch das Auftreten neuer Krankheiten und gesundheitsbezogener Fragestellungen entstanden sind.“ Das ist eine Herausforderung, die ich gerne annehme.

EINFÜHRUNG

Traditionelle Heilkunst für ein neues Zeitalter

Schilddrüsenprobleme treten so häufig auf wie noch nie. Mehr als 12 Prozent der US-Bevölkerung werden im Laufe ihres Leben ein Problem mit der Schilddrüse haben. Das sind schätzungsweise etwa 20 Millionen US-Amerikaner, die an irgendeiner Form von Schilddrüsenerkrankung leiden. Bis zu 60 Prozent davon wissen aber nichts von ihrer Krankheit. In Deutschland bildet sich bei etwa jedem dritten Erwachsenen im Laufe des Lebens mindestens eine krankhafte Schilddrüsenveränderung aus.

Allein in den Vereinigten Staaten leiden 14 Millionen Menschen an Hashimoto-Thyreoiditis, in Deutschland gehen Schätzungen von 4 bis 8 Millionen Betroffenen aus. Sie ist damit nicht nur die häufigste Form von Thyreoiditis, sondern auch die verbreitetste Autoimmunerkrankung. Die äußerst verletzliche Schilddrüse reagiert sehr empfindlich auf Stressfaktoren: Strahlung, Chemikalien, Infektionen sowie geistigen, emotionalen und körperlichen Stress. Wundert es da noch, dass die Schilddrüsenprobleme explodieren? Die US-Amerikaner wollen gern alles über ihre Gesundheitsprobleme wissen und lesen auf der Suche danach, was ihre Symptome lindern könnte, über jede Krankheit im Internet nach. Doch leider suchen die Menschen Rat in einem Land, in dem es keine echte ganzheitliche Heiltradition gibt.

Ayurveda ist das älteste und am schnellsten wachsende traditionelle Gesundheitssystem weltweit, vor allem in den Vereinigten Staaten, wo wir uns nach natürlichen Heilverfahren sehnen. Unsere modernen allopathischen Ärzte und viele Heilpraktiker täten gut daran zu erkunden, was diese uralten Heiler über Gesundheit zu sagen hatten und es zu übernehmen, um unsere ansonsten unvollständigen Gesundheitssysteme zu ergänzen, zu bereichern und zu erweitern. Und genau das möchte ich mit diesem Buch tun: die aktuellsten Informationen und Forschungen zur Schilddrüsenstörung diskutieren und Ihnen gleichzeitig zeigen, wie Sie diese Probleme mit erprobten Methoden bewältigen können, die vor Tausenden von Jahren äußerst detailliert beschrieben wurden.

Sie lernen zunächst die Grundlagen des Ayurveda kennen, was Ihnen eine Perspektive gibt, wenn Sie danach etwas über die Funktion der Schilddrüse und die zahlreichen Faktoren erfahren, die die normale Schilddrüsentätigkeit steuern. Wir untersuchen dabei zwei gegenteilige Perspektiven zur Entstehung einer Schilddrüsenstörung. Die eine Diskussion, basierend auf uralter ayurvedischer Weisheit, nennt die Schilddrüse nur selten und konzentriert sich stattdessen auf die zugrundeliegenden Einflüsse, die das Schilddrüsenproblem eigentlich auslösen. Die Schilddrüse wird eher als Opfer dieser Grundstörungen gesehen. Der zweite, modernere und vielleicht etwas oberflächliche Erklärungsversuch eines Schilddrüsenleidens besteht darin, das Problem genau so zu sehen: ein Problem mit der Schilddrüse, was die Kräfte ignoriert, die ständig an dieser überlasteten Drüse zerren und sie davon abhalten, normal zu arbeiten.

Formulieren wir es so. Die alten Gelehrten sprachen von Prinzipien in der Natur, die alle Funktionen unseres Körpers lenken. Eine Störung dieser grundlegenden regulierenden Faktoren kann, falls sie nicht frühzeitig behandelt wird, zu einer ausgewachsenen Krankheit werden. Diese Prinzipien erhielten die Namen *Vata, Pitta* und *Kapha.*

Vata wird als das Element von Raum und Luft beschrieben, es verkörpert die Qualitäten Schnelligkeit, Leichtigkeit, Trockenheit, Rauheit und Bewegung. Pitta gilt als das Feuerelement, das unser Essen nach der Nahrungsaufnahme umwandelt oder „verbrennt". Es wird auch als das Element betrachtet, das unsere Gedanken und Emotionen verdaut und transformiert. Kapha, das dritte Element, steht für Erde und Wasser. Dieses schwerere Element befeuchtet den Körper – das Gehirn und das Rückenmark, die Gelenke und den Magen – und es schützt diese Bereiche vor dem brennenden Pitta und den austrocknenden Wirkungen von Vata. Aufgrund seiner öligen Natur sorgt es für eine langsame und regelmäßige Verdauung und freundliche und entspannte Persönlichkeiten. Kapha kann übermäßiges Vata oder Pitta ausgleichen, die Auswirkungen der Schnelligkeit oder Hyperaktivität von Vata beruhigen und die Effekte der Übersäuerung im Körper besänftigen, wenn Pitta außer Kontrolle gerät.

Wenn Sie die Konzepte in diesem Buch lesen und aufnehmen und allmählich verstehen, wie die Schilddrüse funktioniert oder versagt – und in letzterem Fall, was dann zu tun ist –, werden Sie stets zum tieferen Verständnis zurückkehren, das in den alten Texten präsentiert wird. Sie werden immer wieder daran erinnert, dass es zwar ein Problem mit der Schilddrüse gibt, aber das echte und tiefergehende Thema darin besteht, dass die Elemente Vata, Pitta und Kapha aus dem Gleichgewicht geraten konnten und im Körper Unheil anrichten. Bis Sie lernen, diese Disbalancen zu korrigieren, werden Sie immer wieder anfällig für Schilddrüsenprobleme sein und durch sie frustriert werden. Denn sie sind in Wahrheit nur symptomatisch für einen viel größeren Gesamtzusammenhang.

Das Ayurveda hat die Grundlagen für die moderne Medizin gelegt. Die frühen Ärzte formulierten die unterschiedlichen Disziplinen der Medizin und beschrieben die ersten Operationstechniken. Dieses Wissen breitete sich von der vedischen Kultur nach Indonesien aus und durchdrang die Heiltraditionen in Tibet, Sri Lanka, Burma und anderen buddhistischen Ländern, die von der chinesischen Medizin beeinflusst waren. Schließlich borgten die alten Griechen diese Philosophie und benannten Vata, Pitta und Kapha in Luft, Galle und Schleim um. Die medizinischen Schulen des Westens folgten dieser Einteilung und betonten weiterhin, wie wichtig die Balance im Körper ist, bis sie diese Idee aus den Augen verloren. Bis zum Ende des 19. Jahrhunderts begann sich das Gesundheitswesen verstärkt auf die Symptome zu konzentrieren, die durch eine Fehlfunktion dieser drei sogenannten „Temperamente“ entstehen. Dabei wurde der Körper in Systeme aus Organen und Drüsen und die dazugehörigen Krankheitszustände aufgeteilt. Der Fokus verlagerte sich noch stärker, als pharmazeutische Arzneimittel in einem solchen Maße entwickelt wurden, dass sich die moderne Medizin heute ausschließlich auf die Diagnose und Behandlung der Krankheit konzentriert und darauf, welche Pharmazeutika einzunehmen sind, um die Symptome dieser besonderen Krankheit zu unterdrücken.

Dieses Buch ist darauf ausgerichtet, Sie wieder zu den Anfängen der Entstehung der Medizin zurückzubringen – in eine Zeit, als der Körper als Ganzes und nicht als getrennte Einzelteile gesehen wurde. Wir besprechen die einzelnen Schilddrüsenleiden, angefangen von der oft übersehenen subklinischen Hypothyreose bis zur diagnostizierbaren Schilddrüsenunterfunktion und der autoimmunen Hashimoto-Krankheit, den beiden verbreitetsten Schilddrüsenproblemen. Dabei behalten wir stets das tiefere Verständnis dafür im Auge, was diese Probleme überhaupt erst verursacht hat. Sobald wir die verschiedenen Gründe untersucht haben, wieso die Schilddrüse nicht richtig arbeitet, können wir unsere Gedanken darauf richten, wie man sie beseitigen kann. Dafür reden wir über ayurvedische Ernährungsrichtlinien, den richtigen Tagesablauf, Reinigungspläne und Heilkräuterbehandlungen. Zum Schluss führen wir Kräuterheilmittel für alle Leiden auf, die durch eine schwache Schilddrüse verursacht werden können. Dazu gehören Depression, Gewichtszunahme, Haarausfall, Verstopfung, hohe Cholesterinwerte, Benommenheit, Schlaflosigkeit, Herzrhythmusstörungen, ein niedriger Progesteronspiegel, schwere und zu häufige Regelblutungen u. v. m.

Der westlichen Welt mangelt es an einem umfassenden Verständnis für traditionelle Heilkunst. Wir haben keine Anleitung von weisen Ahnen erhalten, die uns zeigt, wie man Hunderte von Kräutern zur Heilung einsetzt. Wir haben nie eine feste Vorstellung davon entwickelt, was eine gute Ernährung ausmacht, und stattdessen eine Vorliebe für hochgradig verarbeitete und ernährungsphysiologisch unzureichende Lebensmittel entwickelt. Niemand hat uns darüber informiert, wie wir unsere Körper von Unreinheiten befreien, Missverhältnisse erkennen oder unsere energetischen Verbindungen mit der Welt kultivieren, um physisch, psychisch und seelisch in Harmonie zu bleiben. All diese Fragen werden besprochen, damit Sie ein umfassendes Verständnis darüber gewinnen, wie Sie für sich und Ihre Familie sorgen können.

Wenn es Ihnen wie zahlreichen meiner Patienten geht, tappen Sie in Bezug auf Ihre Gesundheit wahrscheinlich im Dunkeln und stecken im Morast widersprüchlicher Ernährungsberater fest: Der eine empfiehlt Ihnen, nur Fleisch und Gemüse zu essen, ein anderer schlägt Ihnen vor, sich vegan zu ernähren und ein Dritter meint, nur Rohkost oder vielleicht lieber Paleo oder FODMAP-arm oder gluten-, kuhmilch- oder sojafrei seien gesundheitsfördernd. Was kann man überhaupt noch essen? Sie lesen von verschiedenen Reinigungen und finden, dass das hart oder sogar haarsträubend klingt und bekommen das Gefühl, dass das nicht das Richtige für Sie ist – aus gutem Grund! Sie hören ständig von neuen Strömungen und wenn sie wieder verschwinden, fragen Sie sich, warum, wenn sie doch so gut waren?

Die meisten von uns sind von all den widersprüchlichen, heute verfügbaren Ernährungstipps verwirrt oder stehen ihnen skeptisch gegenüber. Gleichzeitig spüren wir, dass es ganz tief drinnen eine einigende Wahrheit geben muss, irgendwelche universellen Prinzipien, die uns lehren, wie wir optimale Gesundheit erlangen und bewahren können. Wenn Sie sich angesprochen fühlen, werden Sie beim Lesen der folgenden Seiten Erleichterung verspüren. Denn statt sich auf kurzlebige Trends zu verlassen, die verschwinden, sobald es neuere Forschungsergebnisse gibt, erhalten Sie fundiertes Wissen, das sich rühmen kann, das Grundproblem zu erfassen.

Wenn man Patienten erklärt, wie ihr Körper funktioniert und warum sie überhaupt krank geworden sind, entwickeln sie meiner Erfahrung nach ein besseres Verständnis für die Behandlungsprotokolle und haben am Ende eine klare Idee davon, was sie erreichen wollen und wie sie ein gutes Ergebnis erzielen können. Mein Ziel in diesem Buch ist es, Ihnen zu helfen, die Ursachen Ihrer Erkrankung zu finden. Damit das Erfolg hat, müssen Sie Vorurteile über Ihre Gesundheit fallen lassen. Behalten Sie bei Ihrer Krankheit die Perspektive – ja, Sie haben ausgeprägte Schilddrüsensymptome, aber *warum?* Und was können Sie dagegen tun? Sie müssen sich über eines im Klaren sein: Sich um seine Schilddrüse zu kümmern, bedeutet mehr, als nur eine Pille zu schlucken – sei es ein verschriebenes Arzneimittel, ein Nahrungsergänzungsmittel oder ein ayurvedisches Heilkraut. Eine ordentliche Gesundheitsversorgung ist ganzheitlich und umfasst eine Reihe von Heilmitteln, Heilmethoden und gesunden Lebensgewohnheiten und konzentriert sich vor allem auf Balance und Harmonie. In vielerlei Hinsicht ist die Gesundheit ein sich ständig verwandelndes Mosaik. Dieses Buch kann Ihnen dabei helfen herauszufinden, wie Sie Ihren Körper dazu bringen, wieder harmonisch zu funktionieren, stets mit Blick auf die tiefergehenden Prinzipien, die die Krankheit verursacht haben.

Seien Sie versichert: Die Informationen sind einfach, leicht zu verstehen und anzuwenden. Meine Patienten haben mir immer wieder gesagt, dass der „neue Ayurveda"-Ansatz Sinn macht. Er ist fundiert und solide. Und auch wenn das Wissen aus Indien kommt, bedeutet dies nicht, dass Sie sich jetzt indisch ernähren müssen oder ihren eigenen spirituellen Werten hinduistische Rituale überstülpen müssen. Die im Ayurveda enthaltenen Informationen sind für alle Kulturen und alle Menschen zu allen Zeiten gültig.

Die Seher von einst haben erklärt, dass das zeitlose Wissen des Ayurveda in allen Zellen unseres Körpers vorhanden ist und mitschwingt. Es ist von Natur aus da und bereits bekannt. Wenn Sie dieses Buch lesen, stellen Sie vielleicht fest, dass Sie sich sagen: „Ja, auf einer tieferen Ebene wusste ich das bereits." Und genau das erzählen mir meine Patienten: Sie hatten die ganze Zeit den Schlüssel zu ihrer strahlenden Gesundheit, doch sie brauchten jemanden, der ihnen zeigt, wie sie damit die Tür öffnen. Wenden Sie diese uralte Wissenschaft also nun auf Ihre eigene Gesundheit an und konzentrieren Sie sich dabei auf die Schilddrüse.

1

Was ist Ayurveda?

Die Natur selbst ist der beste Arzt.

HIPPOKRATES

Die erste Konferenz für ganzheitliche Medizin in den USA wurde 1975 mit großem Getöse eröffnet. Wie bei so vielen anderen Innovationen fand auch sie in Kalifornien statt. Sie brachte 150 der größten Köpfe auf diesem aufstrebenden Gebiet zusammen und führte zur Gründung enorm vieler ganzheitlicher Gesundheitsorganisationen. Endlich wurde damit die alternative Medizin anerkannt, eine indirekte Herausforderung an die medizinische Orthodoxie, die in der westlichen Zivilisation Wurzeln geschlagen hatte.

Das einzige Problem? Sie kam Tausende von Jahre zu spät. Auf der anderen Seite der Welt, in Indien, hatten Seher ihre eigenen Versammlungen bereits vor über 5.000 Jahren abgehalten und schufen dabei ein elegantes System der Gesundheitsversorgung, dessen Schwerpunkt auf Prävention lag und darauf ausgerichtet war, die Grundursachen der Krankheit zu erkennen. Zur Unterstützung erstellten sie Texte mit präzisen Ablaufbeschreibungen, die vorausschauend und relevant waren.

Zu dieser Zeit sprach niemand von „ganzheitlicher" Medizin, denn das gab es nicht. Alle Medizin war an sich ganzheitlich und nichts galt als „alternativ", es war eben Medizin.

Stellen Sie sich das mal vor. Ayurveda gab es vor Jesus und Buddha. Es ist das Produkt von erleuchteten Sehern, die in einer Agrargesellschaft lebten und intuitiv ein fortschrittliches Medizinsystem erkannten. Sie beschrieben 300 chirurgische Verfahren, schrieben Texte über Psychiatrie, Geburtshilfe und Toxikologie und entwickelten ein siebenjähriges Ausbildungsprogramm für Heiler, lange bevor das moderne Medizinstudium konzipiert wurde.

Bemerkenswert ist, dass all dies in ihren fruchtbaren Köpfen Tausende von Jahren vor der Erfindung des Mikroskops oder der Einführung des Blutbilds als vertrauenswürdiges Diagnoseinstrument entstand. Laut historischer Berichte erkannten die alten Rishis das System des Ayurveda durch direkten Kontakt mit der Natur, während sie sich in tiefer Meditation befanden. Es wurde eine mündliche Tradition, die von Generation zu Generation weitergegeben wurde. Ayurveda gilt als wahrheitsgetreues, unveränderliches, zeitloses und ewiges Wissen – im Gegensatz zur modernen Medizin, die auf den wechselhaften Winden der empirischen Forschung basiert. (Aber vergessen Sie nicht, dass Ayurveda keineswegs statisch ist, es passt sich neuen Informationen an, hält jedoch an seinen Grundprinzipien fest.)

Die Ursprünge des Ayurveda sind geheimnisumwoben. Niemand weiß genau, wann die ersten ayurvedischen Texte, die *Shastras,* verfasst wurden, obwohl einige Experten 1000 v. Chr. vermuten. Diese grundlegenden Werke umfassen eine Reihe von Büchern, wie die *Charaka Samhita*, die *Sushruta Samhita* und die *Bhagavata Purana*. Sie stellen die ayurvedischen Konzepte in *Sutras,* „Fäden" des Wissens, dar.

Der Name *Ayurveda* selbst gibt uns Aufschlüsse über die Natur des Systems. *Veda* bedeutet „Wissenschaft" – Wissenschaft, die auf *Siddhantas*, fundamentalen, unveränderlichen Prinzipien, fußt. *Veda* bezieht sich auf geführte Kenntnisse; es ist nicht nur eine Theorie, sondern ein Leitfaden, wie man aus den Lehren einen praktischen Nutzen zieht.

Was ist *Ayu*? Bhava Mishra, ein Vorfahre meines Lehrers Dr. Rama Kant Mishra, der im 16. Jahrhundert lebte, verfasste einen Text namens Bhava Prakasha. Darin schrieb er, dass Ayu „Leben" bedeutet – vor allem aber, was gut und schlecht für das Leben im Hinblick auf Ernährung, Natur, Verhalten oder Jahreszeit ist.

Die *Charaka Samhita* beschreibt *Ayu* im *Sutra Deha Prana Samyoge Ayuh* mit „*Prana* als die Lebensenergie". Mit anderen Worten: Wenn die Aufnahme, das Fließen und die Nutzung von Prana im Körper, im Zellsystem oder in einem bestimmten Organ oder einer Drüse vermindert ist, wird dieser Bereich gefährdet, was zu erhöhter Entzündung und einem allmählichen Ausfall des Immunsystems führt. So fasst die Krankheit Fuß und schreitet fort.

WAS IST PRANA?

Da eine gute Gesundheit vom ausgewogenen Fließen des Prana im Körper abhängt, ist es wichtig, dessen Definition zu verstehen. Prana befindet sich in der Nahrung, die wir essen, in der Luft, die wir atmen, im Wasser, das wir trinken und in den Kräutern, die wir einnehmen. Prana ist die Schwingung der Natur, die Intelligenz zu jeder Zelle in unserem Körper bringt. Auf dieser tiefen Zellebene kommunizieren alle Teile des Körpers miteinander und der Körper führt jederzeit höchst intelligente Handlungen durch: Er stellt Hormone her, wenn er erkennt, dass zu wenige vorhanden sind, die Zellen produzieren ATP (Adenosintriphosphat) für Energie, der Citratzyklus findet statt, Neurotransmitter werden gebildet. Woher weiß der Körper instinktiv, wie er all das tun muss? Der Grundimpuls, all diese Tausenden von Funktionen durchzuführen, stammt von dieser Schwingung der Natur – vorausgesetzt, dass wir sie nicht zerstören.

Wenn wir Chlor ins Wasser geben, zerstört dies das Prana, das Wasser ist dadurch weniger „intelligent“. Wir können das Wasser filtern, aber das Prana nicht wieder zum Leben erwecken. Daher empfehlen wir, kein Leitungswasser oder gefiltertes Wasser zu trinken. Wir raten auch davon ab, Wasser zu trinken, das synthetische Vitamine enthält oder „elektrolytverstärkt“ ist, um seinen pH-Wert zu erhöhen. Das natürlich aus der Erde kommende Wasser in einer unberührten Umgebung hat automatisch einen basischen pH-Wert und die lebensspendende Schwingung der Natur.

Ebenso tötet die Verarbeitung von Lebensmitteln deren Prana. Industriell verarbeitete Lebensmittel wurden ihrer ursprünglich unversehrten Natur beraubt, wodurch sie ernährungsphysiologisch und energetisch mangelhaft sind. Wärmt man Essen in einer Mikrowelle auf, wird dieses Essen durch eine menschengemachte, künstliche Vibration überlagert, was das Prana stört und es leblos macht. Einfrieren und Konservieren verändern diese Lebensenergie ebenfalls. Die alten Gelehrten beobachteten sogar, dass sobald Nahrung gekocht war, sie nur für vier Stunden ihren pranischen Wert behielt. Daher wurde davon abgeraten, Reste zu essen. Ayurvedische Kräuter werden nach den strengen Normen der Shastras gepflückt und verarbeitet, damit ihr Prana intakt bleibt. Falls ihr Prana gestört wird, weil sie irgendwie falsch behandelt wurden, wirken die Kräuter nicht so gut, falls überhaupt. Wenn man dieses Konzept weiterentwickelt, erkennt man, warum pharmazeutische Arzneimittel und Nahrungsergänzungsmittel, die in Laboren hergestellt wurden und daher keine natürliche Prana-Schwingungsenergie besitzen, den Körper stressen können, selbst wenn sie auch positive Folgen haben. Wenn diese unintelligenten Chemikalien in den Körper gelangen, werden sie sofort als Toxine wahrgenommen, wodurch die Leber und Nieren Mehrarbeit leisten müssen, während sie versuchen, sie aus dem Körper zu entfernen.

Es fällt Ihnen sicher auf, wie glücklich Menschen draußen in der Natur sind, sei es am Strand, beim Wandern in den Bergen oder einfach nur, wenn sie einen ruhigen Moment im Park genießen. Hier ist die frische Luft, die sie atmen, von Prana erfüllt und sie stärken ihre eigene Energieversorgung mit jedem langen Atemzug. Beobachten Sie jetzt andererseits, wie gestresst oder erschöpft die Leute aussehen, wenn sie in einer menschengemachten Umgebung eingeschlossen sind, sei es an ihrem Schreibtisch im Büro, unterwegs auf einer verkehrsreichen Straße oder selbst auf der Couch vor dem Fernseher. Hier ist der pranische Wert der Luft nicht nur durch chemische Verschmutzung gestört, sondern auch durch EMF (elektromagnetische Felder) von Computern, Mobiltelefonen, Wi-Fi-Netzwerken, Stromleitungen usw. EMF stören die Schwingungssignatur des Prana und erzeugen im Körper Chaos, denn alle Zellen im Körper entstehen durch diese Urvibration. Deshalb kann Strahlung Zellmutationen und Krebs auslösen.

Luft, Wasser und Nahrungsmittel, die kein Prana enthalten, könnte man als „dumm" oder „tot" bezeichnen, denn sie haben ihre intelligente Schwingung verloren. Wenn unser Essen, unsere Luft und unser Wasser einen Pranamangel haben, werden unsere eigenen Zellen in ihren Funktionen dumm. So können ernste Krankheiten wie Autoimmunerkrankungen und Krebs Fuß fassen. Was sind Krebszellen? Es sind Zellen, die ihren Kontakt zur Natur verloren haben – dumme Zellen, die sich nicht erinnern können, was ihre Aufgabe ist und die stattdessen abnorme Geschwülste und Strukturen bilden.

Einer der Grundsätze dieses Buches ist, dass wir alle gute Nahrung essen, reines Wasser trinken, uns in der Natur bewegen und ausschließlich solche Ergänzungsmittel einnehmen sollten, die gutes Prana besitzen, um für eine ausgezeichnete Gesundheit zu sorgen.

Die drei Bausteine von Prana

Prana besteht aus drei Elementen: *Soma, Agni* und *Marut.*

Die Quelle von Soma ist der Mond. Es ist die kühlende, nährende, stabilisierende und wachstumsfördernde Komponente der Pranaenergie.

Die Quelle von Agni ist die Sonne. Sie ist der feurige Bestandteil des Prana und als solche der Ursprung der Transformation, verantwortlich für die Umwandlung des Soma, dem Rohstoff der Natur, in den unterschiedlichen Teilen und Systemen des Körpers.

Marut ist die Energie, die den Elementen Raum und Luft entströmt. Es ist der Keim aller fünf Elemente (Raum, Luft, Feuer, Wasser und Erde) und enthält alles – die gesamte Intelligenz der Schöpfung. Marut verbreitet Soma innerhalb und außerhalb des Körpers. Es ist der Bestandteil der Pranaenergie, der Intelligenz verleiht und verantwortlich für die Organisation der unterschiedlichen Systeme im Körper ist. Marut bestimmt, wie viel Soma in die unterschiedlichen Gewebe, Neurotransmitter und Hormone abgegeben wird und wie es mit all diesen Elementen zusammenwirkt.

Ich gebe ein Beispiel: Wenn man Reis kocht, ist die Flamme das Agni, der Reis und das Wasser sind Soma, der Regler ist die Einstellung der Flamme und das Umrühren und Vermischen von Reis und Wasser ist Marut.

WAS SIND DIE DREI DOSHAS?

Die gesamte Schöpfung entsteht aus einem ruhigen Feld reinen, absoluten Seins. Es ist nicht manifestiert und unbegreifbar, doch es trägt den Samen in sich selbst, den Keim von allem. Dieser Samen wird *Swara* genannt und verwandelt sich in den Urton (*Aum*). Der Urton ist der Ursprung, aus dem die gesamte Schöpfung entsteht. Es ist eine Schallschwingung, die

Materie erschafft. Diese Schallschwingung wird als *Aditattwa* bezeichnet. Das Aditattwa manifestiert sich als *Tritattwa* (oder die drei Urenergien, bekannt als Soma, Agni und Marut), die dann wiederum in den *Panchamahabhutas*, also den fünf Elementen Raum, Luft, Feuer, Wasser und Erde, Gestalt annehmen. Die Schwingung des Marut wird zum eher physikalischen Element von Raum und Luft, die Schwingung des Agni manifestiert sich als Feuerelement und die Schwingung des Soma ist die physikalischere Schwingung von Wasser und Erde. Sie sehen, dass die Erschaffung dieser Elemente vom Feinstofflichsten, also dem Raum, zum festesten Element, der Erde, geht. Auf diese Art entfaltet sich die gesamte Schöpfung der Reihe nach und manifestiert sich selbst.

Fassen wir zusammen: Prana besteht aus den kosmischen Bestandteilen von Tritattwa, die in unserem Körper und der gesamten Schöpfung zusammenfließen und sich körperlich als die drei Doshas – Vata, Pitta und Kapha – manifestieren, die alle Aspekte unseres Körpers und Geistes lenken. Somit sind die drei Doshas die physischen Manifestationen des Schwingungsrohstoffs Prana und zeigen, wie unser physischer Körper sich mit der Schwingung der kosmischen Intelligenz verbindet.

Vata

Vata ist das Dosha, in dem Marut vorherrscht. Es besteht aus den Elementen Raum und Luft und hat mit Bewegung, Veränderung und Unregelmäßigkeit zu tun. Es wird als rau, trocken, kalt, schnell, leicht und beweglich angesehen. Daher steuert es jede Bewegung im Körper und Geist – die Bewegung oder Zirkulation des Bluts, Bewegung der Gedanken durch den Verstand, Bewegung des Essens durch den Verdauungstrakt usw.

Vata-Typen sind gewöhnlich dünn und es fällt ihnen aufgrund ihrer alles durchdringenden Rastlosigkeit schwer, ihr Gewicht zu halten. Sie sind von Natur aus lebendig, enthusiastisch und kreativ. Ihr Haar ist von Natur fein und sie haben generell feine Gesichtszüge.

Bei einer Unausgewogenheit kann Vata für kalte Hände und Füße sorgen. Vata-Typen können ängstlich und zerstreut sein, ständig reden und sich bewegen, was es schwer macht, konzentriert zu bleiben. Da ihr Nervensystem sich nicht beruhigen kann, haben sie oft einen leichten Schlaf oder leiden an Schlaflosigkeit. Vata ist rau und trocken, daher können sie auch raue und trockene Haare, Haut und Nägel haben. Ein Vata-Typ trommelt oft mit den Fingern, hat die Hände im Haar und entwickelt alle möglichen Ticks. Aufgrund von zu viel Trockenheit neigen ihre Gelenke zum Knacken und sie haben daher vielleicht auch die Angewohnheit, ständig ihre Gelenke knallen zu lassen. Denn das verschafft Erleichterung vom Aufbau der Luft in den Gelenkkapseln. Sie können vergesslich sein, da ihre Gedanken rasch kommen und gehen. Schwindel, unruhige Beine, Verstopfung und unregelmäßiger Appetit gehören zu den üblichen Symptomen, die sie im Laufe ihres Lebens haben können.

Pitta

Pitta ist das von Agni beherrschte Dosha, denn es enthält die Elemente Feuer und Wasser und bezieht sich auf Stoffwechsel, Verdauung und enzymatische Prozesse. Es gilt als heiß, scharf, durchdringend, leicht, flüssig, sauer und ölig. Es ist verantwortlich für unser Sehvermögen, Hunger, die Verdauung und Umwandlung von Essen, die Wärmeregulierung im Körper und den Glanz im Hautbild.

Pitta-Typen sind allgemein mittelgroß und haben Muttermale oder Sommersprossen, helle Haut, blonde oder rote Haare und blaue Augen. Ihr Haar kann vorzeitig grau oder weiß werden. Haarausdünnung und Kahlheit ist auch verbreitet. Da Pitta die Verdauung kontrolliert, besitzen sie gewöhnlich einen starken Stoffwechsel, eine gute Verdauung und einen gesunden Appetit. Sie schwitzen reichlich und ihre Körpertemperatur kann etwas erhöht sein, mit warmen Händen und Füßen. Da sie zu Überhitzung tendieren, ertragen sie heiße Sommertage oder zu viel Hitze in einem Raum nicht sehr gut.

Wenn Pitta aus dem Gleichgewicht gerät, kann dies Geschwüre, Säurereflux und übermäßige Hitze im System zur Folge haben, was sich als Ärger, Hitzewallungen oder Ausschläge und verschiedene andere Hautleiden manifestiert.

Kapha

Kapha, das Dosha, in dem Soma regiert, enthält das Erd- und Wasserelement und hat mit der Balance zwischen Struktur und Flüssigkeit zu tun. Es ist kalt, feucht, dicht, schwer, ölig, langsam, süß und stabil.

Kapha verleiht sowohl der physischen Struktur als auch der psychologischen Natur Stabilität.

Kapha-Typen neigen zu Übergewicht, ihr Körper ist erdig und schwer, besitzt einen starken Aufbau und Ausdauer. Ihr Haar ist zumeist sehr dick, dunkel und gewellt. Ihre Augäpfel sind sehr weiß und groß. Von seiner Natur her steht Kapha für Langsamkeit, diese Leute sind also langsam und methodisch, sie sprechen langsam und besitzen einen ruhigen, aufmerksamen und liebevollen Geist.

Bei einem Ungleichgewicht kann Kapha Lethargie zur Folge haben sowie eine Tendenz zu Adipositas, Diabetes, Wassereinlagerungen und Stauung. Gerät ihr stabiler Geist aus der Balance, kann er sich gegen Veränderung wehren und an den Status quo klammern, selbst wenn die Umstände nicht mehr förderlich oder notwendig sind.

Ausgleich der Doshas

Wir werden mit allen drei Doshas geboren, aber in unterschiedlichen Verhältnissen. Manche Menschen werden mit sehr viel Vata und weniger Pitta und Kapha geboren. Wir können sie dann als „Vata-Typ" bezeichnen. Manche haben vielleicht einen höheren Prozentsatz von Vata und Pitta und viel weniger Kapha und daher würden wir sie als „Vata-Pitta-Typ" einstufen. So sehen mögliche Kombinationen aus:

Reine Doshas

Vata
Pitta
Kapha

Dosha-Kombinationen

Vata-Pitta	Vata-Kapha
Pitta-Vata	Pitta-Kapha
Kapha-Vata	Kapha-Pitta

Ausgewogenheit aller Doshas

Vata-Pitta-Kapha

Die Balance der drei Doshas, mit denen man geboren wird, gilt als *Prakriti,* Ihre Grundnatur oder Konstitution. Da sie genetisch ist, bleibt Ihre Prakriti für Ihr gesamtes Leben gleich. Doch die Ausbildung der Dosha-Energien verändert sich durch verschiedene Einflüsse in der Umwelt und andere Stressfaktoren werfen Ihren Körper aus dem Gleichgewicht. Die Unausgewogenheiten, an denen Sie aktuell festhalten und die die drei Doshas durcheinanderbringen, werden als Ihr *Vikruti* bezeichnet.

Das Wort *Dosha* heißt „das, was aus dem Gleichgewicht ist" oder „das, was an der Aufrechterhaltung des Körpers beteiligt ist". Die Doshas sind im Körper und Geist immer in Aktion und sind aufgrund ihrer Natur störanfällig. Wenn wir z. B. Hunger bekommen, gerät das Pitta-Dosha aus dem Gleichgewicht – uns knurrt der Magen oder wir fühlen uns benommen oder schwach. Die Lösung, um Pitta auszugleichen? Essen! Wenn die Doshas aus dem Gleichgewicht geraten, bringen wir sie reflexartig wieder in Balance, indem wir essen, trinken, uns bewegen, uns ausruhen und alle anderen normalen Alltagsabläufe durchführen. Doch wenn wir es versäumen, diese drei Doshas neu einzustellen – wenn wir keine ordentliche Ernährungsweise, körperliche Ertüchtigung und Tagesabläufe befolgen, im Einklang mit einem motivierten Geist und guten spirituellen Weg –, kann das chronische Ungleichgewicht mit der Zeit zu Krankheit führen.

Um gesund zu bleiben, ist es wichtig, die Doshas im Gleichgewicht zu halten. Wenn Sie also z. B. ein Vata-Typ sind, müssen Sie lernen, etwas langsamer zu werden, um eine Verschlimmerung Ihrer Vata-Natur zu verhindern. Ruhen Sie sich genug aus, halten Sie sich warm, essen Sie warme, gekochte, ölhaltige Speisen und widerstehen Sie der Versuchung, zu spät ins Bett zu gehen, zu hart zu arbeiten oder zu viel Sport zu treiben.

Pitta-Typen müssen, da sie ein starkes Verdauungsfeuer haben, rechtzeitig essen, keine Mahlzeit auslassen oder zu spät essen und scharf gewürzte Lebensmittel, Kaffee und Alkohol vermeiden, die sie noch weiter erhitzen könnten. Im Sommer müssen sie dafür sorgen, dass ihr Körper kühl bleibt und Haut und Augen vor zu viel Sonnenlicht schützen.

Kapha-Typen dagegen müssen mehr Sport treiben, weniger essen und früh aufstehen und in Gang kommen, um das Aufkommen von Trägheit, Lethargie und Faulheit zu vermeiden.

DIE NEUN KRANKHEITSSTADIEN

Krankheit baut sich im Körper über neun Stadien auf. In den ersten beiden Stadien zeigen sich keine Symptome. In der dritten und vierten Phase können wir Symptome haben, aber noch keine diagnostizierbare Erkrankung. Ab dem fünften und sechsten Stadium ist die Krankheit erkennbar. In den Phasen sieben bis neun wird die Erkrankung ernst und lebensbedrohlich.

Es sollte das Ziel der Medizin sein, eine Erkrankung zu diagnostizieren und zu behandeln, wenn sie sich im Frühstadium befindet. Dennoch werden moderne Ärzte dazu ausgebildet, Diagnosewerkzeuge einzusetzen, die eine Krankheit erst entdecken, wenn sie auf ein ernstes Niveau fortgeschritten ist. Ich sehe jedes Jahr Hunderte von Patienten, die bitterlich über ihre Symptome klagen. Sie waren bei Ärzten und hatten diagnostische Tests, aber man sagte ihnen, dass alles in Ordnung mit ihnen sei. Diese Patienten befinden sich gewöhnlich im dritten und vierten Stadium, wo die Symptome sich manifestieren, doch keine Diagnose erfolgen kann. Dies gilt besonders für Schilddrüsenstörungen – man kann alle Symptome einer Schilddrüsenerkrankung haben, doch die Hormonwerte im Blutbild liegen im normalen Rahmen. Sobald die Schilddrüsenerkrankung das fünfte und sechste Stadium erreicht hat, in der sie durch ein Blutbild diagnostiziert werden kann, hat der Patient leider schon einen Schaden davongetragen. Doch selbst in dieser Phase kann es noch möglich sein, die Schilddrüse ohne den Einsatz einer pharmazeutischen Intervention zu reparieren.

Im Gegensatz dazu entwickelten die Heiler im alten Indien ein ausgeklügeltes System der Pulsdiagnose, um die frühesten Anzeichen eines Erkrankungsprozesses zu erkennen. Diese Methode ist für Patienten und Ärzte gleichermaßen unbezahlbar, denn es ist wesentlich einfacher, die Entwicklung eines Leidens zu verhindern als eines rückgängig zu machen, das schon in vollem Gange ist.

Sehen wir uns nun die neun Stadien an, die man *Samprapti Chakra* oder „Rad" der Pathogenese nennt. Dabei nutzen wir weiterhin das Beispiel des unausgewogenen Pitta-Dosha, das sich in seiner frühesten Ausprägung einfach als Hunger zeigt. Die folgende Erklärung stammt aus der *Charaka Samhita*.

Phase 1: Ansammlung oder Sanchaya

In diesem ersten Stadium beruhigen wir die Ansammlung von Pitta-Dosha, wenn wir hungrig sind und essen.

Phase 2: Verschlimmerung oder Prakopa

Doch wenn wir nicht essen, verschlimmert sich das verstärkte Pitta-Dosha. Falls wir jetzt essen, können wir dieses Dosha noch immer besänftigen.

Phase 3: Ausbreitung oder Prasara

Wenn wir nicht essen und regelmäßig Mahlzeiten auslassen oder zu spät essen, beginnt das verschlimmerte Pitta-Dosha sich auszubreiten und geht in die *Dhatus* (die Gewebe) und *Malas* (Ausscheidungsprodukte) über.

Phase 4: Ablagerung bzw. örtliche Fixierung von Toxinen oder Sthana Samshraya

Falls die Pitta-Unausgewogenheit anhält, werden die Toxine in den Dhatus und Malas abgelagert oder örtlich fixiert. In diesem dritten und vierten Stadium beginnt der Patient, Symptome auszubilden, also Sodbrennen, Brennen beim Wasserlassen oder Afterjucken.

Phase 5: Manifestierung oder Vyakti

In der fünften Phase der Pathogenese manifestiert sich das verschlimmerte Dosha als Blockaden in den Körperkanälen und in den Zwischenräumen zwischen den Zellen und Geweben und stört das Fließen, die Verteilung, Umwandlung und Abgabe von Prana.

Phase 6: Differenzierung von Krankheit oder Bheda

Jetzt sehen wir Zerstörung in den Organen und Systemen im Körper, die strukturelle Veränderungen in der Physiologie zur Folge haben. Im Falle von verschärftem Pitta kann das Pitta-Dosha die Magenwand angreifen und ein Magengeschwür hervorrufen, das nun anfängt zu bluten oder zu perforieren.

Phase 7 bis 9: Verformung, finale Krankheitssymptome und -komplikationen oder Virupaka, Rogalakshana, Paribhaashaa und Kledu

Von hier aus richtet das unausgewogene Dosha weiteren Schaden im Körper an und sorgt für unterschiedliche Arten von Verformung (Phase 7), die Endsymptome der Erkrankung (Phase 8) und Komplikationen (Phase 9) dieser Krankheit. In unserem Beispiel von aggraviertem Pitta wird dieses perforierte oder blutende Geschwür jetzt vielleicht eine Bauchfellentzündung, eine potenziell tödliche Infektion der Bauchdecke oder ein Magenkrebs, der in andere Organe und Systeme metastasiert.

DIE SIEBEN DHATUS (GEWEBE)

Wenn wir etwas essen, bewegt sich die Nahrung durch den Verdauungstrakt und wird dann in die Blutbahn resorbiert. Von dort aus gelangt sie nach und nach in die Dhatus oder sieben Gewebe:

1. Blutplasma (*Rasa*)
2. Blut (*Rakta*)
3. Muskeln (*Mamsa*)
4. Fett (*Meda*)
5. Knochen (*Asthi*)
6. Knochenmark (*Majja*)
7. Reproduktive Flüssigkeiten (*Shukra*)

Diese Reihenfolge ist aus vielen Gründen wichtig. Zuerst wandelt sich jedes Gewebe in das nachfolgende, was bedeutet, dass das vorherige Gewebe gut genährt sein muss, damit das nachfolgende Gewebe voll ausgebildet und stark ist. Wenn man also eine Diät befolgt, die sehr wenig Fett enthält, ist nicht nur das Fettgewebe unterernährt. Auch das Knochengewebe wird darunter leiden, denn das Fettgewebe liefert Rohstoffe zur Bildung des Knochengewebes. Dieser wichtige Faktor muss berücksichtigt werden, wenn wir über zwei Symptome von Hypothyreose sprechen: Haarausfall und Osteoporose. Haargesundheit und -wachstum sind von der Nährung des Knochengewebes abhängig. Tatsächlich ist Haarausfall ein Symptom für schwache Knochen. Damit das Knochengewebe genährt wird, braucht man eine ordentliche Portion hochwertiges Fett auf seinem Speiseplan (mehr dazu später).

Wenn Toxine in den Körper gelangen, bewegen sie sich in der Regel auf der gleichen Route, angefangen beim Blutplasma, und von dort allmählich in die anderen sechs Gewebe. Falls sich Toxine im Blutplasma und Blut befinden, versucht der Körper, sie über den Stuhlgang und Urin auszuscheiden. Ist der Körper allerdings nicht in der Lage, sich ihrer zu entledigen, bewegen sie sich schließlich tief ins Knochenmark. Das Knochenmark ist ein lebenswichtiger Teil des Immunsystems und Toxine können hier autoimmune Tendenzen hervorrufen, die bespielsweise bei Hashimoto-Thyreoiditis eine Rolle spielen.

Wenn alle sieben Gewebe gut genährt sind, bildet der Körper *Ojas*, d. h. Neurotransmitter und Hormone. Falls die Gewebe jedoch nicht gut genährt sind, sei es durch schlechte Ernährung, schwache Verdauung oder aus einem anderen Grund, sind die sieben Gewebe mangelernährt und der Körper stellt nicht genügend Ojas her – ein weiterer wichtiger Faktor bei der Diskussion von Problemen mit Schilddrüsenhormonen.

Dies bringt uns erneut zu den Defiziten der westlichen Medizin. Wenn moderne diagnostische Tests auf einen niedrigen Hormonspiegel deuten, verschreiben die Ärzte gemeinhin Hormonbehandlungen, ohne andere Faktoren zu berücksichtigen. Falls die Ursache für die niedrigen Hormonspiegel eines Patienten eine schwache Verdauung oder unzureichende Ernährungsweise ist, können die Hormonbehandlungen vielleicht die Hormonwerte ausgleichen, doch der Patient wird weiterhin leiden, denn die Grundursache der Unausgewogenheit schwärt weiter. Eine umfassendere und ganzheitlichere Diagnose und Behandlung ist erforderlich, um den Gesundheitszustand des Patienten wieder ins Gleichgewicht zu bringen.

OJAS: NEUROTRANSMITTER UND HORMONE

Ojas, die unverzichtbare Lebensenergie, die den Hormonhaushalt steuert, gilt als Essenz der sieben Dhatus. Als Endprodukt unserer reproduktiven Flüssigkeiten (Shukra) ist es auch das erste Element unseres Körpers. Wie es in der *Charaka Samhita* heißt, ist „Ojas das Erste im Körper, das entwickelt wird, da es während der Befruchtung zusammen mit Samen und Eizelle an den Embryo weitergegeben wird. Es hat die Farbe von Ghee, schmeckt wie Honig und riecht wie Puffreis."

Ojas verleiht unserem Körper Kraft und stärkt unsere Immunität gegenüber Krankheiten. Falls wir ein ausreichendes Maß an Ojas haben (was man im Puls fühlen kann), ist das Auftreten chronischer und akuter Leiden weniger wahrscheinlich. Muttermilch fördert Ojas. Daher sollten Babys gestillt werden, denn die Milch verleiht eine starke Immunität gegen Erkrankungen. Der Verzehr von Ghee (geklärter Butter) fördert ebenfalls die Bildung von Ojas. Verwenden wir westliche Begriffe, so bestehen alle Steroidhormone der Nebennieren und der Geschlechtsdrüsen aus Cholesterin. Somit liefert Ghee, das qualitativ hochwertiges Cholesterin enthält, den wesentlichen Rohstoff für die Produktion dieser Hormone. Diese Information wird später noch wichtig werden, wenn wir über die Rolle der Ernährung bei der Stärkung der Schilddrüsen- (und hormonellen) Funktion sprechen.

Wir können auch Ojas bilden, wenn wir froh und glücklich sind – wenn wir meditieren, beten, chanten oder sonst etwas tun, das uns Freude und ein Glücksgefühl beschert. So wie unser Körper Serotonin bildet, wenn wir glücklich sind, produzieren wir auch Ojas.

Optimale Mengen an Ojas liefern dem Körper die richtige Versorgung, eine gute Körperstruktur und Unterstützung, große Stärke und Immunität gegenüber Krankheiten sowie optimale Hormonspiegel und eine ausgewogene Neurotransmitterproduktion. Zu viel Sport, Fasten, Angst, durch den Tag hetzen, lange wach bleiben, Kummer, Verletzungen, hohes Alter und die übermäßige Absonderung von Schleim, Blut, Samen und anderen Ausscheidungsprodukten kann zu erschöpftem Ojas führen.

DIE SCHWINGUNGS- UND KÖRPERKANÄLE

Die alten Texte haben zwei Arten von „Kanälen" beschrieben, wie sie genannt werden. Die Schwingungskanäle (*Nadis*) befördern Prana durch den ganzen Körper, während die Körperkanäle (*Srotas*) unterschiedliche Arten von Flüssigkeiten wie Urin, Schweiß, Toxine, Tränen usw. transportieren.

Die Schwingungskanäle (Nadis)

Prana tritt durch den *Adhipati*-Marmapunkt am Scheitel des Kopfes in den Körper ein. Marmapunkte sind Punkte am Körper, wo das Prana an ein bestimmtes Organ, eine Drüse oder ein Zellsystem abgegeben werden kann. Der Adhipati-Punkt befindet sich an der Stelle, wo Neugeborene eine Fontanelle oder weiche Stelle haben. *Adhipati* heißt „steuern" – dieser Punkt empfängt und steuert also den Fluss des Prana in den Körper hinein. Daher ist es so gefährlich, einen schweren Schlag auf den Kopf zu erhalten – denn dies unterbricht den unentbehrlichen Fluss von lebensspendendem Prana in den gesamten Körper.

Vom Adhipati-Marmapunkt aus fließt das Prana über den *Ida-* und *Pingala*-Kanal an der Wirbelsäule entlang nach unten. Das Logo der American Medical Association zeigt diese beiden Kanäle, die an der Wirbelsäule entlang verlaufen, als zwei um einen Stab nach oben geschlungene Schlangen. Diese Schwingungskanäle empfangen und geben Prana durch das rechte und linke Nasenloch ab, dabei kommt das Soma-dominante Prana über das linke Nasenloch durch den *Ida Nadi* und das Agni-dominante Prana durch den *Pingala Nadi* über das rechte Nasenloch und vermischt sich mit Marut-dominantem Prana, das aus dem *Shushumna Nadi* (der Wirbelsäule) herabfließt.

Zu verschiedenen Tageszeiten benötigt der Körper die kühlende Mondenergie von Soma und die wärmende Sonnenenergie von Agni in verschiedenen Anteilen. Daher verändern sich die Ströme auf der rechten und linken Seite der Nase mehrmals am Tag. So gelangt in den frühen Morgenstunden mehr Soma hinein, um Ausdauer und Stärke aufzubauen (Soma ist der Rohstoff, aus dem Kapha und Ojas entstehen) und den Körper auf seinen geschäftigen Tag vorzubereiten oder lässt nach dem Essen mehr Agni hinein, wenn der Körper zur Verdauung mehr Agni benötigt.

Yogische Atemtechniken, bekannt als *Pranayama,* gleichen die Aufnahme und Abgabe aller drei Pranaenergien aus – Soma, Agni und Marut – sowie die Nadis Ida, Pingala und Shushumna, die diese Energien im Körper überall dorthin bringen, wo sie gebraucht werden.

Es gibt andere Nadis, die ebenfalls Prana empfangen, dazu gehören *Gandhari* (linkes Auge), *Hastijihva* (rechtes Auge), *Yusavini* (linkes Ohr), *Alambusa* (rechtes Ohr) und *Loma Rondhra* (Haarfollikel auf der Haut am ganzen Körper). Der Fluss des Prana aus all diesen Körperöffnungen strömt die Wirbelsäule hinab und wird an alle Organe und Systeme verteilt und fließt schließlich durch Hände und Füße ab.

Wenn der Pranafluss normal ist, sind die Doshas, die unseren Körper und Geist steuern, ausgeglichen. Ist der Pranafluss jedoch gehemmt, beginnt eine Erkrankung. Pranablockaden können unter anderem durch EMF, Verletzungen, Operationswunden und Fehlstellungen der Wirbelsäule entstehen.

Die Körperkanäle (Srotas)

Sobald das Essen im Verdauungstrakt aufgeschlossen und in die Blutbahn aufgenommen wurde, fließt es durch die einzelnen Körperkanäle bis es verstoffwechselt als Stuhlgang, Urin, Schweiß, Tränen usw. wieder ausgeschieden wird.

Falls diese Körperkanäle verkleinert, entzündet, verstopft oder verhärtet werden, ist der Durchfluss von Flüssigkeiten gestört, was für den Körper Probleme verursacht. Nikotin aus Zigaretten kann die Arterien, einen der Körperkanäle, verengen, was zu einer Herzerkrankung beitragen kann, da weniger Blut den Herzmuskel erreicht. Colitis ulcerosa ist ein Beispiel dafür, dass ein Körperkanal (der Darm) sich entzündet und Geschwüre bildet, während das Immunsystem einen Angriff auf die empfindliche Darmschleimhaut ausführt.

Ist Ihnen schon einmal aufgefallen, dass gestillte Babys weniger Ohrinfektionen haben als solche, die mit Milchpulver gefüttert werden? Dies liegt daran, dass Muttermilch sehr leicht ist und schnell von den Zellen aufgenommen wird, wohingegen Säuglingsnahrung dicht und dick ist und die zarten Kanäle des Babys verstopft. Falls die aufgenommene Nahrung den ersten Kanal (den Verdauungstrakt) blockiert, verstopfen alle folgenden Kanäle (auch die Ohrenkanäle). Da die Nahrung in den Ohrenkanälen festsitzt, beginnt sie, eine Infektion auszulösen.

Durch falsche und übereifrige Reinigungstechniken können die Körperkanäle Risse bekommen. Falls man versucht, stark säurehaltige Toxine (wie jahrelange Verhütungspillen) zu schnell aus dem Körper zu entfernen, können die Säuren die Kanäle zum Platzen bringen, wenn sie durch den Darm-, Harn- und Schweißkanal austreten. Daher empfehle ich, die Körperkanäle auf ein Entgiftungsprogramm vorzubereiten und sie zu befeuchten. Nach der Einleitung der Entgiftung ist es bedeutsam die Toxine zu binden und sie sorgfältig und langsam aus dem Körper zu leiten. Somit ist es sehr wichtig, dass man die Entgiftung mit einem Arzt durchführt, der weiß, wie man Toxine auf die richtige Art entfernt und den gesamten Entgiftungsprozess sorgfältig überwacht.

Kapitel 8 beschreibt die beste Ernährungsweise und tägliche Routine, um die Verstopfung, Verengung, Entzündung oder Verhärtung der Körperkanäle zu verhindern und in Kapitel 3 sprechen wir ausführlicher über Reinigungstechniken.

PULSDIAGNOSE

Die alten Heiler des Ayurveda entwickelten ein System der Pulsdiagnose, das *Nadi Vidyan* genannt wird. Der Puls wird in der Arterie, einem Körperkanal oder Srota, gemessen, in der sich auch der Nadi, der Schwingungskanal, befindet. Obwohl sich die Pulsbeurteilung also auf die physische Arterie konzentriert, ist es in erster Linie eine Untersuchung des Pranaflusses. Da das Prana das reibungslose Funktionieren unseres Körpers auf allen Ebenen organisiert – jede Zelle, jedes Organ und jede Drüse benötigt die ununterbrochene Zufuhr von Prana – ist es wichtig zu wissen, ob der Fluss des Prana normal oder gehemmt ist. Letzteres ist das Zeichen einer sich entwickelnden oder fortgeschrittenen Krankheit.

Die im Ayurveda gelehrte Pulsdiagnose hat keinerlei Ähnlichkeit mit der Pulsdiagnose in der modernen Medizin. Westliche Ärzte lernen, die Rate und den Rhythmus des Pulses zu erkennen – wie oft pro Minute Ihr Herz schlägt und ob der Rhythmus regelmäßig ist. Ayurvedische Ärzte verwenden den Puls stattdessen, um auf sehr tiefgehende Informationen zuzugreifen, wie der gesamte Körper funktioniert, angefangen von den Organen, Drüsen und sieben Geweben bis zu den Doshas, Schwingungs- und Körperkanälen. Man kann auch die vier unterschiedlichen Arten von Toxinen erkennen (siehe Kapitel 3) und in welchen Geweben sie sich abgelagert haben. Die Pulsdiagnose ermöglicht es den ayurvedischen Ärzten auch, die sehr frühen Stadien des Krankheitsverlaufs zu bestimmen, manchmal Jahre, bevor sie sichtbar werden.

Die sieben Gewebe im Puls fühlen

Auf der ersten Pulsebene kann man Informationen zum ersten Gewebe, Rasa (Blutplasma), ermitteln. Hat der Patient sein Essen richtig verdaut oder steckt es im Kanal fest und verstopft ihn aufgrund von schwerem Essen oder schlechter Verdauung?

Auf der zweiten Ebene kann man die Schwingung von Rakta (Blutgewebe) spüren. Welche Arten von Toxinen befinden sich dort? Wie ist der Fluss? Ist das Blut warm oder kühl?

Auf der dritten Ebene fühlt man alle Unausgeglichenheiten im Mamsa (Muskelgewebe). Sind Toxine vorhanden, die zu Fibromyalgie führen könnten? Hat der Patient ein Statinmedikament genommen, das ins Muskelgewebe übergegangen ist und dessen normale Funktion schwächt und beeinträchtigt?

Auf der vierten Pulsebene kann man die Qualität des Meda (Fettgewebes) feststellen. Isst der Patient qualitativ minderwertiges Pflanzenöl, wie genmanipuliertes Rapsöl, und setzen sich freie Radikale im Fettgewebe fest? Befolgt der Patient eine fettarme Diät und erhält dieses Gewebe dadurch nicht die richtige Nahrung?

Auf der fünften Ebene kann man die Gesundheit und Stärke vom Asthi (Knochengewebe) erkennen. Hat der Patient gesunde Fette vermieden und dadurch dieses Gewebe erschöpft und möglicherweise Osteopenie oder Osteoporose hervorgerufen?

Auf der sechsten Ebene kann man die Integrität des Majja (Knochenmarks) spüren. Hat der Patient Toxine von Luftverschmutzung, Pestiziden, Schwermetallen oder Pharmazeutika abgelagert, die jetzt in seinem Knochenmark sitzen und die Immunfunktion stören? Diese Situation kann eine autoimmune Tendenz oder Krebs zur Folge haben.

Die siebte Ebene offenbart die Stärke von Shukra (den reproduktiven Flüssigkeiten). Sind diese Gewebe schwach und mangelernährt, weil eines der vor ihnen gebildeten Gewebe auch schwach war?

Stärke, Rhythmus und Volumen im Puls erkennen

Im mittleren Bereich der Pulsdiagnose, irgendwo zwischen dem ersten und siebten Gewebe, kann man die Gesamtstärke (*Bala*), den Rhythmus (*Laya*) und das Volumen (*Poornata*) des Pulses bestimmen.

Bala: Stärke

Bala ist nicht nur die physische Stärke, es bezieht sich auch auf die geistigen, emotionalen, körperlichen und sinnlichen Stärken des Einzelnen. Es gibt drei Ebenen von Bala: optimal (*Balvati*), mittel (*Nirbala*) und schwach (*Durbala*).

Laya: Rhythmus

Laya, der Rhythmus des Pulses, wird unterteilt in:

1. Ausgeglichen und glücklich (*Sama*)
2. Normal (*Sarala*)
3. Fröhlichkeit ausdrückend oder „glücklich hüpfend" (*Prasanna*)
4. Etwas aus dem Takt geraten (*Niyamita*)
5. Etwas aus dem Takt, einige Impulse lang aus dem Gleichgewicht, was auf den Beginn eines ungesunden Zustandes hinweist (*Vishama*)
6. Kommt und geht in verschiedene Richtungen (*Vishama Gamini*)
7. Setzt einige Schläge völlig aus, was bestätigt, dass Körper und Geist nicht miteinander verbunden sind (*Trutika*)
8. Bewegt sich zuerst in die eine und dann in die andere Richtung, zeigt keinerlei Verbindung zwischen Geist und Körper (*Gati Kautilya*); dies ist ein ungesunder Rhythmus und ein sehr unheilvolles Zeichen

Es kommt bei einer schwachen Schilddrüse häufig vor, dass der normale Pulsrhythmus beeinträchtigt ist und daher ist es sehr erfreulich festzustellen, wenn sich der Rhythmus nach Stärkung der Schilddrüse wieder normalisiert.

Poornata: Volumen

Das Volumen des Pulses, Poornata, wird in sechs Stadien unterteilt:

1. Mehr als voll oder überströmend (*Sthula*)
2. Perfektes Volumen (*Poorna*)
3. Nicht gering, weniger als optimal (*Apoorna*)
4. Deutlich geringer als das normale Volumen (*Rikta*)

5. Ein zarter, dünner und schwacher Puls (*Sukshma*); das ist ein unheilvolles Zeichen
6. Ein dünner, zarter, extrem schwacher Puls (*Krishna*), der zu spüren ist, wenn ein Patient viel Prana oder Blut verliert oder bald sterben wird; es zeigt eine chronische Krankheit ohne Bala an und ist ein besorgniserregendes Zeichen

Das Volumen des Pulses kann unter anderem durch Flüssigkeitsmangel und schlechte Ernährung vermindert werden.

Vata, Pitta und Kapha im Puls erkennen

Die mittlere Ebene des Pulses verrät auch die Stärke und Integrität der Doshas Vata, Pitta und Kapha. Besteht zu viel Vata, sodass der Patient nervös, schwach oder benommen ist? Ist Pitta verschlimmert und ruft Ärger, Heißhunger oder Säurereflux hervor? Ist Kapha unausgewogen und erzeugt Trägheit, Lethargie und Depression?

Die Pulsdiagnose erlaubt es uns, noch tiefer zu gehen und die Subdoshas zu ergründen. Dies sind die fünf besonderen Bereiche, in denen jedes primäre Dosha seinen einmaligen Einfluss geltend macht.

DIE SUBDOSHAS

Die Vata-Subdoshas

Prana Vata

Prana Vata befindet sich im Kopfbereich. Es lenkt nicht nur die Bewegung der Gedanken durch den Verstand, sondern das Fließen der Intelligenz durch den ganzen Körper. Es steuert auch die anderen vier Vata-Subdoshas und daher wird jede Behandlung von Prana Vata automatisch die anderen Vata-Subdoshas ausgleichen. Falls Prana Vata aus dem Gleichgewicht geraten ist, kann es Angst und Schlaflosigkeit hervorrufen, da Ihr Geist unaufhörlich in Bewegung ist.

Udana Vata

Udana Vata befindet sich in der Brust und nach oben zur Kehle hin. Es fließt aufwärts und lenkt alle *Karmendriyas* oder physisch aktiven Organe, die einen direkten Kontakt zur Außenwelt ermöglichen; dazu gehören Ausscheidung (Anus), Fortpflanzung (Reproduktionsorgane), Fortbewegung (Beine), das Greifen (Hände), das Atmen (Lungen) und die Sprache (Mund).

Unausgeglichenes Udana Vata kann sich in fehlendem Mut zeigen (aus Mangel an Koordination zwischen Geist, Körper und Sinnen). Es kann auch Ihre Gesichtsfarbe beeinflussen und eine zyanotisch-bläuliche Verfärbung hervorrufen, da zu wenig Prana in den Lungen zu flacher oder schwerer Atmung und ungenügender Sauerstoffzufuhr im Blut führen kann.

Es ist auch verantwortlich für Sprache, Ausdruck und Begeisterung. Wenn es aus dem Gleichgewicht gerät, kann dies zu Sprachproblemen, Husten, rauem Hals und Halsentzündungen führen.

Es ist recht häufig dieses Subdosha, das aus dem Gleichgewicht kommt, wenn es ein Problem mit der Schilddrüse gibt, denn die Schilddrüse befindet sich in dem Bereich, das von Udana Vata (dem Hals) gesteuert wird.

Samana Vata

Samana Vata ist im Magen angesiedelt und regelt die Bewegung der Nahrung im Uhrzeigersinn, während sie im Magen verarbeitet wird. *Samana* bedeutet „ausgleichen" und dieses Subdosha sorgt für Gleichgewicht bei den anderen Vata-Subdoshas: Prana, Udana, *Vyana* und *Apana*. Es hält auch die Peristaltik von Dünn- und Dickdarm in Balance, hilft den Abläufen von Verdauung, Aufnahme und Resorption. Falls es aus dem Gleichgewicht gerät, kann es Gas im Magen und einen Aufwärtsdruck zur Folge haben, was zu Aufstoßen und Schluckauf führen kann.

Vyana Vata

Vyana Vata liegt im Herz und regelt den Blutkreislauf. Es steuert die Reflexbewegungen des autonomen Nervensystems – z. B. zu blinzeln, wenn man erschrocken ist. Eine Disbalance hier kann Probleme hervorrufen, die mit einem schlechten Kreislauf und hohem Blutdruck einhergehen.

Apana Vata

Apana Vata, das im Beckenbereich liegt, kontrolliert Impulse, die mit Wasserlassen, Ausscheidung und Menstruation zu tun haben. Apana ist ein nach unten gerichteter Energiefluss, der dafür verantwortlich ist, die Menstruationsflüssigkeit, den Stuhlgang und Urin nach unten zu bringen und auszuscheiden und der auch bei der Geburt das Baby nach unten drückt. Apana ist zudem verantwortlich für die Abgabe von aufgebrauchtem Prana aus dem Körper durch alle Ausscheidungskanäle.

Wenn Ihr Verstand überaktiv ist, kann Apana fälschlicherweise aufwärts fließen. Dabei stört es die Verdauungsorgane auf dem Weg nach oben und erzeugt Probleme mit der Verdauung (wie Säurereflux, Gas, Gastroparese, Zwerchfellbrüche und Blähungen), Schluckauf, Endometriose (wenn das Blut nach oben und in die Beckenhöhle fließt), Menstruationsbeschwerden, Verstopfung, lang anhaltende Geburtswehen und Schmerzen im unteren Rücken. Apana kann auch aus dem Gleichgewicht geraten, wenn man überaktiv ist (zu viel Bewegung und Stress für Becken und Beine) oder zu viel sitzt (mangelhafte Bewegung von Becken und Beinen). Selbst wenn man enge Kleidung um die Taille trägt, kann das ein Missverhältnis dieses Subdoshas auslösen.

In unserer schnelllebigen Gesellschaft grassiert die Störung von Apana Vata und ist verantwortlich für vielerlei hormonelle Ungleichgewichte bei Frauen, da es sich im Bereich der Eierstöcke befindet.

Die Pitta-Subdoshas

Pachaka Pitta

Pachaka Pitta ist im Magen und Dünndarm ansässig und ermöglicht die Verdauung von Nahrung. Es wird als die Flamme beschrieben, die Lebensmittel verbrennt. Wenn diese Flamme zu hoch ist, können Gastritis oder Geschwüre die Folge sein.

Ranjaka Pitta

Ranjaka Pitta befindet sich in Leber und Milz. *Ranjaka* stammt von *Ranjan*, „Färbung“, und bezieht sich auf das, was unserem Blutplasma oder *Rasa Dhatu* Farbe verleiht. Rasa wird nach der ersten Verdauungsphase gebildet. Dann wandelt das Ranjaka Pitta das Plasma in Blut um. Ranjaka Pitta ist der Brennstoff für die Leber und hat fünf Flammen oder *Agnis,* um die fünf Elemente, die aus der Nahrung kommen, zu verarbeiten und umzuwandeln: Raum, Luft, Feuer, Wasser und Erde.

Dieses Subdosha ist heutzutage zumeist aus dem Gleichgewicht, weil die Leber in ihrem Bemühen überfordert ist, Toxine aus industriell verarbeiteten Lebensmitteln, pharmazeutischen Arzneimitteln, Nahrungsergänzungsmitteln, Pestiziden, Luftverschmutzung und Toxine aus verschiedenen Hautpflegeprodukten zu verarbeiten, die durch die Haut sickern und sofort ins Blut übergehen.

Sadhaka Pitta

Sadhaka Pitta befindet sich im Herzen und im Hirn. Es ist das emotionale Pitta, das uns hilft, unsere emotionalen Herausforderungen zu transformieren oder zu verdauen. Im ganzen Körper treten Entzündungen auf, wenn unsere negativen Gedanken und Gefühle dieses Subdosha aus dem Gleichgewicht bringen. Falls sie unbehandelt bleiben, kann dies zu einer Depression führen.

Alochaka Pitta

Alochaka Pitta liegt in den Augen und hilft uns, zu sehen und zu spüren. Dies beeinflusst nicht nur das körperliche Sehen, sondern auch die Wahrnehmung aus der Tiefe unseres Bewusstseins. Daher schließen wir unsere Augen, wenn wir meditieren oder beten. Unausgewogenheiten in diesem Subdosha stehen in Verbindung mit Augenproblemen.

Bhrajaka Pitta

Bhrajaka Pitta ist in der Haut angesiedelt. Dieses Subdosha bestimmt unser Hautbild, insbesondere Farbe und Aura der Haut. Wenn es aus dem Gleichgewicht gerät, können wir an Hauterkrankungen wie Ekzem, Psoriasis und juckenden oder brennenden Ausschlägen leiden.

Die Kapha-Subdoshas

Tarpaka Kapha

Tarpaka Kapha ist im Gleitmittel/der Flüssigkeit enthalten, die das Hirn und das Rückenmark umgibt. Wenn das Gehirn durch exzessives Prana Vata (Verschlimmerung durch zu viel Stress) ausgetrocknet wird, ist Tarpaka Kapha der Schutzmechanismus, der das Hirn befeuchtet und nährt. Das Tarpaka arbeitet dafür, das Gedächtnis zu unterstützen und Demenz zu verhindern. Es beeinflusst auch die Markscheide, die unsere Nerven umhüllt und isoliert und wesentlich dafür ist, dass unser Nervensystem richtig funktioniert. Wie bereits besprochen, fließt das Marut-vorherrschende Prana vom Adhipati-Marmapunkt am Scheitelpunkt des Kopfes die Wirbelsäule hinunter. Marut besteht aus Raum und Luft, hat also die Tendenz auszutrocknen. Daher benötigt das Rückenmark ständige Befeuchtung, Kühlung und Nährung. Eine Störung im Tarpaka Kapha kann zu Multipler Sklerose und anderen Entmarkungskrankheiten führen.

Bodhaka Kapha

Bodhaka Kapha steuert unsere Geschmacksknospen und erlaubt uns, die sechs Geschmäcke (süß, sauer, salzig, scharf, bitter und adstringierend) wahrzunehmen. Wenn es nicht in Balance ist, können wir den Geschmack nicht richtig wahrnehmen. Es schützt auch die Mundhöhle, indem es Speichel bildet, wenn sie trocken ist. Trockener Mund, Zahnfleischrückgang und Zahnfleischentzündungen sind alles Zeichen für geringes Bodhaka Kapha.

Kledaka Kapha

Kledaka Kapha befindet sich in der Schleimhaut des Verdauungstrakts. Es befeuchtet das Essen, das wir in den Mund nehmen und hält es in unserem Magen feucht, sodass es richtig umher bewegt wird und verhindert, dass Pachaka Pitta die Schleimhäute verbrennt. Wenn das Kledaka Kapha gering ist, können Gas, Aufblähung, brennende Schmerzen im Magen und Geschwüre auftreten.

Avalambaka Kapha

Avalambaka Kapha ist in der Brust beheimatet. *Avalambaka* heißt „abhängig von“ oder „halten oder unterstützen“, was sich auf die Tatsache bezieht, dass wir psychisch, physisch und emotional von seiner soliden Grundlage abhängig sind. Wenn dieses Subdosha aus dem Gleichgewicht gerät, verlieren wir unsere geistige Stabilität, was ein Gefühl der Hoffnungslosigkeit, mangelndes Vertrauen und eine hartnäckig negative Einstellung hervorruft.

Shleshaka Kapha

Shleshaka Kapha befindet sich in der Gelenksflüssigkeit. Es nährt und befeuchtet die Gelenkoberflächen und fördert die Biegsamkeit der Gelenke. Es befeuchtet außerdem die Kapillaren und die Haut sowie die Zwischenräume zwischen den Organen, die Spalte zwischen den Zellen und sogar die Lücken zwischen DNA- und RNA-Molekülen – jeden Zwischenraum, an dem zwei Dinge miteinander verbunden sind und zusammenarbeiten. Anomalien dieses Subdoshas können Osteoarthritis und andere strukturelle Schäden an den Gelenken zur Folge haben.

Wie Sie sehen, ist der Puls ein wertvoller, detaillierter Bauplan für die Gesundheit eines Patienten und bietet Ärzten einen raschen Zugang zu aktuellen und früheren Informationen über Körper, Geist, Seele und Temperament des Patienten. Es kann die sehr frühen Stadien des Krankheitsverlaufs erkennen, wenn eine Intervention entscheidend ist, um ein voll ausgeprägtes Leiden zu verhindern und es kann auch als ausgezeichnetes Werkzeug dienen, um den Fortschritt des Patienten während der Behandlung zu verfolgen.

Trotz aller Sanskritwörter und komplizierter körperlicher Wechselwirkungen, die ich in diesem Kapitel beschrieben habe, läuft die Wiedererlangung oder Bewahrung Ihrer Gesundheit auf den gesunden Menschenverstand hinaus, der die Essenz des Ayurveda ist. Daher ist Ihr Rezept, um eine vollkommene Gesundheit zu erlangen, einfach und unkompliziert: Essen Sie, wenn Sie hungrig sind, trinken Sie, wenn Sie durstig sind und schlafen Sie, wenn Sie müde sind. So einfach ist das.

2
Die Schilddrüse und das Hormonsystem

„Judy, bitte folgen Sie mir ins Behandlungszimmer." Als ich meine nächste Patientin aufrief, sah ich, wie sie sich Tränen aus den Augen wischte. Als wir uns setzten, um ihre Krankengeschichte durchzugehen, gab ich ihr ein paar Taschentücher, während sie ihre Geschichte erzählte. Sie zählte ihre Symptome auf: Das Haar fiel ihr büschelweise aus, bis zu dem Punkt, an dem sie eine Perücke tragen musste. Sie nahm Gewicht zu, egal wie wenig sie aß oder wie viele Stunden sie pro Woche ins Fitnessstudio ging, wo sie neben schlanken Frauen trainierte – was ihr Selbstbewusstsein zum Absturz brachte. Ihr Herz schlug unregelmäßig, wenn sie nachts im Bett lag und sich fragte, ob sie einen Herzinfarkt bekam und sie litt an Benommenheit. Als ich ihre Krankengeschichte aufnahm, stellte ich fest, dass ich Sätze für sie beendete, während sie nach den einfachsten Worten suchte. Ihre Beine und Fußgelenke waren geschwollen und sie fühlte sich jeden Tag deprimiert, obwohl sie einen liebevollen Ehemann und wunderbare Kinder hat.

Was alles nur noch schlimmer machte, war die Tatsache, dass all ihre Laborergebnisse normal waren. Ihre Schilddrüse war normal und ihre Darmspiegelung und das Blutbild waren in Ordnung. Die einzigen Probleme, die ihre Ärzte finden konnten, waren ihr leicht erhöhtes Cholesterin und das etwas zu geringe Vitamin D. Also konnte sie nur mehr trainieren, weniger essen und Antidepressiva nehmen, um ihre Stimmung aufzuhellen. Sie probierte dies aus und nahm 18 Kilogramm zu.

Judy ist nicht allein. Fälle wie ihren sehe ich mehrmals am Tag, jede Woche, Jahr um Jahr. Die westliche Medizin scheint für diese Patienten allgemein keine Hilfe zu bieten. Wenn Blutbildanalysen der Schilddrüsenfunktion eine normale Funktion zeigen, müssen diese Patienten, die eine Schilddrüsenschwäche erleben, die aber noch nicht bis zu einer diagnostizierbaren Erkrankung fortgeschritten ist, darunter leiden. Und wenn die Tests ergeben, dass die Schilddrüsenhormone zu gering sind, verschreiben die Ärzte gewöhnlich einfach das synthetische Schilddrüsenhormon Levothyroxin (Levothroid, Synthroid, Levoxyl). Als Alternative empfehlen manche Ärzte natürlichere Formen des Schilddrüsenhormons aus getrockneten Schweineschilddrüsen (wie Armour Thyroid, Nature-Throid und Westhroid). Doch wenn ich Patienten sehe, die eine dieser beiden Arten von Schilddrüsenmedikationen nehmen, hat sich nicht viel verändert und ihre Symptome bestehen weiter.

Einige ganzheitliche Ärzte empfehlen Nahrungsergänzungsmittel, um die Schilddrüse zu unterstützen. Aber dies sind synthetische Versionen der Nährstoffe, die in Lebensmitteln, Kräutern und Gewürzen vorkommen, und während einige vielleicht einen Nutzen haben und andere Symptome lindern, haben sie auch eine Reihe von Nebenwirkungen und schädigen die Leber und Nieren auf ähnliche Weise wie Pharmazeutika.

Manche ayurvedischen Ärzte verschreiben Kräuter wie Ashwagandha, Shilajit und Shatavari, die sehr nützlich für die Schilddrüse und ungiftig für Nieren oder Leber sind. Das ist ein guter Anfang, aber ohne überhaupt erst zu berücksichtigen, warum die Schilddrüse schwach ist, greift diese Behandlung auch zu kurz.

Schilddrüsenschwäche oder Schilddrüsenunterfunktion entwickelt sich gewöhnlich über einen längeren Zeitraum, aufgrund von später Schlafenszeit, Toxinen, Darminfektionen, falscher Ernährungsweise, Überarbeitung oder Stress oder einer genetischen Veranlagung. Wendet man die Pulsdiagnose (in Kapitel 1 beschrieben) an, kann man eine Schwäche in der Schilddrüse in einem viel früheren Stadium ermitteln als es das Blutbild zeigen würde. Außerdem – ebenso wichtig – lassen sich die speziellen Faktoren identifizieren, die diese sehr empfindliche Drüse beim jeweiligen Patienten schwächen.

Bereits 1976 hat Dr. Broda O. Barnes in *Hypothyroidism: The Unsuspected Illness,* seinem bahnbrechenden Buch zu diesem Thema, die medizinische Fachwelt gewarnt. Er wies die Ärzte darauf hin, dass Tausende von Menschen im ganzen Land an Schilddrüsenschwäche litten, aber nicht diagnostiziert und daher wegen der mangelnden Sensitivität verfügbarer Schilddrüsentests nicht behandelt würden.

Seitdem wurden zahlreiche Bücher und Forschungsartikel zum Thema „subklinische" Schilddrüsenbeschwerden, die nicht im Blutbild erkennbar sind, geschrieben. Selbst wenn Ärzte ein subklinisches Schilddrüsenleiden vermuten und Hormone verschreiben, seien es nun natürliche oder synthetische, ändert sich für den Patienten nicht viel. Warum? Die Schilddrüse kann nur Hormone produzieren, wenn sie von der Hypophyse ein Signal erhält, dass die Hormonspiegel der Schilddrüse zu niedrig sind. Falls der Patient Schilddrüsenhormone nimmt, geht die Schilddrüse, die bereits nicht richtig gearbeitet hat, einfach schlafen. Da der Körper Schilddrüsenhormone von einer äußeren Quelle erhält, besteht für die Schilddrüse keine Notwendigkeit, diese zu produzieren. Daher brauchen viele Patienten im Laufe der Zeit immer mehr Schilddrüsenhormone zusätzlich. Erinnern Sie sich an Judy? Man hatte ihr natürliche Schilddrüsenhormone, Jod, Tyrosin und Ashwagandha verschrieben, doch es war keine Besserung eingetreten. Das kommt daher, dass ihre Behandlung hauptsächlich darauf ausgerichtet war, Hormonmängel der Schilddrüse auszugleichen, obgleich es viele andere Faktoren zu berücksichtigen galt.

Um anhand dieser anderen Faktoren zu begreifen, wie man eine Schilddrüsenunterfunktion wirksam auf der Ebene ihrer Grundursache behandelt, muss man zuerst die Funktion der Schilddrüse und ihre Rolle im Körper verstehen. Dazu gehört auch ihr Verhältnis zum restlichen Hormonsystem. Sehen wir uns das einmal an.

DAS HORMONSYSTEM

Die Schilddrüse ist Teil des Hormonsystems, das aus Drüsen und Organen besteht, die Hormone produzieren, speichern und in die Blutbahn ausschütten. Die Hormone bewegen sich in der Blutbahn durch den ganzen Körper, bis sie ihren Zielort erreichen.

Hormone regulieren die Funktion jeder Zelle des Körpers. Doch um eine Reaktion hervorzurufen, muss sich ein Hormon mit einem spezifischen Rezeptor auf einer Zellmembran verbinden. Die Membran ist eine dünne Barriere, die die Zelle umgibt und einhüllt. Sie ist semipermeabel, was bedeutet, dass sie bestimmte Substanzen in die Zelle hineinlässt und andere nicht. Verschiedene Zellen haben Rezeptoren für unterschiedliche Hormone und diese Rezeptoren funktionieren mit einem Mechanismus, der häufig als Schlüssel-Schloss-Prinzip bezeichnet wird. Falls der Schlüssel (ein Hormon) zum Schloss passt (dem Rezeptor), öffnet sich die Tür in der Zellmembran und es findet eine Wirkung statt.

Jede Drüse im Hormonsystem ist für die Ausschüttung bestimmter Arten von Hormonen verantwortlich, die ihrerseits bestimmte Reaktionen in der Physiologie hervorrufen.

Zirbeldrüse

Die Zirbeldrüse liegt fast im Zentrum des Gehirns. Anders als der Rest des Gehirns ist sie vom übrigen Körper nicht durch die Blut-Hirn-Schranke getrennt. Obwohl ihre Funktion bis in jüngere Zeit unbekannt war, bezogen sich mystische und esoterische Traditionen auf diesen Bereich in der Mitte des Gehirns als dem Verbindungsglied zwischen den physischen und spirituellen Reichen.

Die Zirbeldrüse ist die Quelle von Melatonin, einem Hormon, das aus Tryptophan gebildet wird. Sie reguliert unsere Biorhythmen, indem sie bei fehlendem Licht mehr Melatonin produziert und seine Produktion verringert, wenn Licht vorhanden ist. Spezielle Fotorezeptorzellen in der Netzhaut erkennen die An- oder Abwesenheit von Licht und senden über den Hypothalamus Signale zur Zirbeldrüse, um die Melatonin-Produktion zu regeln. Daher ist die Melatonin-Produktion in den Nachtstunden am höchsten, was es uns ermöglicht zu schlafen, indem wir unsere körperlichen Vorgänge verlangsamen. Tagsüber ist sie am geringsten, wodurch wir uns wach und bereit fühlen, die Herausforderungen des Tages anzugehen.

Um den größtmöglichen Nutzen aus dem Schlaf und dem Melatoninzyklus zu ziehen, sollte man dafür sorgen, dass das Schlafzimmer nachts vollkommen dunkel ist. Verwenden Sie also kein Nachtlicht und natürlich auch kein eingeschaltetes Smartphone neben dem Kopf!

Ein weiterer wichtiger Punkt: Zeitpunkt, Länge und Frequenz des Menstruationszyklus werden auch durch Melatonin beeinflusst. Daher ist es wichtig, dem Rat der alten Seher Indiens zu folgen und zu schlafen, wenn die Sonne untergeht und zu erwachen, wenn die Sonne aufgeht. In dem revolutionären und beachtlichen Buch *Das geheime Leben der Pflanzen* zeigten die Forscher, wie Tiere keine Eizellen mehr bilden und unfruchtbar werden, wenn sie nachts mit Licht beschienen werden, um sie wach zu halten. Das illustriert die starken Auswirkungen von Tageslicht und Dunkelheit auf unsere sensiblen Hormonsysteme.

Hypothalamus

Der Hypothalamus schickt Hormone zur Hypophyse, um ihr zu signalisieren, dass sie entweder Hormone in die anderen endokrinen Drüsen ausschütten oder dies verhindern soll. Wenn die Schilddrüsenhormone z. B. zu stark abnehmen, setzt der Hypothalamus Thyreoliberin (TRH) frei, das die Hypophyse dazu anregt, thyreoidea-stimulierende Hormone (TSH) auszuschütten. Dies wiederum signalisiert der Schilddrüse, dass sie ihre Produktion von Schilddrüsenhormonen steigern soll. Dasselbe macht er mit den Keimdrüsen, die Gonadoliberin (GnRH) freisetzen, und mit den Nebennieren, die Corticoliberin (CRH) ausschütten.

Er sondert außerdem Wachstumshormon-freisetzende Hormone, Wachstumshormon-hemmende Hormone, Oxytocin und antidiuretische Hormone ab. Diese Hormone werden dann zur Hypophyse transportiert und dort im hinteren Teil aufbewahrt, bis sie benötigt werden. Oxytocin löst während des Geburtsvorgangs Gebärmutterkontraktionen und beim Stillen die Abgabe der Milch aus. Das antidiuretische Hormon verhindert Wasserverlust im Körper, indem es die Wasseraufnahme in den Nieren erhöht und den Blutfluss zu den Schweißdrüsen verringert.

Hypophyse

Die erbsengroße Hypophyse ist klein und oval und an der Unterseite des Gehirns angesiedelt, direkt hinter dem Nasenrücken. Sie sitzt in einer kleinen Vertiefung im Keilbein, auch als *Sella turcica* oder Türkensattel bezeichnet, da es sehr stark an einen Pferdesattel erinnert. Die Hypophyse besteht aus zwei separaten Teilen, der Neurohypophyse und der Adenohypophyse.

Die Neurohypophyse besteht eigentlich aus Nervengewebe (und nicht aus Drüsengewebe) und speichert Oxytocin und das antidiuretische Hormon, die es wiederum bei Bedarf ausschüttet.

Die Adenohypophyse ist der eigentliche Drüsenteil der Hypophyse. Sie wird von mehreren Liberinen (Releasing-Hormonen) und Statinen (Inhibiting-Hormonen) kontrolliert, die vom Hypothalamus an sie abgegeben werden. Sie selbst stellt sechs Hormone her:

- Thyreoidea-stimulierendes Hormon (TSH), was der Schilddrüse signalisiert, ihre Hormone zu erzeugen
- Adrenokortikotropes Hormon (ACTH), was die Nebennierenrinde dazu anregt, ihre Hormone zu produzieren
- Follikelstimulierendes Hormon (FSH), was die Keimdrüsen dazu stimuliert, bei Frauen Eizellen und bei Männern Sperma herzustellen
- Luteinisierendes Hormon (LH), das die Keimdrüsen dazu bringt, bei Frauen Östrogene und bei Männern Testosteron zu produzieren
- Humanes Wachstumshormon (hGH), das sich auf das Wachstum, die Reparatur und Reproduktion vieler Zellen im ganzen Körper auswirkt
- Prolaktin (PRL), das die Milchdrüsen der Brüste dazu anregt, Milch zu produzieren

Die Hypophyse erhält auf zweierlei Weise Informationen über die im Blut zirkulierenden Hormonspiegel: indem sie die Hormonpegel selbst erkennt und über Signale vom Hypothalamus.

Schilddrüse

Die Schilddrüse wirkt praktisch auf jede Zelle, jedes Organ und jede Drüse in unserem Körper und kann in umgekehrter Richtung auch durch zahlreiche negative Faktoren in unserer Umgebung und Physiologie beeinflusst werden. Die Schilddrüse erzeugt Calcitonin, das die Kalziumspiegel im Blut verringert, wenn sie über einen bestimmten Punkt steigen. Sie produziert außerdem Triiodthyronin (T3) und Thyroxin (T4), die gemeinsam Stoffwechselrate, Wachstum, Temperatur, Herzfrequenz und -rhythmus, Verdauungsfunktionen, reproduktives System, Muskelkontrolle, Gehirnentwicklung und Knochenerhalt im Körper regulieren.

Nebenschilddrüsen

Diese vier kleinen Ansammlungen von Drüsengewebe befinden sich auf der hinteren Seite der Schilddrüse und produzieren das Nebenschilddrüsenhormon oder Parathormon (PTH), wenn die Kalziumwerte im Blut zu stark abfallen. Das PTH sorgt dafür, dass die Osteoklasten (Knochenzellen) Kalzium abbauen und in die Blutbahn abgeben, während es gleichzeitig einen Impuls in den Nieren auslöst, das Kalzium zu bewahren, das aus dem Blutstrom herausgefiltert wurde, und wieder ins Blut zurückzuführen, statt es über den Urin auszuscheiden.

Nebennieren

Die Nebennieren sitzen oben auf den Nieren und bestehen aus der äußeren Nebennierenrinde und dem inneren Nebennierenmark. Die Nebennierenrinde produziert zwei wichtige Gruppen von Kortikosteroidhormonen: Glukokortikoide und Mineralokortikoide, sowie Androgene.

Die Glukokortikoide bestehen überwiegend aus Cortisol, das den Einsatz von Fetten, Proteinen und Kohlenhydraten im Körper kontrolliert, Entzündungen im Zaum hält, den Blutdruck reguliert, den Blutzucker erhöht und auch die Knochenbildung vermindern kann. Es wird in Stresszeiten ausgeschüttet, um Ihrem Körper zu helfen, mehr Energie zu generieren und eine Notsituation besser zu meistern.

Das allerwichtigste Mineralokortikoid ist Aldosteron, das bei der Kontrolle des Blutdrucks hilft und den Nieren signalisiert, wann sie Natrium in die Blutbahn reabsorbieren und Kalium in den Urin abgeben sollen, was die Elektrolyte und den pH-Wert im Blut reguliert.

Die Androgene, die von der Nebennierenrinde produziert werden, sind Dehydroepiandrosteron (DHEA) und Testosteron. Diese Hormone sind Vorläuferhormone, die in den Eierstöcken in weibliche Hormone (Östrogene) und in den Hoden in männliche Hormone (Androgene) umgewandelt werden.

Das Nebennierenmark befindet sich in der Nebennierenrinde und produziert Epinephrin (Adrenalin) und Noradrenalin, wenn es vom sympathischen Teil des autonomen Nervensystems dazu angeregt wird. Diese

Hormone aktivieren die „Kampf oder Flucht"-Reaktion auf Stress. Sie erhöhen den Blutfluss zu Gehirn und Muskeln, die Herzfrequenz, Atemfrequenz und den Blutdruck und senken den Blutfluss zu und die Funktion von Organen, die nicht in diese Reaktion involviert sind (wie die Verdauungsorgane).

Das meiste Östrogen (und Progesteron) von Frauen nach den Wechseljahren wird von den Nebennieren produziert, was ein weiterer Grund dafür sein sollte, dass man sein Drüsensystem mit dem Älterwerden in einem guten Zustand hält!

Bauchspeicheldrüse

Die Bauchspeicheldrüse ist eine große Drüse. Sie gilt als „heterokrine" Drüse, denn sie enthält endokrines und exokrines Gewebe. Der exokrine Teil der Bauchspeicheldrüse scheidet Enzyme aus, die Proteine, Fette, Kohlenhydrate und Nukleinsäuren in Lebensmitteln aufspalten.

Der endokrine Teil der Bauchspeicheldrüse umfasst nur etwa 1 Prozent der Gesamtmasse des Organs und findet sich in kleinen Anhäufungen, die man Langerhans-Inseln nennt. Diese Inseln enthalten Alpha-Zellen, die Glucagon produzieren. Es erhöht die Glukosewerte im Blut, indem es Muskel- und Leberzellen dazu bringt, Glykogen (die Speicherform der Glukose) aufzuspalten, damit Glukose in die Blutbahn ausgeschüttet werden kann. Dort befinden sich auch Beta-Zellen, die das Insulin produzieren, das die Glukosewerte im Blut nach einer Mahlzeit senkt. Insulin löst die Resorption von Glukose aus dem Blut in die Zellen aus, wo es in den Glykogenmolekülen gespeichert wird. Somit steuert die Bauchspeicheldrüse den Blutzuckerspiegel den ganzen Tag hindurch und erhöht und senkt ihn nach Bedarf.

Keimdrüsen

Die Keimdrüsen (oder Gonaden) sind die Drüsen, die die Sexualhormone produzieren, also die Eierstöcke bei Frauen und die Hoden bei Männern.

Die Hoden produzieren nach Einsetzen der Pubertät das Androgen Testosteron, das für Wachstum sorgt und Knochen und Muskeln stärkt. Es trägt außerdem zur Entwicklung der Sexualorgane und der Körperbehaarung bei, einschließlich Scham-, Brust- und Gesichtsbehaarung.

Die Eierstöcke produzieren Progesteron und Östrogene. Progesteron ist bei Frauen während des Eisprungs und der Schwangerschaft am aktivsten, um eine Fehlgeburt zu verhindern. Östrogen fördert die Entwicklung von Gebärmutter und Brüsten, Scham- und Achselhaaren, das Wachstum der Knochen in der Adoleszenz und die Regulierung von Menstruationszyklus und Fortpflanzungssystem.

Thymus

Hinter dem Sternum (Brustbein) liegt die Thymusdrüse. Sie produziert Hormone, die man als Thymosine bezeichnet, welche die T-Lymphozyten (T-Zellen), die den Körper vor Pathogenen schützen, während der fötalen Entwicklung und in der Kindheit ausbilden und entwickeln.

Die Haut

„Die Haut?“, fragen Sie vielleicht. Also, technisch gesehen ist die Haut keine Hormondrüse, sondern ein Organ – sie ist tatsächlich das größte Organ des Körpers. Allerdings erzeugt auch die Haut ein Hormon, nämlich Vitamin D. Ja, Vitamin D ist in der Tat ein Hormon, kein Vitamin. Unsere Haut stellt einen Großteil des Vitamins D her, das der Körper braucht; nur etwa 10 Prozent unseres Vitamins D stammt aus der Nahrung, die wir essen.

Vitamin D wird in der Haut produziert, wenn es ultraviolette B-Strahlen (UVB) absorbiert. Die Leber und Nieren sind dann an der Umwandlung dieser inaktiven Form von Vitamin D in eine aktive Form beteiligt, die der Körper nutzen kann.

Vitamin D spielt eine wichtige Rolle bei der Aufrechterhaltung eines normalen Kalzium- und Phosphorspiegels im Blut. Es unterstützt uns bei der Aufnahme von Kalzium aus dem Darm, sodass wir starke Knochen aufbauen können. Doch wie neue Forschungen gezeigt haben, wirkt sich Vitamin D auf mehr als nur auf die Gesundheit der Knochen aus. Bei Frauen kann ein Vitamin-D-Mangel niedrige Östrogenwerte hervorrufen, bei Männern kann es zu einem geringen Testosteronspiegel führen, was sich auf die Libido auswirkt. Dies könnte der Grund sein, wieso unsere

Libido im Frühjahr zu steigen scheint, den ganzen Sommer lang stark bleibt und in den Wintermonaten etwas abnimmt.

Andere Studien haben gezeigt, dass Vitamin D die Gene aktiviert, die Dopamin und Serotonin freisetzen, beides Neurotransmitter, die uns glücklich und ruhig halten. Außerdem beeinflusst es auch unser Immunsystem, weswegen unsere Immunität in den Wintermonaten durch weniger Sonneneinstrahlung abnimmt. Ein Vitamin-D-Mangel kann auch zu Autoimmunerkrankungen wie Multipler Sklerose führen. Ein geringerer Vitamin-D-Spiegel wird auch mit Krebs, Herzkrankheiten, Schlaganfall und Diabetes in Zusammenhang gebracht. Alles in allem scheint es, dass unser Verständnis über den Einfluss von Vitamin D auf unseren Körper täglich wächst.

Die Nieren

Die Nieren werden normalerweise nicht als Teil des Hormonsystems angesehen, doch sie produzieren das Hormon Renin, das dabei hilft, den Blutdruck und das Hormon Erythropoietin zu steuern, das das Knochenmark dazu anregt, rote Blutkörperchen zu produzieren.

Das Hormonsystem ist wie ein fein aufeinander abgestimmtes Orchester – Probleme oder eine Schwäche in einem Teil des Systems können sich nachteilig auf andere Teile des Systems auswirken. Viele Stressfaktoren, die Einfluss auf das Hormonsystem nehmen, können wir nicht kontrollieren – Stress am Arbeitsplatz, Unfälle und Verletzungen usw. Doch es zeigt sich, dass wir zwei große Stressfaktoren beeinflussen können: wann wir ins Bett gehen und was wir essen. Falls wir in beiden Fällen diszipliniert sind, geben wir unserem Körper mehr Bewegungsspielraum, um die anderen Stressfaktoren zu handhaben, wodurch es schwieriger für sie wird, uns krank zu machen. Im nächsten Kapitel sprechen wir über beide Faktoren.

NUN ZURÜCK ZUR SCHILDDRÜSE

Die Schilddrüse befindet sich im Hals, direkt unterhalb des Adamsapfels. Wie oben bereits angemerkt, beeinflusst sie praktisch jedes andere Organ im Körper und ist daran beteiligt, Stoffwechsel, Herzrhythmus, Verdauungsfunktion, Muskelkontrolle, Gehirnentwicklung und Knochenerhalt zu regulieren. Sie liefert Hormone zur Produktion von Energie und hat einen tiefen Einfluss auf unsere Stimmungen und Emotionen.

Hier ist eine beeindruckende Tatsache: Jede Zelle im Körper hat Rezeptoren für bestimmte Hormone, doch nur zwei Arten von Rezeptoren sind auf *allen* Zellen zu finden. Welche sind das? Schilddrüsenhormon- und Vitamin-D-Rezeptoren. Was bedeutet das? Wirklich jede Zelle im Körper ist von einer normal funktionierenden Schilddrüse abhängig! Es erklärt auch, warum die Schilddrüse auf jede Verletzung im Körper reagiert. (Was die Vitamin-D-Rezeptoren betrifft, vermute ich, dass die Allgegenwärtigkeit der Rezeptoren zeigt, dass wir nur an der Oberfläche dessen gekratzt haben, was wir über die Auswirkungen des Vitamins D auf den Körper wissen. Ich erwarte gespannt neue Forschungsergebnisse, die mehr Details über den Einfluss dieses Hormons in unserem Körper offenbaren.)

Wenn die Hormonwerte in der Schilddrüse zu stark sinken, sezerniert der Hypothalamus Thyreoliberin (TRH), das die Hypophyse dazu anregt, thyreoidea-stimulierendes Hormon (TSH) auszuschütten. Dies signalisiert der Schilddrüse, dass sie mehr Hormone herstellen soll. Wenn die Hormonspiegel der Schilddrüse zu hoch sind, sinken die TSH-Spiegel und geben der Schilddrüse so zu verstehen, dass sie ihre Hormonproduktion reduzieren muss.

Die Schilddrüsenhormone werden erzeugt, indem sich Jodmoleküle an Tyrosin, eine Aminosäure, binden. Tyrosin wird im Körper aus Phenylalanin aufgebaut, einer Aminosäure, die in vielen Speisen mit hohem Proteinanteil zu finden ist. Dazu gehören Huhn, Pute, Fisch, Milch, Joghurt, Hüttenkäse, Mandeln, Sesamsamen und Avocados. (Anmerkung für Vegetarier: Die meisten Nahrungsquellen für Tyrosin sind tierische Proteine.) Die Schilddrüsenzellen sind die einzigen Zellen im Körper, die Jod resorbieren können, das man in Fisch, Meeresgemüse und diversen anderen Lebensmitteln findet. (Eine umfassendere Liste befindet sich in Kapitel 3).

TSH stimuliert die Thyreoperoxidase-Aktivität (TPO), bei der Jod zur Erzeugung der Hormone Thyroxin (T4), Triiodthyronin (T3), Diiodthyronin (T2) und Monoiodthyronin (T1) eingesetzt wird. Die Zahlen 1 bis 4 stehen für die Zahl der Jodmoleküle, die an das Tyrosin-Molekül gebunden sind: T4 hat vier Jodmoleküle, T3 drei Moleküle usw. Insgesamt bestehen die Schilddrüsenhormone zu 80 Prozent aus T4 und 15 Prozent aus T3, die übrigen 5 Prozent sind zwischen T2 und T1 aufgeteilt.

T4 kann aber nicht in Ihre Zellen gelangen. T3, das als die aktive Form des Hormons gilt, ist dasjenige, das sich auf den Stoffwechsel auswirkt, da es in die Zellen eintreten kann. Über die Funktion von T2 und T1 ist bisher nicht viel bekannt, doch ich hoffe, dass die Forschung uns mehr Aufschluss über ihre Wirkungen auf den Körper geben wird.

Viele meiner Patienten fragen mich, warum unser Körper so viel T4 produziert, wenn es doch nicht durch unsere Zellen genutzt werden kann. Wäre es denn nicht wirksamer, wenn die Schilddrüse einfach nur T3 produzieren würde, da doch das T3 die ganze Arbeit tut? Gute Frage! Es hat sich gezeigt, dass der Körper tatsächlich weiser ist, als wir glauben. Er hat einen Plan und einen Grund für alles. T4 strömt durch den Körper in die Blutbahn und wird in den Geweben gespeichert, wo es auf Signale wartet, dass mehr T3 benötigt wird. In diesem Moment kommt es aus den Speicherorten und wird in T3 umgewandelt.

Probleme bei der Umwandlung von T4 zu T3

Wenn der Körper T4 in T3 umwandeln muss, werden etwa 80 Prozent des T4 durch die Leber in T3 umgeformt und etwa 20 Prozent des T4 gehen in den Verdauungstrakt.Dort transformiert es freundliche Bakterien zu T3.

Überlegen Sie mal: Die meisten von uns besitzen nicht genug Darmflora, die so lebenswichtig für die Verdauungs-, Stoffwechsel- und Immunsystemfunktionen ist. Wer von uns hat noch nie seine nützlichen Darmbakterien geschwächt, indem er Antibiotika, Verhütungspillen, Steroide oder verschiedene andere Pharmazeutika eingenommen hat? Sie denken jetzt wahrscheinlich, ja, während Sie diese Arzneimittel genommen haben, waren Sie vorausschauend genug, danach ein Probiotikum zu nehmen oder Ihrem Darm Ihren Lieblings-Bio-Joghurt mit lebendigen probiotischen Kulturen zu gönnen. Also sollte es Ihnen danach doch gut gehen. Was Sie jedoch wahrscheinlich nicht wissen, ist die Tatsache, dass die probiotischen

Kulturen auf dem Markt unwirksam sind, weil die meisten ihrer Kulturen bei der Verarbeitung sterben. Das gilt ebenfalls für Joghurts – sie verlieren ihre Bakterienkulturen, während sie im Supermarkt im Regal stehen.

Wenn bei Ihnen kein Leberproblem wie Hepatitis oder Fettleber diagnostiziert wurde, glauben Sie vielleicht, dass Ihre Leberfunktion in Ordnung und vollauf dazu imstande ist, T4 in T3 umzuwandeln. Aber weit gefehlt. Die Leber ist bei den meisten Menschen angegriffen. Fast 99 Prozent der neuen Patienten, die zu mir kommen, müssen ihre Leber etwas reparieren. Überlegen Sie mal: Alles, was Sie je geschluckt haben, jede Chemikalie, die Sie je eingeatmet haben und jedes Produkt, mit dem Sie sich je eingecremt haben, wurde von Ihrer Leber verarbeitet. Im Laufe der Zeit trägt die Leber eine ziemlich giftige Last.

Und außerdem leben wir in Regionen, die die Bedeutung von innerer Reinigung nicht anerkennen. Infolgedessen trägt die Leber viele säurehaltige Toxine in sich, überhitzt und kann keine ihrer Funktionen gut ausführen, also auch nicht die Umwandlung von T4 in T3. Dieses enorme Problem sehe ich bei allen meinen Patienten, doch die meisten Leute – viele Ärzte eingeschlossen – sind sich dessen nicht bewusst.

Ohne die Leber und Darmflora wirksam zu behandeln, ist es fast unmöglich, irgendeine Störung in der Schilddrüse zu kurieren, sei es Hypothyreose oder Hashimoto-Thyreoiditis. Aus diesem Grund werden wir später in diesem Buch über die Kräuter sprechen, die zur Behandlung von Entzündungen in der Leber eingesetzt werden. Außerdem nenne ich Ihnen die besten Quellen für Präbiotika und Probiotika, die für die richtige Kühlung und den raschen und wirksamen Ersatz der nützlichen Bakterien sorgen.

Sehr spannende Forschungsergebnisse, die sich auf diese äußerst wichtige Konversion von T4 zu T3 konzentrieren, wurden 2015 von Brock McGregor veröffentlicht. Darin beschreibt er die Tatsache, dass es der periphere Stoffwechsel ist (Stoffwechsel, der außerhalb der Schilddrüse stattfindet), der das T4 über eine Reihe von Wegen in T3 umwandelt. Sein Artikel konstatiert die zahlreichen Faktoren, die diese Konversion stören können, wodurch die Patienten Symptome von Schilddrüsenunterfunktion haben, selbst wenn ihre Schilddrüsen-Blutuntersuchungen normal sind. Diese Faktoren beinhalten Probleme mit der Leber- und Nierenfunktion, Entzündungen, Krankheiten, Verhaltensweisen in der Lebensführung –

dazu gehören Fasten, Alkoholabhängigkeit, Rauchen und Nährstoffmangel wie Zink und Selen, um nur einige zu nennen. Wir werden all diese Faktoren und mehr in späteren Kapiteln besprechen.

Gebundene versus freie Schilddrüsenhormone

Die Schilddrüsenhormone werden von thyroxin-bindenden Proteinen, die im Blutbild als thyroxin-bindende Globuline (TBG) gemessen werden, durch die Blutbahn transportiert. Diese besonderen Proteine bringen die Schilddrüsenhormone persönlich durch den Körper und setzen sie dort ab, wo sie gebraucht werden. Sobald sie angekommen sind, werden sie zu „freien" Hormonen, im Blutbild markiert als „freie T4" oder „freie T3." Nur die freien Hormone können einen Einfluss auf die Körperzellen ausüben, doch der Körper lässt seine Schilddrüsenhormone nur ungern los: etwa 99 Prozent der Schilddrüsenhormone sind gebunden. Sie werden nur freigesetzt, wenn dies notwendig ist. Zu viel TBG oder gebundene Hormone führen dazu, dass der aktive Schilddrüsenhormonspiegel absinkt, was zu Hypothyreose oder einer hypoaktiven Schilddrüsenfunktion führt. Zu viel freies T4 oder T3 erzeugt Hyperthyreose oder überaktive Schilddrüsenfunktion. Krankheiten, Lebererkrankungen, Verhütungspillen, Hormonersatztherapie und Kortikosteroide (wie Prednison) können Ihren TBG-Spiegel beeinträchtigen.

Eine vom Endokrinologen Kent Holtorf 2014 im *Journal of Restorative Medicine* veröffentlichte Studie zeigt, „dass der verminderte Transport von T4 und T3 in die Zellen bei einer Reihe verbreiteter Krankheiten zu beobachten ist, dazu gehören Insulinresistenz, Diabetes, Depression, bipolare Störung, Hyperlipidämie, Chronisches Erschöpfungssyndrom, Fibromyalgie, neurodegenerative Krankheiten, Migränen, Stress, Angst, chronisch Diät halten und Altern, *während der T3-Spiegel in der Hypophyse davon oft unbeeinflusst bleibt.* Die Hypophyse hat verschiedene Transporter von jedem einzelnen Gewebe im Körper. Die Schilddrüsentransporter im Körper sind stark energieabhängig und werden durch zahlreiche Bedingungen beeinflusst, z. B. niedrige Energiezustände, Toxine und Dysfunktion der Mitochondrien, während die Hypophyse davon nicht betroffen ist" [Hervorhebung durch die Autorin].

Er erklärt weiter, „da die Hypophyse weitgehend unbeeinflusst bleibt und in der Lage ist, ihren intrazellulären T3-Spiegel (den Hormonspiegel *in* der Zelle) aufrechtzuerhalten, während der Rest des Körpers an einem deutlich verminderten intrazellulären T3-Spiegel leidet, findet trotz einer weit verbreiteten Hypothyreose im Gewebe kein Anstieg des thyreoidea-stimulierenden Hormons (TSH) statt, *was den TSH- und andere Standard-Bluttests zu einem schlechten Marker macht, um das Vorhandensein oder Fehlen einer Hypothyreose zu bestimmen*" [Hervorhebung durch die Autorin]. Er schließt mit der nachdrücklichen Feststellung, dass Patienten Anzeichen und Symptome einer Hypothyreose aufweisen, doch trotzdem einen normalen TSH-Spiegel besitzen können. Außerdem mahnt er die Kliniker, klinische und Laboruntersuchungen zu kombinieren und andere Parameter einzubeziehen, wie z. B. reverses T3 (siehe unten), um eine Schilddrüsenstörung besser bestimmen zu können.

Bildung von reversem T3

Das reverse T3 (rT3) ist eine biologisch inaktive Form von T3, es ist also ein „Spiegelmolekül" von normalem T3. Es bindet sich an den Zellen an die gleichen Rezeptoren, aber blockiert diese Stellen eher, anstatt sie zu aktivieren, wodurch es den Basalmetabolismus unterdrückt. Die Leber produziert bei der Umwandlung von T4 zu T3 normalerweise ein wenig rT3. In Zeiten voller Stress oder wenn man krank ist, wird mehr rT3 als reguläres T3 gebildet, um Energie zu sparen, bis der Stress wieder weniger ist.

Erhöhte rT3-Spiegel können durch chronischen Stress (der einen hohen Cortisolspiegel hervorruft), Nebennierenschwäche, niedrige Ferritinspiegel (Ferritin ist Eisen in gespeicherter Form), strenge Diäten, akute Verletzung oder Krankheit oder eine chronische Erkrankung ausgelöst werden. Wie Sie im nächsten Kapitel lesen werden, sind diese Faktoren genau dieselben, die zur Schilddrüsenstörung beitragen.

Endokrinologen erkennen normalerweise weder die Bedeutung von höheren rT3-Spiegeln noch betrachten sie diese als Indikator einer Schilddrüsendysfunktion.

Die ganzheitlichen Ärzte sind da anderer Ansicht. Selbst wenn TSH-, freie T3- und freie T4-Werte normal sind, betrachten sie erhöhte rT3-Spiegel als Ausdruck eines tiefer liegenden Schilddrüsenproblems auf Zellebene. In der oben zitierten Forschungsarbeit nennt Kent Holtorf dies ein Problem mit der „Schilddrüsenunterfunktion der Zellen". Laut Dr. Holtorf ist

> reverses T3 tatsächlich eine „Antithyreoidea" – T3 ist das aktive Schilddrüsenhormon, das in die Zellen geht und Energieproduktion und Stoffwechsel anregt. Reverses T3 ist ein Spiegelbild – es geht nämlich zu den Rezeptoren und bleibt dort und es geschieht nichts. Somit blockiert es die Schilddrüsenwirkung. Reverses T3 ist eine Art von Winterschlafhormon; in Zeiten von Stress und chronischer Krankheit fährt es den Stoffwechsel herunter. So viele Menschen haben einen scheinbar normalen Schilddrüsenhormonspiegel, doch wenn sie ein hohes Maß an reversem T3 besitzen, leiden sie eigentlich an Schilddrüsenunterfunktion.

Dies erklärt, warum viele Patienten, die synthetische T4-Arzneimittel (wie L-Thyroxin, Levothyroxin, Euthyrox usw.) nehmen, weiterhin an Symptomen leiden. Die Ursache ihres Problems ist nicht, dass ihr Körper zu wenig T4 produziert, sondern, dass manche Formen von Stress – Entzündungen, schlechte Ernährung, Toxizität, psychische Belastungen – ihren Körper dazu veranlassen, zu viel rT3 zu produzieren. Und wie wir im nächsten Kapitel lernen werden, ist es entscheidend, die Grundproblematik anzugehen, um einer Schilddrüsenstörung zu begegnen.

3
Die Grundursachen für Fehlfunktionen der Schilddrüse

Wir neigen heute dazu, die Schilddrüsenstörung als ein modernes Übel zu betrachten, das durch die Geschwindigkeit unserer Welt und die Verunreinigungen, die wir aufnehmen, noch verschlimmert wird. Obgleich dies allgemein zutreffen mag, suchen uns Schilddrüsenprobleme schon seit langer Zeit heim.

Die Chinesen erwähnten die Schilddrüsenerkrankung in Schriften, die bis vor 2700 v. Chr. zurückreichen. Das grundlegende ayurvedische Lehrbuch, die *Sushruta Samhita*, beschrieb Hyperthyreose, Hypothyreose und Struma (Kropf). Die alten Griechen beklagten die Schrecken der Basedow-Krankheit, lange bevor sie ihren Namen erhielt. In der Mitte des 17. Jahrhunderts wurde die Schilddrüse erstmals als solche erkannt. Ihren Namen erhielt sie nach dem griechischen Wort *thyreos* für Schild, da die Drüse ein wenig wie die Schilde aussieht, die von den Griechen einst im Kampf benutzt wurden.

In der Moderne ist unser Wissen über die Schilddrüse weiter fortgeschritten, doch wir erforschen noch immer alle Feinheiten ihrer Funktion. Wir haben erkannt, dass die Schilddrüse ein bisschen wie eine zarte Blume ist, die man täglich wässern und sorgfältig pflegen muss. Falls es irgendwo im Körper ein Problem gibt, ob es nun durch einen Mangel an Pflege, elektromagnetische Strahlung, Infektionen oder ein Übermaß an Stress oder Toxinen kommt, wird diese kleine Blume welken und dadurch unsere ganze Physiologie schädigen. Wenn wir unserem Körper allerdings etwas mehr Aufmerksamkeit schenken, uns ausruhen, nähren und entgiften, wird unsere Schilddrüse wieder richtig in Schwung kommen und uns die strahlende Gesundheit und den Stoffwechsel schenken, welche wir uns wünschen.

DIE WURZEL ALLER BALANCE: DIE DOSHAS

Das Ayurveda ist stolz darauf, dass es Unausgewogenheiten auf tiefster Ebene erkennen kann. Ehe wir die zahlreichen Ursachen der Schilddrüsenstörung offenlegen, müssen wir unbedingt verstehen, dass unabhängig davon, welches Leiden oder welche Symptome bestehen mögen – Haarausfall, Arrhythmien, Gewichtszunahme, Erschöpfung, Schilddrüsenüberfunktion, Schilddrüsenunterfunktion, Hashimoto-Thyreoiditis, Basedow-Krankheit, selbst Schilddrüsenkrebs – wir zuerst das Gleichgewicht der drei Doshas in Betracht ziehen müssen. Falls Sie die Symptome behandeln, ohne die drei Doshas auszugleichen, werden die Ergebnisse minimal und vorübergehend sein.

Kapitel 1 beschreibt die drei Doshas im Detail. Erinnern wir uns kurz:

- Vata repräsentiert die Elemente Raum und Luft. Seine Qualitäten sind schnell, leicht, kalt, trocken, rau, feinstofflich, beweglich, unstet und zerstreuend.
- Pitta repräsentiert die Elemente Feuer und Wasser. Seine Qualitäten sind leicht, heiß, ölig, scharf, flüssig, sauer und scharfwürzig.
- Kapha repräsentiert die Elemente Erde und Wasser. Seine Qualitäten sind schwer, kalt, ölig, langsam, schleimig, dicht, weich, statisch und süß.

Vata: Ein Auslöser für Schilddrüsenstörung

Wenn Vata in Schieflage geraten ist, neigt es dazu, die Körpergewebe auszulaugen, was Osteoporose, Gewichtsverlust oder schütter werdendes Haar hervorruft. Unausgewogenes Vata bewegt die Gedanken schnell durch den Geist, also nimmt man Informationen in kurzer Zeit auf, aber vergisst sie auch schnell wieder. Unter dem Einfluss von Vata bewegt sich Ihr Körper rasch und kann erschöpfen, besonders, wenn Sie Ihren Körper dazu zwingen, dieses Maß an Hyperaktivität tagein, tagaus beizubehalten.

Ist Ihnen aufgefallen, dass viele dieser Symptome von Vata-Disbalance auch den Merkmalen eines Schilddrüsenungleichgewichts entsprechen?

In den 30 Jahren, seitdem ich praktiziere, habe ich Hunderte von Fälle gesehen, bei denen Vata-Typen ihre Schilddrüsenprobleme noch verschlimmern, indem sie ihr Hormonsystem durch unablässiges Reden und uneingeschränkte Aktivität schwächen – was sie beim Besuch meiner Praxis vollauf zur Schau stellen. Dies ist ein Rezept für Nebennieren-Burnout und der erste Schritt zur Schilddrüsenschwäche. Die Hormondrüsen können so viel intensive Aktivität nicht ertragen. Die Nebennieren und die Schilddrüse sind unsere Batterien. Wenn wir erschöpft sind, müssen wir sie wieder aufladen, was wir durch ausreichende Erholung, nahrhaftes Essen und frühes Zubettgehen erreichen.

Im Frühstadium kann Vata-Verschlimmerung und Hyperaktivität die Schilddrüse in einen hyperthyreoten (oder überaktiven) Zustand versetzen. Doch mit der Zeit ermüdet die Drüse und wird hypothyreot (oder hypoaktiv) und ist außerstande, genug Hormone zu produzieren.

Die Schilddrüse durch Ausgleich von Vata unterstützen

Eine Vata-Verschlimmerung kann nicht nur die Schilddrüse schwächen, sondern das gesamte Hormonsystem sowie die sieben *Dhatus* (Gewebe) und infolgedessen den ganzen Körper, der durch diese Dhatus genährt wird. Jede Behandlung, die man wegen eines Schilddrüsenleidens durchführt, wird mehr Erfolg haben, wenn man gleichzeitig lernt, Vata mit den folgenden Praktiken ins Gleichgewicht zu bringen:

Befolgen Sie eine regelmäßige Routine. Gehen Sie jeden Tag ungefähr zur selben Zeit schlafen, wachen Sie um die selbe Zeit auf und nehmen Sie entsprechend Ihre Mahlzeiten ein. Der Körper und das Hormonsystem arbeiten besser, wenn Sie bei den Mahlzeiten und Schlafenszeiten einem bewährten Muster folgen.

Gehen Sie nicht nach 22 Uhr zu Bett. Die Stunden vor Mitternacht liefern den erholsamsten Schlaf. Gehen Sie zu Bett, wenn Sie den ersten

Impuls spüren, dass Sie müde sind. Für einige Menschen kann das bereits um 20 Uhr sein, doch es sollte nicht später als 22 Uhr sein. Falls Sie länger wach bleiben, haben Sie den toten Punkt überwunden, was Ihr Hormonsystem dazu bringt, zu einer Zeit mehr Hormone zu produzieren, wenn die Drüsen müde sind und Ruhe brauchen, ungefähr so, als würde man ein müdes Pferd schlagen. Sie können länger wach bleiben, doch am nächsten Tag macht sich die Erschöpfung bemerkbar, wenn Ihre endokrinen Drüsen abstürzen.

Hetzen Sie nicht durch den Tag. Umherhetzen und mehrere Dinge auf einmal tun, erschöpft Ihr Hormonsystem auf jeden Fall. Vata-Typen brauchen Bewegung, doch da Ihr Körper im wahrsten Sinne des Wortes in einer Tretmühle ist, kann intensiver Sport für Ihre Hormone auch eine Belastung sein. Um Vata zu unterstützen, sollte man lieber sanfte Bewegungen machen, also Spazierengehen, Yoga, Tai Chi, Dehnübungen und Pilates; vermeiden Sie Joggen.

Befolgen Sie eine ölhaltige Ernährungsweise. Fettmangel bringt Vata sehr rasch aus dem Gleichgewicht, füllen Sie Ihren Speiseplan daher mit ölhaltigen Nahrungsmitteln, z. B. mit warmer Milch, Ghee, Olivenöl, Nüssen, Saaten, Avocados und weichem Quark und Frischkäse wie Ricotta, frischem Mozzarella, Paneer und Hüttenkäse. (Die meisten meiner Patienten vermeiden Fett in übertriebenem Maße, wodurch ein Großteil ihres Hormonsystems nur mit Mühe funktioniert und dadurch Vata immer mehr aus dem Gleichgewicht bringt.)

Praktizieren Sie *Abhyanga* (tägliche Ölmasssage). Falls Sie helle Haut haben, benutzen Sie Oliven- oder Mandelöl in den kühleren Monaten und Kokosöl in den Sommermonaten. Wenn Sie dunklere Haut haben, verwenden Sie Sesamöl in den Wintermonaten und Kokosöl im Sommer. Tragen Sie das Öl überall am Körper auf und reiben Sie an den Gelenken im Uhrzeigersinn und an den langen Knochen nach unten. Lassen Sie das Öl mindestens 20 Minuten auf dem Körper, dann nehmen Sie eine Dusche oder lassen Sie es am Körper, wenn Sie möchten. Falls Sie Zeit haben, machen Sie das jeden Tag, aber falls nicht, so oft pro Woche, wie Sie können. Wenn Sie Ihren Körper „ölgetränkt“ halten, wird das bei

Ihren Bemühungen helfen, dieses sehr trockene Dosha in Ihrem Körper in Balance zu halten.

Essen Sie warme, gekochte Speisen. Vermeiden Sie kalte, leichte Speisen wie Salate, die Vata aggravieren. Vermeiden Sie außerdem Rohkost, die alle Vata-Elemente beinhaltet: kalt, trocken, leicht und rau.

Gehen Sie nach draußen. Die Elemente draußen in der Natur sind die Kapha-Elemente Erde und Wasser. Sie sind die Gegenmittel für die desorientierenden, austrocknenden Elemente von Vata. Daher sollten Vata-Typen unbedingt versuchen, so oft wie möglich nach draußen zu gehen, um diese Elemente in ihren Körper aufzunehmen. Die meisten werden Ihnen sagen, dass sie ruhiger sind und nachts viel besser schlafen, wenn sie tagsüber draußen waren und das geschieht infolge des natürlichen Einflusses von Erde und Wasser, der Kapha unterstützt und Vata ausgleicht.

Laufen Sie in den wärmeren Monaten ohne Schuhe direkt auf der Erde oder im Sand am Strand. Versuchen Sie, direkten Kontakt mit der Natur zu haben, denn die Elektronen aus der Erde besitzen die enorme Fähigkeit, selbst die weggetretensten Vata-Typen zu erden. Ich empfehle Ihnen wirklich sehr, das Buch *Earthing: Heilendes Erden!* von Clinton Ober zu lesen. Er bietet darin eine enorme Menge an Forschungsergebnissen und Erkenntnisse dazu, welche Heilung möglich ist, wenn wir ohne Schuhe auf der Erde gehen, da die Gummisohlen an den Schuhen den Fluss dieser essenziellen Lebensenergie in unseren Körper verhindern.

Finden Sie Frieden und Ruhe. Vata-Typen sind geräuschempfindlich. Minimieren Sie die Zeit mit lauten Menschen, lauten Veranstaltungen, Fernsehen usw. und richten Sie Ihre Aufmerksamkeit auf Frieden und Ruhe. Beten oder meditieren Sie oder gehen Sie allein in die Natur, um Ihre aktive Physiologie zur Ruhe zu bringen.

Halten Sie sich warm. Kalt verschlimmert Vata. Ziehen Sie bei kaltem Wetter immer genug Kleidung an und bedecken Sie Ihren Kopf, denn dort sitzt ein sehr wichtiges Vata-Subdosha, *Prana Vata*, das unsere Gedanken lenkt.

In der Vata-Lebensphase mithilfe der Haut ausgeglichen bleiben

Wir werden in der Kapha-Lebensphase geboren. Das heißt, dass die Elemente von Kapha, Erde und Wasser, in den ersten Lebensjahren vorherrschen. Deshalb haben Kinder häufig eine laufende Nase, Husten und Erkältungen. Ihr Körper stellt die Schmierung für die Gelenke (Shleshaka Kapha, siehe Seite 31) her und diese Befeuchtung kann in die Lungen und Nebenhöhlen ausstrahlen, z. B. in Form von Schleim.

Die späte Kindheit und Jugend und das frühe Erwachsenenalter bilden die Pitta-Lebensphase, wenn die Elemente von Pitta, Feuer und Wasser, in unserem Körper die Führung übernehmen. Da sich die Leber, ein Pitta-Organ, automatisch erhitzt, kann diese Wärme sich in den ganzen Körper ausbreiten und Pitta-bezogene Probleme auslösen, die sich auf der Haut als Akne oder im Temperament als ärgerliches Aufbrausen bemerkbar machen kann. (Ja, selbst die alten Rishis mahnten in ihren Texten dazu, Geduld mit Teenagern zu haben, weil sie erregbar und launisch sind!)

Wenn wir 40 Jahre und älter werden, wird das Vata-Element vorherrschend, was zu einem Austrocknen von Gelenken, Haut, Mund, Vagina und anderen Bereichen führt. Befürchtungen und Ängste können sich festsetzen, weil sich Vata im Denken (Prana Vata) verstärkt. Es kann eine Osteoporose einsetzen, denn die Knochen werden trocken und brüchig. Arthritis sorgt für schlimme Schmerzen, denn die Gelenke verlieren ihre Schmiere und trocknen aus. Augen und Mund können ebenfalls austrocknen. Auch die Scheidenwand kann trocken werden, was den Geschlechtsverkehr sehr schmerzhaft machen kann. Die alten Rishis Indiens haben erklärt, der beste Weg, um einer Beeinträchtigung durch Vata und der damit einhergehenden Trockenheit im Alter vorzubeugen, ist mit täglicher Ölmassage. Dies ist ein weiteres Beispiel für ihre Weisheit, die wir befolgen sollten.

Überlegen Sie doch mal: Die Heilpraktiker empfehlen ihren Patienten die Einnahme von Ergänzungsmitteln aus Fischöl oder anderen Ölen, wie Nachtkerzen- oder Leinsamenöl, um Omega-3-Fettsäuren und andere Nährstoffe zu erhalten. Sie berücksichtigen dabei jedoch nicht, dass diese Öle durch unseren gesamten Verdauungstrakt transportiert werden müssen, vor allem die Leber und die Gallenblase. Die Leber hat es schwer, diese konzentrierten Fettquellen zu verdauen und wenn sie in die Gallenblase kommen, erhöhen sie das Risiko der Bildung von sog. „Gallengrieß“.

Normalerweise hat Galle eine wässrige Konsistenz, doch wenn zu viel Fett auf einmal eindringt und schlammig wird, kann es nicht richtig fließen und daraus können zahlreiche Probleme entstehen (Details dazu finden Sie in Kapitel 7). Als ich bei Dr. Mishra gelernt habe, haben Patienten oft gefragt: „Soll ich Fischöl nehmen?" Darauf hat er immer geantwortet: „Nein! Essen Sie den Fisch!"

Die alten Gelehrten waren so klug festzustellen, dass diese Fette nur gut für unsere Gesundheit sind, wenn sie in kleinen Mengen als Teil unserer normalen Ernährung aufgenommen werden. Doch wenn wir größere Mengen an Öl brauchen, um Vata Tendenzen auszugleichen, wie es in den späteren Lebensabschnitten der Fall ist, wäre es besser, statt große Mengen von Öl auf einmal einzunehmen, sie lieber auf die Haut aufzutragen, von wo aus die Resorption direkt in die Blutbahn erfolgt, was eine Störung unseres Verdauungstrakts verhindert.

Man sollte nicht vergessen, dass die Haut das größte Organ im Körper ist. Sie scheidet Toxine aus und kann auch fast alles aufnehmen, was auf ihr aufgebracht wird. Stellen Sie sich die Haut als viele kleine Münder vor – was immer man dort aufträgt, geht direkt in die Blutbahn, schneller, als wenn man es schluckt! Dies kann schlecht sein, wenn man seine Haut mit toxischen Hautpflegeprodukten eincremt. Vorteilhaft ist jedoch, dass man viele Arzneimittel und sogar Kräuter transdermal (also durch die Haut) aufnehmen kann.

In den letzten Jahren haben Forschungen ergeben, dass die Haut die Fähigkeit besitzt, mehrere Hormone und Substanzen mit hormonartiger Wirkung zu erzeugen. Daher wird sie neuerdings als endokrines Organ eingestuft. Diese Erkenntnisse geben unserem Verständnis darüber, welche Rolle die Haut bei Störungen des menschlichen Organismus spielt, eine neue Richtung. In den letzten Jahren kam es zu einer Flut neuer Informationen, welche die Rolle der Haut bei endokrinologischen Funktionen erklären, darunter die Expression und Funktion spezifischer Hormonrezeptoren, die Hormonsynthese und die Aktivierung, Inaktivierung und Ausscheidung der Hormone in spezialisierten Zellen der Haut.

Wenn man bedenkt, dass die Haut nun als wesentlicher Bestandteil der endokrinen Funktion zu sehen ist, dass die meisten Hormone aus Fettbestandteilen bestehen und eine gesunde Schilddrüse von der Gesundheit des restlichen Hormonsystems abhängig ist, wäre es von hohem

Nutzen für Ihre Hormonspiegel und die Schilddrüse, wenn Sie Ihrer Haut die Rohstoffe, die sie zur Herstellung von Hormonen braucht, durch das Auftragen von Ölen geben. Dies gilt in besonderem Maße für Frauen nach den Wechseljahren. Schätzungen zufolge ist die Haut bei Frauen vor der Menopause für die Bildung von 75 Prozent der Östrogene und an die 100 Prozent der Östrogene nach der Menopause verantwortlich.

Denen von uns, die sich in der Vata-Lebensphase befinden, hilft eine regelmäßige Ölmassage, mindestens drei- bis fünfmal pro Woche, um den Körper gut befeuchtet zu halten, was verhindert, dass Vata weiter aus dem Gleichgewicht gerät. So werden die Ängste und die Schlaflosigkeit gemildert, die sich im Alter einstellen können, ganz zu schweigen von Steifheit und Gelenkschmerzen.

Irgendwas stimmt nicht mit Fischöl ...

Fischöl ist ein Phänomen. Fragen Sie nur seine Befürworter. Eines der häufigsten Ergänzungsmittel heute, Fischöl, ist voll von Omega-3-Fettsäuren, die unser Körper braucht, aber nicht produzieren kann; wir müssen sie über die Nahrung aufnehmen. Omega-3-Fettsäuren gelten als essenziell für das normale Wachstum und die Entwicklung des Gehirns sowie für die Verhütung von Herz-Kreislauf-Erkrankungen, manchen Krebsarten, Gemütskrankheiten und, wegen ihrer Rolle bei der Verminderung von Entzündungen, bei Arthritis. Alle sind bei Fischöl an Bord: Ärzte, Heilpraktiker und Ernährungsberater.

Ich überbringe nur ungern schlechte Nachrichten, doch es hat sich ergeben, dass Fischöl nicht das ist, als was es angepriesen wird. Es kann, auch wenn das nicht eingängig scheint, manchmal genau die Probleme auslösen, die man damit zu umgehen sucht.

Ein Teil des Problems rührt daher, dass die meisten Daten zu den Vorteilen von Omega-3-Fettsäuren aus Studien stammten, die den Verzehr von Fisch untersuchten, nicht von Fischöl-Ergänzungsmitteln. Nun, da sich die Studien der Untersuchung dieser Ergänzungsmittel zuwenden, sind die Resultate ziemlich beunruhigend.

Zuerst einmal möchte ich Leute von der Vorstellung abbringen, dass es eine gute Idee ist, Ölkapseln in hohen Dosen zu schlucken, statt Lebensmittel zu essen, die reich an Omega-3-Fettsäuren sind. Der Verzehr von Fischöl belastet den Verdauungstrakt, besonders Leber und

Gallenblase. Und wenn wir älter werden, nimmt unsere Fähigkeit, Öle zu resorbieren, aufgrund der verminderten Produktion des Lipaseenzyms durch die Bauchspeicheldrüse, weiter ab.

Zweitens muss erwähnt werden, dass viele der Fischöl-Ergänzungsmittel wegen minderwertigen Reinigungsprozessen Schwermetalle enthalten, während andere ranzig sind – d. h. ihre Fette sind teilweise oder vollständig oxidiert. Licht, Sauerstoffexposition und Hitze können alle zum oxidativen Prozess beitragen. Dies bedeutet, dass sich das Öl zersetzt hat, weil der Sauerstoff in der Luft gefährliche Verbindungen voller freier Radikale gebildet hat, die langfristige schädliche Folgen auf Ihre Gesundheit haben, wie Organtoxizität – vor allem an der Leber, beschleunigte Arterienverhärtung und zahlreiche andere gesundheitliche Probleme wie Krebs.

2016 wurde nachgewiesen, dass die drei bekanntesten Fischöl-Ergänzungsmittel in den Vereinigten Staaten einen Oxidationsgrad hatten, der viermal höher lag als das empfohlene sichere Niveau. Und aktuelle Studien haben nun auch ergeben, dass sich Diabetes- und Krebsraten bei Menschen erhöhten, die Fischöl einnahmen, einschließlich einer Verdreifachung der Melanomrate und eines erhöhten Risikos von Prostatakrebs und Krebs bei Frauen. Weitere Studien haben gezeigt, dass die Einnahme dieser Ergänzungsmittel tatsächlich Herzinfarkte, Schlaganfälle oder Todesfälle durch Herzerkrankungen nicht verringert hat, wie man gehofft hatte. Eine Untersuchung, die 2010 im *Journal of the American Medical Association* veröffentlicht wurde, hat erwiesen, dass in der Schwangerschaft eingenommene Fischöl-Ergänzungsmittel keinerlei Auswirkungen auf postpartale Depression haben und nicht dazu beitragen, dass sich das Gehirn bei Babys schneller entwickelt. Im Gegenteil, ein von Wainwright et al. 1992 veröffentlichter Artikel hat aufgezeigt, dass die Gehirnentwicklung durch hohe Dosen von Omega-3-Fettsäuren in Fischöl eher behindert wird.

Es ist wahrscheinlich am besten, gemäß der bewährten Ernährungsprinzipien zu folgern: Essen Sie den Fisch und gehen Sie nicht davon aus, dass wenn ein bisschen von etwas gut für Sie ist, mehr davon immer besser ist. Fisch liefert schließlich mehr als nur Omega-3-Fettsäuren. Er enthält außerdem Zink, Aminosäuren und Vitamin D, um nur einige seiner zahlreichen Nährstoffe zu nennen. Die Isolierung eines „wirksamen" Inhaltsstoffes in einem Lebensmittel – indem man ihn aus seinem natürlichen Zusammenhang nimmt und in viel höheren Dosen, als im ursprünglichen Lebensmittel vorhanden war, verabreicht – ist eine in pharmazeutischen Strategiehandbüchern übliche Praxis, die zwangsläufig zu Nebenwirkungen und Toxizität führt.

ERNÄHRUNGSBEDINGTE FAKTOREN, DIE EINE KONVERSION VON T4 ZU T3 VERHINDERN

Wie im letzten Kapitel beschrieben, gehört zu einer richtigen Schilddrüsenfunktion die Umwandlung von T4 zu T3, ein Prozess, bei dem die Leber und die Darmflora eine wichtige Rolle spielen. Außerdem sind folgende Nährstoffe erforderlich, damit diese Konversion stattfinden kann: Jod, Eisen, Magnesium, Selen, Zink und die Vitamine A, B12 und D. Vielen Menschen mangelt es an diesen Nährstoffen zu irgendeinem Zeitpunkt in ihrem Leben und sie leiden daher an einer Störung ihrer Schilddrüsenfunktion. Um dies abzuwenden, sollten Sie auf Ihre Ernährungsweise achten und dafür sorgen, dass Sie unterschiedliche Nahrungsmittel essen, die die Nährstoffe enthalten, die Sie zur Aufrechterhaltung einer gesunden Schilddrüse brauchen.

Jod

Der Körper produziert kein Jod, also müssen wir es über unsere Ernährung aufnehmen. Nehmen Sie aber kein synthetisches Jod ein – man kann es schnell überdosieren und hohe Jodspiegel können einige derselben Symptome auslösen wie Jodmangel, unter anderem Struma, Schilddrüsenentzündung und Schilddrüsenkrebs. Hohe Jodwerte können auch die Synthese des Schilddrüsenhormons vermindern und die Schilddrüse sogar dazu veranlassen, zu viel Schilddrüsenhormone zu produzieren, was eine Hyperthyreose auslöst.

Nahrungsmittel mit hohem Jodgehalt sind Kuhmilch, Käse, Meeresfrüchte, Eier, Meeresfisch, Cranberries und Joghurt. Eine weitere gute Quelle ist Meeresgemüse von der Atlantikküste wie Kombu (Kelp), Arame, Hiziki und Wakame. Versuchen Sie, ein- oder zweimal pro Woche damit zu kochen oder bestreuen Sie Ihre Speisen ein paarmal in der

Woche mit ein wenig Kelpgranulat. Übertreiben Sie es aber mit Kelp und Seetang nicht, denn sie enthalten enorme Mengen an natürlichem Jod.

Eisen

Eisen ist nicht nur zur Konversion von T4 zu T3 erforderlich, sondern niedrige Eisenwerte verhindern auch überhaupt eine normale Schilddrüsenfunktion. Der Grund ist, dass Eisen Sauerstoff in all Ihre Körperzellen trägt und die Schilddrüse nicht richtig funktionieren kann, wenn ihr ausreichende Mengen an Sauerstoff fehlen. Gute Quellen für Eisen sind z. B. Medjoul-Datteln, Rosinen, Trockenpflaumen, trockene Aprikosen, Franziskanerfeigen, gekochte Rote Bete, Zuckerrohrmelasse und gekochtes Blattgemüse. Eisen ist in einer vegetarischen Ernährung oft nicht ausreichend vertreten. Wenn Sie Vegetarier sind, müssen Sie besonders darauf achten, dass Ihre Eisenwerte hoch bleiben.

Falls Ihre Eisenwerte niedrig sind und Ihr Arzt Ihnen ein Eisenpräparat verschreibt, könnten Sie vielleicht lieber ein Eisen-*Bhasma* nehmen. Laut den alten Rishis ist das Eisenmolekül (ähnlich wie bei anderen Mineralien, z. B. Zink, Kalzium und Kieselsäure) zu groß, um in die Zellen eindringen zu können. Sie empfahlen daher, das Mineral mehrmals zu Asche zu verbrennen, wobei sich bei jeder Veraschung die Größe des Moleküls verringert hat, bis es klein genug war (von der Größe eines Nanopartikels), um in die Zellen zu gelangen. Das entstandene Mineral, als Bhasma bezeichnet, wird im Ayurveda weitreichend eingesetzt und soll die angemessene Resorption des Minerals ermöglichen.

Magnesium

Magnesium regt die Schilddrüse nicht nur dazu an, T4 zu produzieren, sondern spielt auch eine Rolle bei der Umwandlung von T4 zu T3. Und gleichzeitig kann es auch einen Hormonüberschuss in der Schilddrüse verhindern, der zu Schilddrüsenüberfunktion führen würde. Die meisten Menschen leiden aus unterschiedlichen Gründen an Magnesiummangel: Unser Boden ist erschöpft, das in Stresszeiten von den Nebennieren ausgeschüttete Cortisol spült das Magnesium aus dem Körper und jedes Pharmazeutikum erschöpft die Magnesiumspeicher des Körpers. Andere Ursachen für Magnesiummangel sind zu hoher

Alkoholkonsum, exzessiver Zuckerkonsum, Phosphate in Limonaden, die Phytinsäure, die sich in der Schale von Saaten und der Kleie von Getreide und den Oxalaten aus Lebensmitteln wie rohem grünen Blattgemüse befindet (wenn man das Blattgemüse kocht, verdampfen die Oxalate, sodass man es gefahrlos verzehren kann), Kakao und Schwarztee. Das Tannin im Schwarztee bindet Magnesium und trägt es aus dem Körper. Je geringer unsere Magnesiumwerte sind, desto schwieriger ist es, Jod zu resorbieren, was die Schilddrüsenfunktion beeinträchtigen kann. Nahrungsmittel mit hohem Magnesiumanteil sind gekochtes Blattgemüse, Weizen, Mandeln, Cashewnüsse, Melasse, Buchweizen, Pekannüsse, Walnüsse, Haselnüsse, Roggen, Kokosnuss, Feigen, Aprikosen, Datteln, Kohl, Avocados, Petersilie, Trockenpflaumen, Sonnenblumenkerne, Gerste, Rosinen und Süßkartoffeln.

Selen

Die Umwandlung von T4 zu T3 kann nur stattfinden, wenn ausreichend Selen vorhanden ist. Darüber hinaus behaupten manche Forscher, dass nach Jod Selen wahrscheinlich das nächstwichtigste Mineral mit Einfluss auf die Schilddrüsenfunktion ist und tatsächlich enthält die Schilddrüse nach Gewicht mehr Selen als jedes andere Organ. Zu niedrige und viel zu hohe Jodspiegel können die Schilddrüsenfunktion stören. Selen kann die Schilddrüse vor Schaden durch einen zu hohen Jodanteil schützen. Außerdem bewahrt es vor jeglicher oxidativen Schädigung, die durch die normalen alltäglichen Reaktionen entstehen, wenn die Schilddrüse ihre Hormone herstellt. Ihr Körper produziert kein Selen, daher müssen Sie es über Ihre Ernährung zuführen. Nur zwei Paranüsse am Tag sind genug, um die empfohlene Tagesdosis (ETD) von Selen zu decken. Andere Quellen sind beispielsweise Gelbflossen-Thunfisch, Heilbutt, Sardinen, Pute, Huhn, Hülsenfrüchte, Nüsse, Saaten und Eier.

Zink

Zink ist für die Synthese von Schilddrüsenhormonen wesentlich. Falls der Zinkwert zu niedrig ist, kann dies eine Hypothyreose zur Folge haben. Umgekehrt kann eine niedrige Schilddrüsenfunktion einen Zinkmangel hervorrufen, denn die Schilddrüsenhormone werden für eine ausreichende Resorption von Zink benötigt. Gute Quellen von Zink sind unter anderem Bohnen, Nüsse, Huhn, Austern, Vollkorn- und Milchprodukte. Wie im Falle von Eisen könnten Sie in Erwägung ziehen, als Zink-Ergänzungsmittel ein Zink-Bhasma einzunehmen, da es für die richtige Resorption in die Zellen sorgt.

Vitamin A

Vitamin A ist erforderlich, um die Schilddrüsenhormonrezeptoren zu aktivieren, denn niedrige Werte können die Schilddrüsenfunktion behindern. Falls der Vitamin-A-Spiegel niedrig ist, erhöht die Hypophyse zudem ihre TSH-Produktion, was eine Schwellung der Schilddrüse auslösen und gleichzeitig ihre Jodaufnahme herabsetzen kann. Doch die Forscher warnen: Nicht alle Patienten mit einer Unterfunktion sollten ihre Einnahme von Vitamin-A-Ergänzungsmitteln erhöhen, denn hohe Vitamin-A-Dosen könnten die Schilddrüsenfunktion tatsächlich reduzieren. Wie immer ist es am besten, wenn Sie Ihre Vitamine über das Essen aufnehmen, übertreiben Sie es einfach nicht. Gute Quellen von Vitamin A sind gekochte Karotten, gelbe Zucchini, Süßkartoffeln, gekochter Grünkohl, getrocknete Aprikosen, Butter, Ghee, Eigelb und Vollmilch.

Vitamin B_{12}

40 Prozent der Patienten mit Unterfunktion weisen einen Mangel an Vitamin B_{12} auf. Vitamin B_{12} befindet sich in tierischen Proteinen wie Huhn, Pute, Fisch, Lamm, Milch und Milchprodukten und in Eiern. B_{12} ist das einzige Vitamin, das nicht über eine pflanzenbasierte Ernährungsweise erhältlich ist. Es ist in sehr geringen Mengen in der Erde und in Pflanzen zu finden, weshalb Veganer dazu neigen zu glauben, dass es genügt, wenn sie diese Nahrungsmittel als einzige Vitamin-B_{12}-Quelle verzehren. Manche Leute behaupten, dass bestimmte Lebensmittel wie Spirulina, Nori, Hefeflocken, Tempeh und Gerstengras andere tierfreie Quellen von B_{12} seien und es genügen sollte, durch diese einen B_{12}-Mangel zu verhindern. Diese Behauptungen konnten nicht verifiziert werden. Die einzige Möglichkeit für Veganer, genügend B_{12} aufzunehmen, besteht

darin, B_{12}-Ergänzungsmittel zu nehmen oder Getreideprodukte zu essen, die mit dem Vitamin angereichert sind. Im Ayurveda nimmt man nur ungern Ergänzungsmittel, da es ihnen an Prana fehlt. Stattdessen versuchen die ayurvedischen Ärzte, ihre vegetarischen Patienten davon zu überzeugen, spezielle Arten von Milchprodukten in ihre Diät aufzunehmen, wie Sie in den späteren Kapiteln sehen werden. Falls dies für Sie keine Option ist, sollten Sie ein B_{12}-Ergänzungsmittel nehmen und Speisen essen, die mit B_{12} angereichert wurden.

Vitamin D

Die beste Art, dafür zu sorgen, dass man ausreichend Vitamin D hat, ist der Aufenthalt in der Sonne. Wie bereits erwähnt, löst die Resorption von UVB-Strahlen durch die Haut die Produktion von Vitamin D aus. Das Problem ist, dass die meisten von uns nicht genug in die Sonne kommen oder, wenn sie es tun, Sonnenschutz benutzen.

Man kann Vitamin D auch durch das Essen aufnehmen, doch ich wiederhole, aus unterschiedlichen, immer wieder in diesem Buch beschriebenen Gründen empfehle ich keine Nahrungsmittel, die mit synthetischen Versionen des Vitamins angereichert sind. Suchen Sie stattdessen lieber nach Lebensmitteln, die natürliches Vitamin D enthalten. 85 g Makrele oder Lachs liefern Ihnen 90 Prozent der ETD (empfohlenen Tagesdosis) an Vitamin D. Heringe eignen sich auch gut, da sie ihre hohen Vitamin-D-Werte durch den Verzehr von Plankton (einer reichhaltigen Quelle von Vitamin D) erzielen. Sardinen gehören zu den besten Nahrungsquellen für Vitamin D; eine kleine Portion Sardinen liefert über 100 Prozent der ETD. Andere gute Quellen sind Thunfisch, Forelle und Wels. Ein Ei liefert 21 Prozent der ETD von Vitamin D und eine Tasse Rohmilch liefert 24 Prozent. Vitamin D ist auch in Ghee zu finden.

In den Wintermonaten, wenn man seine Haut nicht der Sonne aussetzen kann, empfehlen wir den Einsatz von transdermalem Vitamin D, das man zweimal am Tag in einer dünnen Schicht auf die Unterarme aufbringt. Später besprechen wir genauer, warum eine orale Supplementierung von Vitamin D nicht empfohlen wird.

MANGELERNÄHRUNG

Die Schilddrüse ist, wie alle anderen Drüsen oder Organe im Körper, von einer dauerhaften Versorgung mit Nährstoffen abhängig. Allerdings leiden viele von uns an einer Mangelernährung, was die korrekte Funktion unseres Körpers und Geistes beeinträchtigt.

Sie fragen sich wohl, wie moderne Menschen mangelernährt sein können? Uns steht mehr als genügend Essen zur Verfügung, ganz anders als unseren Vorfahren, die lange Hungerperioden erlebten. Tatsächlich berichten die U.S. Centers for Disease Control, dass mehr als zwei Drittel (68,8 Prozent) der erwachsenen US-Amerikaner als übergewichtig gelten. Mehr als ein Drittel (35,7 Prozent) der Erwachsenen werden als dickleibig eingestuft und mehr als 1 von 20 (6,3 Prozent) haben extreme Adipositas. In Deutschland ist die Situation ähnlich: Dem Robert-Koch-Institut (RKI) zufolge sind zwei Drittel der Männer (67 Prozent) und die Hälfte der Frauen (53 %) übergewichtig. Ein Viertel der Erwachsenen (23 Prozent der Männer und 24 Prozent der Frauen) ist stark übergewichtig (adipös).

Die Industrialisierung von Nahrungsmitteln und der Beginn der Lebensmittelverarbeitung sind für diesen nationalen Gesundheitsnotstand verantwortlich. Viele Nahrungsmittel sind ihrer Nährstoffe beraubt und voll von Chemikalien, um ihre Haltbarkeit zu erhöhen. Viele enthalten teilgehärtete Pflanzenöle, die von ihrer chemischen Zusammensetzung her ähnlich wie Plastik sind und eine massive Verstopfung der Arterien verursachen. Künstliche Farbstoffe sind dafür bekannt, dass sie zahlreiche Krebsarten hervorrufen. Künstliche Süßungsmittel können die Markscheide verbrennen (die Hülle des Nervengewebes) und empfindliches Gehirn- und Nervengewebe schädigen.

Die industrielle Nahrungsmittelproduktion bricht Grundgesetze der Natur und führt Ernährungsleitlinien ad absurdum. Folgt man dem Rat der alten Ärzte Indiens, sollte alles Essen seine Pranaenergie behalten, um wertvoll zu sein. Es ist diese Schwingung, die Ihren Zellen den Impuls gibt, all ihre Stoffwechselfunktionen auszuführen und die Fähigkeit, miteinander zu kommunizieren. Je stärker es verarbeitet ist und je länger es im Regal steht, desto weniger Nährwert und Pranaenergie bewahrt es. Also enthält jedes Essen, das in einem Karton, einer Dose, gefroren oder anderweitig verarbeitet und für eine lange Haltbarkeit verpackt wurde, weniger „Lebensenergie“ als frische Lebensmittel und trägt damit letztendlich zu einer Mangelernährung bei.

Das Ayurveda befasst sich auch mit der Resorption von Nahrung – ob unser Körper sie im Verdauungstrakt richtig abbauen und durch unsere Blutbahnen und Zellen zirkulieren lassen kann. Falls unser Verdauungsprozess schwach ist, kann keine vollständige Resorption stattfinden. Die bekannte Redewendung „Du bist, was du isst“ stimmt nicht ganz. Man sollte lieber sagen „Du bist, was du aufnimmst“. Deswegen ist eines der ersten Dinge, die ich bei neuen Patienten beurteile und behandle, ihre Verdauung.

Wir müssen auch die Ernährungsweise eines Patienten berücksichtigen. Einige Nahrungsmittel sind einfach zu schwer, um in die Zellen aufgenommen zu werden, z. B. Erdnussbutter und andere Nussmuse, gereifte Hartkäsesorten, rotes Fleisch, Sojaprodukte, Chiasamen, Hanfsamen, Kürbiskerne, Pilze, Winterkürbisse und frittierte Speisen. Da die US-Amerikaner eine besondere Vorliebe für den Verzehr dieser schweren, kanalverstopfenden Lebensmittel haben, korrigieren viele Menschen übertrieben und essen nährstoffarme Nahrung in dem Versuch, ihre Ernährung etwas leichter zu machen. Beweisstück A ist die so enorm populäre vegane Ernährung.

Die alten Ärzte Indiens, die die Lehrbücher für Ayurveda geschrieben haben, empfahlen, dass wir bei jeder Mahlzeit etwas Tierisches essen. Und dies kommt von einer Tradition des strikten Vegetarismus!

Die Rishis bemerkten, dass man kein Vegetarier sein muss, um gesund zu bleiben. Sie erklärten jedoch, dass man sich auf die leichteren Fleischsorten beschränken sollte, die von den Zellen aufgenommen werden können und nicht die zarten Mikrokanäle blockieren. Dies sind Huhn, Pute, Fisch, Lamm und Kaninchen. Sie verordneten sogar Knochenbrühen, um extrem kranke Patienten zu nähren. Als Alternative oder Ergänzung zu Fleisch empfahlen sie Milchprodukte wie warme Milch, Joghurt, Buttermilch, *Takra* (eine andere Art von Buttermilch) und Frischkäse wie Paneer, Ricotta, Mozzarella, Hüttenkäse und Speisequark.

Ein veganer Speiseplan schließt alle tierischen Proteine aus und stützt sich nur auf Früchte, Gemüse, Getreide und Bohnen. Menschen mit dieser Ernährungsweise können nur eine gewisse Zeit existieren, ehe sich ihr Gesundheitszustand verschlechtert – der Mangel an Protein, Vitamin B_{12}

und Kalzium kann entsprechend zu Haarausfall, Depression und Knochenschwund führen.

Mara Kahn, Autorin von *Vegan Betrayal: Love, Lies and Hunger in a Plants-Only World,* stellt fest: „Es scheint in der Weltgeschichte keine einzige Bevölkerung von bedeutender Größe gegeben zu haben, die sich ausschließlich von Pflanzen ernährt hat." Die Journalistin recherchierte sechs Jahre lang die Geschichte des Vegetarismus. In ihrem Buch erklärt sie den Unterschied zwischen einer vielseitigen vegetarischen Ernährung im Vergleich zu einer schwächenden veganen Ernährungsweise. Sie schreibt: „Der Vegetarismus hat eine sehr lange und noble Geschichte mit nachgewiesenen gesundheitlichen Resultaten. Aber der Veganismus … ist eine nicht historische Diät … Seine gesundheitlichen Vorteile sind nicht verifiziert."

Sie sind nicht nur nicht verifiziert, sondern ich kann klinisch die Tatsache bestätigen, dass Hunderte von Veganern, die ich gesehen habe, extrem krank und schwach sind. Manchmal, nachdem sie jahrelang die schwere US-amerikanische Standardkost verzehrt haben, gibt ihnen der Übergang zum Veganismus ein neu gefundenes Gefühl der Leichtigkeit. Doch sobald ihre Protein- und B_{12}-Speicher aufgebraucht sind (generell innerhalb von zwei Jahren), geht es mit ihrer Gesundheit bergab.

Noch schlimmer ist eine Rohkost-Ernährung. Meine Patienten, die sich nur von Rohkost ernährt haben, waren sogar noch kränker als die Veganer. Diese Diät ist zu kalt und leicht und verschlimmert das Vata-Dosha. Da Vata-Disbalancen das Denken beeinträchtigen können, kann es sein, dass diese Patienten weggetreten (Vata ist das Element von Raum und Luft), deprimiert, aufgedreht (wenn Vata zu hoch ist, bewegt sich der Verstand zu schnell) und ängstlich sind.

Das Argument für eine Rohkost-Ernährung ist, dass Kochen die Enzyme im Essen zerstört. Dabei wird jedoch nicht die Nährstoffaufnahme in den Zellen berücksichtigt. Man kann so gut kauen wie man will, um die Ballaststoffe in rohem Gemüse aufzuspalten, sodass man sie absorbieren kann. Es ist notwendig, das Gemüse zu kochen, um die Fasern weich zu machen und die Resorption zu unterstützen. Die Zugabe von Gewürzen fördert die Verdauung und die Inhaltsstoffe von Ghee (geklärter Butter) lassen das Essen durch die Zellenwand in die Zelle übergehen. Sie erinnern sich: Alle Zellenwände in Ihrem Körper bestehen aus Cholesterin, genauso wie Ghee. Daher ist Ghee ein ausgezeichnetes

Mittel, um die Nahrung in die Zelle zu befördern, was die Resorption der Nährstoffe unterstützt und eine Mangelernährung verhindert.

Wie gesagt, auch wenn der Kochprozess manche der Enzyme zerstört, findet im Endergebnis eine höhere Resorption statt, als wenn das Essen roh ist.

Kapitel 8 beschreibt die richtige Ernährungsweise noch genauer.

ENTZÜNDUNG

Entzündung ist ein weiterer Faktor, der die Konversion von T4 zu T3 verhindert und auch den Transport von T3 in die Zellen unterbindet. Ich habe zahlreiche Gesundheitsbücher gelesen, sowohl Mainstream als auch ganzheitliche, wo eine Entzündung als Grundursache für fast jede Krankheit genannt wird. Das stimmt, allerdings wird nur selten darüber gesprochen, was die Entzündung verursacht hat und was man dagegen tun kann.

Im Laufe meiner gesamten Ausbildung bei Dr. Mishra wurde für mich eine Sache immer klarer: Um uns bester Gesundheit erfreuen zu können, müssen wir dafür sorgen, dass die Leber reibungslos funktioniert und im Darm stets genug nützliche Bakterien wachsen. Aber in unserer modernen Gesellschaft bilden unser chronisch übermäßiger Gebrauch von pharmazeutischen Arzneimitteln und der Konsum von hochgradig verarbeitetem Essen den Ausgangspunkt für Entzündungen, worunter die Leber und der Darm stark beeinträchtigt werden.

Die Leber führt Hunderte von Funktionen in unserem Körper aus. Neben vielen anderen Dingen kümmert sie sich um den Blutzucker. Sie arbeitet mehr als jedes andere Organ, um den Körper zu entgiften und schüttet Gallenflüssigkeit aus, die bei der Verstoffwechslung von Fetten wie Cholesterin und Triglyceriden hilft. Sie produziert Proteine für die Blutgerinnung, reguliert unsere Verdauung, verstoffwechselt Hormone und stellt Blut aus der Nahrung her, die wir essen. Sie ist das schwerste und größte innere Organ im menschlichen Körper.

Alles, was wir schlucken, muss von der Leber überprüft werden, denn es ist die Aufgabe der Leber, das Blut zu filtern, das aus dem Verdauungstrakt kommt, ehe es an den Rest des Körpers weitergegeben wird. So haben viele Menschen infolge der hochgradig verarbeiteten Nahrung, mit der wir aufgewachsen sind, und wegen der zu umfangreichen Einnahme von pharmazeutischen Arzneimitteln eine gewisse Leberschwäche. Jeff Hays' Dokumentarfilm *Doctored* erklärt, dass obwohl die US-Amerikaner nur 5 Prozent der Weltbevölkerung ausmachen, sie unglaubliche 50 Prozent aller Pharmazeutika einnehmen. Durch diese Kombination einer chemikalienüberfrachteten Ernährung mit der übermäßigen Einnahme pharmazeutischer Arzneimittel ist eine enorme Toxizität entstanden, die zu einer Überlastung der Leber geführt hat.

Wenn die Leber von säurehaltigen Toxinen überwältigt wird, überhitzt sie. Diese Überhitzung wird schließlich zu einer enormen Entzündungsquelle: Da die Leber aus dem von uns aufgenommenen Essen Blut herstellt, beginnt auch das Blut zu überhitzen. Wenn dieses heiße Blut zirkuliert, kann der ganze Körper an den Folgen dieser Hitze leiden. Auf diese Weise wird Lebertoxizität zur Anfangsursache einer chronischen Entzündung, die wiederum die Basis vieler Leiden darstellt.

Es ist extrem wichtig, dass man diesen Punkt versteht, denn die moderne Medizin überwacht nur die Leberfunktion über das Blutbild und beobachtet, ob es erhöhte Werte der Leberenzyme ASAT (oder GOT) und ALAT (oder GPT) gibt. Diese Enzyme sind normalerweise überwiegend in den Leberzellen und in geringerem Maße in den Muskelzellen zu finden. Falls die Leber verletzt oder geschädigt ist, fließen diese Enzyme ins Blut, was die ASAT- und ALAT-Blutwerte erhöht und eine ausgewachsene Lebererkrankung anzeigt.

Diese Enzymwerte sind jedoch erst erhöht, wenn der Leberschaden bereits ernst ist. Die beste Zeit zum Eingreifen ist lange bevor dies geschieht, wenn die Leber einfach nur von Toxinen überlastet und überhitzt ist. Ein ayurvedischer Arzt nutzt die Pulsdiagnose, um dies zu beurteilen. Wir beginnen die Behandlung, sobald wir irgendwelche Probleme im Leberpuls feststellen (Ranjaka Pitta).

Die zweite Quelle einer chronischen Entzündung im Körper ist ein Fehlen nützlicher Bakterien im Darm. Diese freundlichen Bakterien sind empfindlich und können leicht durch zu viel Stress, saure Verdauungssäfte und zahlreiche Medikamente wie Antibiotika, Verhütungspillen, Säureblocker, NSAR und Steroide zerstört werden. Sobald diese nützlichen

Bakterien absterben, können pathogene Mikroorganismen Einzug halten und im Darm gedeihen.

Dieser Infektionszustand im Darm, sei er von Candida albicans (der am häufigsten verbreiteten Pilz-Infektion), einer Dünndarmfehlbesiedlung (DDFB), Parasiten oder anderen Bakterien verursacht, erzeugt durch den Angriff des Immunsystems auf die Pathogene als Begleiterscheinung eine Entzündung.

Saure Toxine in der Leber und eine Infektion im Darm bilden die Voraussetzung für eine systemische Entzündung. Und es ist diese Entzündung, die die Umwandlung von T4 in T3 und den Übergang von T3 in die Zellen verhindern kann. Im Abschnitt „Die drei Teile des Immunsystems“, Kapitel 5, ab Seite 107, finden sich Tipps, wie man gut für Leber und Darm sorgen kann.

Probiotika: Aktive Kulturen

Fast jeder weiß mittlerweile, welche wichtige Rolle nützliche Bakterien für die Gesundheit des Menschen spielen. Doch was die meisten nicht wissen ist, dass ein Großteil der probiotischen Kulturen auf dem Markt nicht wirksam ist. In den frühen Jahren meiner Praxis habe ich den Patienten geraten, ein gutes Probiotikum in ihrem örtlichen Bioladen zu kaufen, um ihre Dysbiose (eine Darminfektion, die durch den Mangel an nützlichen Bakterien entsteht) zu behandeln. Doch in fast allen Fällen bestand die Infektion weiter. Ich kam zu denselben Ergebnissen, wenn die Patienten hochwertige probiotische Joghurts aßen oder ihren eigenen Joghurt herstellten.

1992 stellte einen Wendepunkt in meiner Praxis dar. Ich besuchte ein Seminar, bei dem ein Arzt aus Europa uns mehrere Tage hintereinander kommerzielle probiotische Kulturen unter einem sehr teuren Mikroskop zeigte. Wir waren überrascht, als sich zeigte, dass alle Kulturen in den Produkten jeder Firma mangelhaft waren. Nur eine Firma bestand den Test: ProTren Intelligent Probiotics. Als ich Kontakt mit der Firma aufnahm, erklärte man mir, dass es recht schwierig ist, ein Probiotikum herzustellen, ohne die aktiven Kulturen zu zerstören. Nur wenn eine Firma auf ihrem Etikett „100 Prozent Wirksamkeit“

stehen hat, besteht eine Chance, dass viele der lebenden Kulturen die Verarbeitung überlebt haben.

Seitdem ich begonnen habe, ProTren Probiotics zu empfehlen, war es für meine Patienten relativ einfach, chronische Darminfektionen zu überwinden, wie z. B. eine Fehlbesiedlung mit *Candida albicans*. Es dauert normalerweise ein bis zwei Jahre, um sie zu beseitigen, nun nur zwei Monate.

Dr. Mishra und ich experimentierten auch mit verschiedenen Joghurtkulturen und versuchten, Joghurt nach den strengen ayurvedischen Standards herzustellen, um es als Probiotikum einzusetzen. Die alten Ärzte erklärten, dass Joghurt nicht zu sauer schmecken sollte, denn der Säuregehalt könnte die nützlichen Bakterien zerstören. Wir probierten verschiedene Marken aus unterschiedlichen Bioläden, doch keines erfüllte diese Standards. Wir versuchten danach, Joghurt mit mehreren Starterkulturen herzustellen, doch erneut ohne Erfolg.

Als wir den Joghurtstarter von ProTren ausprobierten, fanden wir, wonach wir gesucht hatten. Der Joghurt war so, wie es in den alten Texten empfohlen wird: vom Geschmack sehr basisch und voller Lebensenergie der nützlichen Bakterienkulturen. Bis heute verkaufe ich diesen Joghurtstarter in unserer Praxis. Ich empfehle meinen Patienten, einen probiotischen Joghurt herzustellen, den sie nur mittags essen sollten, wenn die Verdauung am stärksten ist, denn kalte Kuhmilch ist sehr schleimbildend. Ich bringe ihnen auch bei, aus dem Joghurt Getränke herzustellen, z. B. medizinisches Lassi: ¼ Tasse selbstgemachter Joghurt mit ¾ Tasse Wasser vermischen, eine Messerspitze gemahlenen Kreuzkümmel und ein paar frische Korianderblätter hinzufügen, gut pürieren und schluckweise zum Essen trinken. Ich empfehle auch, Joghurt in ein Mulltuch zu geben und über Nacht im Kühlschrank in ein Gefäß tropfen zu lassen und die Joghurtmolke mittags zu trinken.

Wenn Sie sich auf die Suche nach einem geeigneten Probiotikum oder einem Joghurtstarter machen, sollten Sie sich beim Hersteller informieren, ob die verwendeten probiotischen Kulturen garantiert aktiv sind.

TOXIZITÄT

Das Ayurveda unterscheidet vier Arten von Toxinen:

- *Ama,* das durch die unvollständige Verdauung von Nahrungsmitteln und Malabsorption (mangelhafte Aufnahme) in die Zellen entsteht
- *Ama visha,* das durch die Fermentation von Ama in unseren Kanälen entsteht
- *Gara visha,* das von Fremdstoffen aus der Umwelt herrührt, die sich im Körper ansammeln
- *Indravajraabhijanya visha,* das von elektromagnetischer Strahlung verursacht wird

Die Schilddrüse reagiert auf alle empfindlich.

Wir lehren unseren Patienten spezielle Methoden, um den jeweiligen Toxintyp zu beseitigen (siehe unten). Die stärkeren Entgiftungsprotokolle bespreche ich nicht in diesem Buch, z. B. wie man Panchakarma (die wichtigste ayurvedische Reinigungskur) zuhause durchführt. Denn es ist wichtig, dass Patienten von ihren Ärzten überwacht werden, um sicher zu gehen, dass sie ihre Entgiftungsprotokolle richtig anwenden, die bei jedem Patienten anders sind. Eine eigene Reinigung ohne das ausreichende Wissen über den Entgiftungsablauf kann letztendlich ins Auge gehen, insbesondere wenn man die Toxine zu schnell oder willkürlich aus dem Körper entfernt. Dies kann zu einem Reißen der delikaten Mikrokanäle des Körpers führen, welche die Toxine aus den tieferen Geweben über die Kanäle in Stuhlgang, Urin und Schweiß ausscheiden.

Wir empfehlen keine Entgiftung für Kinder, da sie sich in dem Lebensabschnitt befinden, in dem ihr Körper im Aufbau ist und mehr Nährung und Förderung benötigt. Wir raten auch von einer Entgiftung bei Schwangeren oder stillenden Müttern ab, da die Toxine in die Blutbahn und Muttermilch gelangen und dem Baby schaden können.

Ama

Alle Verdauungsorgane (Magen, Leber, Gallenblase, Bauchspeicheldrüse) erzeugen unser sog. „Verdauungsfeuer" – die Energie und Mechanismen, durch die Nahrung umgewandelt und „gekocht" wird, sobald sie in den Verdauungstrakt gelangt.

Wenn Ihre Flamme zu niedrig ist (was man an Ihrem Puls erkennen kann), ist es schwer, die Nahrung zu verdauen. Ama kann daher sogar durch gesundes Essen entstehen. Und einige Nahrungsmittel sind einfach zu dicht oder zu schwer, um gut verdaut und aufgenommen zu werden. Lebensmittel in dieser Kategorie sind beispielsweise kalte Milch, Eiscreme und gefrorener Joghurt, gereifte Hartkäsesorten, unfermentierte Sojaprodukte (Tofu, Edamame, Sojamilch), Rind- und anderes rotes Fleisch, Schweinefleisch, Schinken, Wurst, Speck, Hotdogs, stark verarbeiteter Aufschnitt und Nussmuse (Erdnussbutter, Mandelmus, Sonnenblumenkernmus). Falls wir schweres Essen zu einer Zeit zu uns nehmen, wenn unser Verdauungsfeuer kleiner wird, verdauen wir es nicht sehr gut. Unsere innere Flamme ahmt die Sonne nach: Am Morgen wird unser Verdauungsfeuer langsam angefacht. Bis zum Mittag, wenn die Sonne im Zenit steht, ist unser Verdauungsfeuer auch am höchsten und kann das Essen am besten verdauen und assimilieren. Wenn die Sonne untergeht, wird auch unsere Verdauungsflamme kleiner. (Und deswegen ist es am besten, schwere Speisen nicht zu früh oder zu spät am Tag zu essen.)

Wenn Nahrung in unserem „Verdauungskanal" ins Stocken gerät, wie die alten Ärzte den langen Schlauch – Speiseröhre, Magen und Dünn- und Dickdarm – nannten, der das Essen nach dem Schlucken transportiert, bildet sich Ama. Es verursacht eine Malabsorption der Nährstoffe in den Zellen, sei es nun aufgrund einer schwachen Verdauung oder wegen schwerem Essen. Falls Ama im Verdauungskanal sitzt und ihn verstopft, können dadurch auch die nachfolgenden Kanäle wie Nebenhöhlen oder Ohrkanäle blockiert werden, was Infektionen auslöst. Wenn man sich die Nase putzt oder Schleim abhustet, ist das mit dem Schleim vermischtes Ama.

Ist man nach dem Essen müde, zeigt dies unter anderem, dass durch das Essen, dass man gerade verzehrt hat, Ama entstanden ist. Andere gute Indikatoren sind Steifheit im Körper, Trägheit und selbst Depression, denn Ama blockiert und verhindert den normalen Fluss von Flüssigkeiten durch den ganzen Körper. Ein weißer Belag auf der Zunge zeigt ebenfalls an, dass man aus der Nahrung Ama gebildet hat.

Ama ist ein kaltes Toxin und um es zu beseitigen, setzen wir gewöhnlich erwärmende Behandlungen wie heißen Tee mit Honig und wärmenden Gewürzen wie Ingwer und schwarzem Pfeffer ein. Es gibt viele Rezepte, um Ama aus den Kanälen zu entfernen. Hier ist eines meiner Lieblingsrezepte – Sie können es zubereiten, wenn Sie sich dicht, schwer, niedergedrückt, träge und steif fühlen und Schmerzen haben.

Tee zur Entgiftung von Ama

1 Liter Wasser für 5 Minuten kochen und das heiße Wasser in eine Thermoskanne aus Edelstahl füllen. Fügen Sie 2 grüne Kardamomkapseln, 2 dünne Scheiben Ingwerwurzel, 2 schwarze Pfefferkörner, 1 ganzes Pimentkorn, 1 Nelke und ein 1,3 cm langes Stück Zimtstange hinzu. Die Thermoskanne zuschrauben und die Gewürze 20 Minuten ziehen lassen. Trinken Sie das schluckweise und langsam im Laufe von 4 Stunden. Sie können aber so viel auf einmal trinken, wie Sie möchten. Nach 4 Stunden verlieren die Gewürze ihre Wirkung.

Ama visha

Wenn Ama in unserem Verdauungskanal festsitzt, beginnt es zu fermentieren und wird zu *Ama visha*. *Visha* heißt „Gift"; Ama visha ist viel gefährlicher als Ama, weil es jetzt säurehaltig ist und tief in den Körper eindringen kann, was zu Hautausschlägen, Entzündungen, Autoimmunerkrankungen und Krebs führt.

Ama visha ist ein sehr heißes Toxin, daher muss es mit kühlenden Gewürzen und Kräutern entfernt werden. Hier ist ein Rezept.

Tee zur Entgiftung von Ama visha

1 Liter Wasser für 5 Minuten kochen und das heiße Wasser in eine Thermoskanne aus Edelstahl füllen. ½ Teelöffel ganze Koriandersamen, ½ Teelöffel Schleimrüsterrinde und ¼ Teelöffel Glycyrrhizin-freie Süßholzwurzel. Die Thermoskanne zuschrauben und 20 Minuten ziehen lassen, dann im Laufe der nächsten 4 Stunden langsam schluckweise trinken.

Die Koriandersamen in diesem Tee entfernen das Ama visha und transportieren es aus der Haut und im Urin ab. Schleimrüsterrinde und

Süßholzwurzel befeuchten die Kanäle, sodass sie nicht reißen oder sich entzünden, wenn dieses heiße Toxin freigesetzt wird. Falls man Ama visha zu abrupt ausleitet, ohne es in Stuhlgang und Urin zu lenken, kann es einen Ausschlag auf der Haut verursachen, speziell wenn man erhitzende Kräuter und Gewürze (Ingwer, Pfeffer, Cayenne) dafür verwendet. Ich ließ mehrere Patienten mit einem Übermaß an Ama visha die klassische Ahornsirup-/Cayennepfeffer-Reinigung durchführen. Wie Sie sich vorstellen können, ist diese Reinigung sehr erhitzend und führte dazu, dass sie am ganzen Körper einen juckenden, nässenden Ausschlag bekamen, dessen Abheilung mehrere Wochen in Anspruch nahm.

Gara Visha

Während Ama und Ama visha durch eine ungenügende Verbrennung von Essen im Körper gebildet werden, entsteht *Gara visha*, die dritte Art von Toxin, durch Fremdstoffe aus der Umwelt, z. B. Luftverschmutzung, Pestizide, Pharmazeutika und Nahrungsergänzungsmittel, künstliche Süßungsmittel, Zusatzstoffe und Konservierungsmittel in unserem Essen und in synthetischen Hautpflegeprodukten, die wir auf unseren Körper auftragen. Diese Toxine können in tiefe Bereiche des Körpers, sogar bis ins Knochenmark, vordringen und Autoimmunerkrankungen und Krebs auslösen.

Gara visha hat eine heiße und säuerliche Natur, kann also wie Ama visha Ausschläge auf der Haut bewirken, weil es durch die Schweißporen austritt. Daher muss man sehr achtsam sein, wenn man es extrahiert, denn es kann die Körperkanäle unterwegs durch Stuhlgang, Urin und Schweiß zum Platzen bringen. Das Teerezept unten ist eine gute Option zur Entgiftung von Gara visha. Die Kräuter im Rezept sind sanft zur Leber, leiten die Toxine aus der Haut und befeuchten die Kanäle, die sie nach draußen befördern.

Tee zur Entgiftung von Gara visha

1 Liter Wasser für 5 Minuten kochen und das heiße Wasser in eine Thermoskanne aus Edelstahl füllen. 1/4 Teelöffel getrocknetes heiliges Basilikum (Tulsi) (oder 3 frische Blätter, zerpflückt), 1/4 Teelöffel ganze Koriandersamen, 1/4 Teelöffel Guduchi, 1/4 Teelöffel Eibischwurzel, 1/4 Teelöffel Niemblätter, 1/4 Teelöffel getrocknete Minze (oder 3 frische

Minzeblätter, zerpflückt), 1/4 Teelöffel indische Sarsaparillawurzel, 1/4 Teelöffel Schleimrüsterrinde und 2 Bio-Rosenknospen.

In diesem Tee zieht das Guduchi die Toxine aus dem Knochenmark und den tiefen Geweben (auf Seite 120 finden Sie weitere Einzelheiten zu diesem Heilkraut). Koriander wird verwendet, um diese sehr heißen Toxine in den Urin auszuscheiden und die indische Sarsaparillawurzel reinigt das Fettgewebe (wo schlimme Chemikalien gespeichert werden). Niemblätter werden benutzt, um die Leber und das Blut zu reinigen und Eibischwurzel und Schleimrüsterrinde schützen und befeuchten die Kanäle, um deren Reißen zu verhindern, wenn diese sehr heißen Toxine ausgeschieden werden. Die Rosenknospen dienen dazu, das Rezept kühl zu halten.

Fluorid und die Schilddrüse

Fluorid ist ein Abfallprodukt der Aluminium- und Düngemittelindustrie, das an US-amerikanische Städte verkauft wird, um ihr Trinkwasser zu flouridieren. Es ist ein potentes Neurotoxin, das verheerende Auswirkungen auf die Schilddrüse haben kann und sorgt unter anderem dafür, dass Kinder einen niedrigeren IQ haben.

In den 1930er-Jahren wurde Fluorid als Medikation gegen eine überaktive Schilddrüse eingesetzt. Fluorid verdrängt Jod in der Schilddrüse, wodurch die Produktion der Schilddrüsenhormone herabgesetzt wird. Die Folgen waren so stark, dass viele Patienten überhaupt keine Schilddrüsenfunktion mehr hatten und die Behandlung abbrechen mussten.

Trotz der zahlreichen veröffentlichten Artikel, die die schädlichen Einflüsse von Fluorid aufzeigen, geben die Vereinigten Staaten weiterhin Fluorid in die städtische Wasserversorgung, die 211 Millionen US-Amerikaner bzw. mehr als 67 Prozent aller US-Amerikaner erreicht. Etwa 6 Millionen Menschen erhalten in Großbritannien flouridiertes Wasser. Britische Forscher sind der Auffassung, dass aus diesem Grund im Vereinigten Königreich 15.000 Personen an Schilddrüsenunterfunktion leiden. Zahlreiche Länder flouridieren ihr Wasser nicht mehr, z. B. Deutschland, Schweden, Japan, die Niederlande, Finnland und Israel.

1958 veröffentlichten Dr. Galetti und Dr. Joyet im *Journal of Clinical Endocrinology and Metabolism* eine Studie, die darlegt, wie Fluorid die Schilddrüsenfunktion verlangsamen kann. Die Patienten in ihrer Studie erhielten eine Gabe von 2 mg Fluorid am Tag, was ausreichte, um ihre Schilddrüsenaktivität herabzusetzen. Wenn man heute im Vergleich fluoridiertes Leitungswasser trinkt, nimmt man mehr als 6 mg Fluorid am Tag auf! Es ist also kaum verwunderlich, dass viele Leute den Einsatz von fluoridiertem Wasser als Einflussfaktor für die aktuelle Hypothyreose-Epidemie ansehen.

50 Prozent des Fluorids, das Sie aufnehmen, wird in Ihren Fettzellen abgelagert und stört allmählich die normalen biochemischen Reaktionen in Ihrem Körper, was abnorme Veränderungen bei den Proteinen im Körper zur Folge hat. Dies wiederum führt dazu, dass Ihr Immunsystem Antikörper produziert, um diese abnormen Proteine zu zerstören, was letztlich zu einer Autoimmunreaktion in der Schilddrüse führen kann – entweder Hashimoto-Thyreoiditis oder Morbus Basedow. Hashimoto verursacht eine hypoaktive Schilddrüse oder Schilddrüsenunterfunktion und Morbus Basedow erzeugt eine überaktive Schilddrüse oder Hyperthyreose.

Jüngste Forschungen haben den Zusammenhang zwischen der Aufnahme von fluoridiertem Wasser und Schilddrüsenproblemen gut dokumentiert. Es ist direkt oder indirekt verantwortlich für eine Schädigung der Schilddrüsenzellen, denn es stört die Konversion von T4 zu T3 und ahmt TSH nach. Es kann auch die Aufnahme von Schilddrüsenhormonen an den Rezeptoren in allen Körperzellen verhindern und die Produktion von TSH von der Hypophyse aus blockieren (wir erinnern uns: TSH oder thyreoidea-stimulierendes Hormon sendet der Schilddrüse das Signal, mehr Hormone herzustellen).

Schilddrüsenerkrankungen sind in den letzten beiden Jahrzehnten explodiert, mit einem Zuwachs von 75 Prozent in der Neugeborenen-Hypothyreose, die jetzt bei 1 von 2.370 Geburten auftritt. Ähnliche Statistiken gelten auch für die ältere Bevölkerung. Fluorid kann sich im Leitungswasser, in der Zahnpasta, in landwirtschaftlichen Pestiziden, Dentalprodukten und zahlreichen anderen Haushaltsprodukten befinden. Daher sollten Sie dafür sorgen, dass Ihr Trinkwasser, die Zahnpasta und andere Haushaltsprodukte fluoridfrei sind und möglichst viel Biolebensmittel kaufen.

Schwermetalle

Die Schilddrüse reagiert empfindlich auf alle Toxine. Aber Quecksilber, ein Schwermetall, ist besonders problematisch, denn es hat eine sehr ähnliche Struktur wie Jod, das die Schilddrüse benötigt, um Hormone herzustellen. Falls Ihre Schilddrüse den Fehler macht, Quecksilber statt Jod aufzunehmen, kann sie nicht genügend Hormone herstellen. Außerdem könnte das Quecksilber in der Schilddrüse möglicherweise eine Autoimmunreaktion auslösen, weil Quecksilber eines der tödlichsten chemischen Toxine ist, die der Mensch kennt.

Außerdem gilt Quecksilber als ein extrem heißes Toxin, das, sobald es in den Körper eindringt, sofort alle sieben Gewebe durchstößt, sich im Knochenmark anlagert und dessen Funktion stört. Es ist tatsächlich sehr einfach, diese Störung im Puls eines Patienten, der an einer Quecksilbervergiftung leidet, zu erkennen.

Zu den aktuellen Chelat-Therapien der konventionellen Medizin zur Beseitigung von Schwermetallen wie Quecksilber aus dem Blut gehören i.v.-Injektionen von EDTA (Ethylendiamintetraessigsäure), einer Aminosäure. Ein anderer, häufig verwendeter Wirkstoff zur Elimination ist DMPS (Dimercaptopropansulfonsäure). Da beide synthetisch hergestellt werden, haben beide toxische Auswirkungen, am häufigsten ein brennendes Gefühl an der Einstichstelle, Fieber, Kopfschmerzen, Übelkeit und Erbrechen. Es besteht auch die Möglichkeit von lebensbedrohlichem Herzversagen, einem plötzlichen Blutdruckabfall, abnorm niedrigem Kalziumspiegel im Blut, permanenter Nierenschädigung und Knochenmarkdepression.

Das Ayurveda verwendet frische Korianderblätter für die Elimination von Quecksilber und anderen Schwermetallen ohne alle Nebenwirkungen und Toxizität der synthetischen Chelat-Wirkstoffe. Es gibt zahlreiche Studien, die die Wirksamkeit von Korianderblättern bei der Ausleitung dieser hochgiftigen Verbindungen beweisen.

Tatsächlich sind Korianderblätter bei der Extraktion von Schwermetallen so potent, dass man nur ein paar Esslöffel pro Tag frisch verzehren muss, um eine enorme Wirkung zu erzielen. Falls Sie Korianderblätter zum Entgiften nutzen, essen Sie bitte Lebensmittel, die die Schwermetalle binden, die Sie ausleiten wollen, damit sie im Stuhlgang abgeführt werden. Gut dafür eignen sich Okra, Tarowurzel, Pfeilwurzel und Gerste. Sie können auch weißen Daikonrettich und Spargel essen, um die Toxine in die Nieren zu befördern. Der Entgiftungstee für Gara visha auf Seite 72 ist auch hilfreich, um Toxine auf sichere Weise auszuleiten.

Indravajraabhijanya visha

Indravajraabhijanya visha, die vierte Art von Toxin, entsteht durch elektromagnetische Frequenzen (EMF) und Strahlung, die von solchen Dingen wie Mobiltelefonen, Computern, Röntgenstrahlen, Mobilfunkmasten und Wi-Fi abgestrahlt werden. Wie bereits erwähnt, vermischen sich die EMF mit dem Prana und gelangen über die Schwingungskanäle in alle Organe, Drüsen und Systeme. Da das Prana den Zellen die Intelligenz verleiht, all ihre Funktionen auszuführen, kann dieser Toxintyp Krebs auslösen, weil die Zellfunktionen gestört werden. In der Tat ist bekannt, dass elektromagnetische Strahlung eine verbreitete Ursache von Schilddrüsenkrebs ist.

Die natürliche Welt selbst ist die beste Medizin für und Barriere gegen EMF-Toxizität. Hier sind einige Tipps für Menschen, die dieser Art von Strahlung täglich ausgesetzt sind:

- Legen Sie sich eine halbe Stunde lang direkt auf den Sand am Strand, wann immer Sie können. Der Sand absorbiert die EMF aus Ihrem Körper.
- Laufen Sie direkt mit nackten Füßen auf dem Boden.
- Setzen Sie sich an Baumstämme, denn ihre Rinde kann die Strahlung aus Ihrem Körper ziehen.
- Gehen Sie im Mondlicht spazieren.
- Heiliges Basilikum (Tulsi) wird allgemein dafür verwendet, elektromagnetische Strahlung aus dem Körper zu leiten. Zerpflücken Sie bis zu drei frische Basilikumblätter und geben Sie sie in Ihr Trinkwasser, das Sie über den Tag verteilt trinken. Oder nehmen Sie mit einer Handvoll frischer Blätter dreimal pro Woche ein 20-minütiges Wannenbad.
- Stellen Sie Pflanzen neben Ihren Computer, dies absorbiert einen großen Teil der EMF.
- Gehen Sie, so oft Sie können, in die Natur, wo das Prana rein ist.

Sechs Gemüsesorten zur Entgiftung

Im Ayurveda werden gewöhnlich sechs Gemüsearten zur Entgiftung gegessen: weißer Daikonrettich und Spargel, die die Nieren reinigen, Flaschenkürbis und Bittergurke (auch bekannt als Karela oder Bittermelone), welche die Leber reinigen, und Tarowurzel und Okra, die Toxine binden und sie im Stuhl abführen.

- **Weißer Daikonrettich:** Er sieht wie eine Karotte aus, ist aber größer. Zum Kochen wie eine Karotte schälen und schneiden.
- **Spargel:** Spargel bekommen Sie in normalen Lebensmittelgeschäften und zur Saison auf Wochenmärkten.
- **Flaschenkürbis:** Erhältlich in asiatischen oder indischen Geschäften. Zum Kochen 2,5 cm breite Stücke schneiden.
- **Bittergurke/Bittermelone/Karela:** Erhältlich in indischen Geschäften. In Scheiben schneiden, kochen, dann die inneren Kerne wegwerfen und den Rest essen.
- **Tarowurzel:** Sieht von außen wie eine längliche Kokosnuss aus. Zum Kochen wie eine Kartoffel schälen und schneiden.
- **Okra:** Man findet sie heutzutage vermehrt in vielen Lebensmittelgeschäften. In dünne Scheiben schneiden.

Man kann all diese sechs Gemüse in ein Gericht namens *Kitchari* geben, das gelben halben Mung-Dal enthält. Halber Mung-Dal sind im Grunde grüne Mungbohnen, die von ihrer äußeren harten Schale befreit und halbiert wurden, was für eine leichte Verdauung und Assimilierung sorgt. Versuchen Sie, halben Bio-Mung-Dal zu finden, das ergibt die besten Ergebnisse. Sie können dieses Linsengericht dreimal oder öfter in der Woche kochen, je nachdem, wie träge, erschöpft und steif Sie sich fühlen (alles Zeichen von Toxizität). Es gibt Hunderte von Rezepten für Kitchari. Hier ist ein Gebräuchliches zur Entgiftung.

❧ *Kitchari zur Entgiftung*

Eine Tasse entgiftendes Gemüse (aus der Liste oben), grob geschnitten
2–3 Handvoll halben Bio-Mung-Dal
2–3 Handvoll weißer Bio-Basmatireis (optional)
1 TL Ghee

3 Msp. Salz
2 Msp. gemahlener Koriander
2 Msp. gemahlener Kreuzkümmel
2 Msp. gemahlener Fenchel
2 Msp. gemahlener Kurkuma
Frisch gemahlener schwarzer Pfeffer, nach Geschmack

Alle Zutaten in einem mittelgroßen Topf vermischen und genug Wasser hinzufügen, damit sie 2,5 cm hoch bedeckt sind. Zum Kochen bringen, dann die Hitze reduzieren und 20–25 Minuten köcheln lassen, bis die Bohnen weich sind und das Gemüse gar ist, dabei ab und zu umrühren. Hin und wieder nachsehen, ob noch mehr Wasser nötig ist. Sie können das so dick- oder dünnflüssig kochen, wie Sie möchten.

IST SOJA EIN AUSLÖSER FÜR SCHILDDRÜSENSTÖRUNG?

Die Auseinandersetzung darüber, ob Sojaprodukte die Schilddrüse negativ beeinflussen können, schwärt weiter. Sojaprodukte wie Tofu, Sojamilch und Edamame enthalten östrogenartige Verbindungen, sog. Isoflavone. Befürworter von Soja empfehlen es unter anderem zur Verminderung von Wechseljahrsymptomen, der Verhinderung von Krebs und Herzkrankheit und Gewichtsverlust. Auf der anderen Seite der Debatte stehen jene, die glauben, dass Soja ein endokriner Disruptor ist, der die normale Schilddrüsenfunktion beeinflusst, das Wachstum mancher Krebsarten fördert, die weibliche Fertilität beeinträchtigt, das Wachstum von Kindern herabsetzt und Fettablagerungen in der Leber verursacht.

Ein Teil der Kontroverse liegt in der Tatsache begründet, dass Soja verschiedene Eigenschaften hat, die davon abhängen, ob es fermentiert ist. Sojabohnen und ihre Produkte enthalten Enzymhemmer, die die Proteinverdauung blockieren, was zahlreiche Gesundheitsprobleme verursachen kann. Sojabohnen enthalten auch Hämagglutinin, das zur Verklumpung roter Blutkörperchen führt. Fermentiert man das Soja, werden die Enzyminhibitoren und das Hämagglutinin deaktiviert. Daher kann man fermentierte Sojaprodukte wie Tempeh, Miso, Sojasoße und Tamari problemlos essen, doch unfermentiertes Soja ist ein definitives Gesundheitsproblem und ein Auslöser für Schilddrüsenstörung.

Mein Lehrer Dr. Mishra konnte erkennen, wenn ein Patient eine Menge unfermentiertes Soja zu sich nahm, denn dann spürte er eine schwere Blockierung des Pulses, was er als „Tofu-Puls" bezeichnete. Er wies diese Patienten dann sofort an, keine Sojaprodukte mehr zu konsumieren und im Laufe der Zeit nahm die Dickflüssigkeit im Blut ab.

Ich präsentiere hier Forschungsergebnisse, doch aus klinischer Sicht kann ich Ihnen auch mitteilen, was ich tagtäglich in meiner ayurvedischen Praxis sehe. Die Forschung ist gut und ich habe im gesamten Buch deren Ergebnisse zitiert, um meine Arbeit zu untermauern. Aber man kann die Muster, die sich aus der Beobachtung Tausender von Patienten über Monate und Jahre hinweg ergeben, nicht ignorieren. Erfahrung zählt. Und ich kann Folgendes mit Nachdruck sagen: Soja hat mit Sicherheit eine schädigende Wirkung auf die Schilddrüse. Es verlangsamt die Schilddrüsenfunktion und löst Schilddrüsenerkrankungen aus – und zwar noch mehr als die Nahrungsmittel, die für Struma verantwortlich gemacht werden wie die Kohlgemüse (Blumenkohl, Brokkoli, Kohl, Rosenkohl und Grünkohl).

Bei zahlreichen Gelegenheiten habe ich ein Experiment durchgeführt, wenn ich während der Pulsdiagnose eines Patienten eine klinische oder subklinische Schilddrüsenunterfunktion konstatierte. Ich fragte den Patienten, ob er Soja zu sich nahm und falls ja, bat ich ihn, es für einen Monat wegzulassen und dann zu einer zweiten Untersuchung zu kommen. In vielen Fällen war die Schilddrüse beim zweiten Besuch nicht mehr problematisch und der Patient benötigte keine weitere Behandlung für das Problem, wegen dem er meine Praxis aufgesucht hatte.

Dies stimmte vor allem bei Fällen von milden und ernsten Herzrhythmusstörungen. Ich hatte Patienten mit Arrhythmie, deren Puls eine Schilddrüsenstörung anzeigte, und wenn sie aufhörten, täglich Sojaprodukte wie Sojamilch und Tofu zu konsumieren, wurde ihr Herzrhythmus auf wunderbare Weise wieder normal. Einige dieser Patienten nahmen Betablocker und andere Arzneimittel, um ihren Herzrhythmus wieder ins Gleichgewicht zu bringen, aber hatten damit keinen Erfolg, weil sie das Grundproblem nicht erkannten: den Verzehr von Soja, der eine Schilddrüsenstörung auslöste.

Ich weiß, dass einige von Ihnen Forschungsergebnisse verlangen werden, um meinen Fall zu untermauern, also hier sind sie. Beginnen wir mit den Wissenschaftlern Daniel Doerge und Daniel Sheehan, zwei Sojaexperten der Food and Drug Administration (FDA). Hier ist der Auszug aus einem Brief, den sie schrieben, um gegen die positiven Aussagen über die Gesundheit von Soja durch die FDA zu protestieren:

> Es gibt reichlich Beweise dafür, dass einige der in Soja gefundenen Isoflavone, darunter Genistein und Equol, ein Metabolit von Daidzein, Toxizität in östrogenempfindlichen Geweben und in der Schilddrüse zeigen. Dies gilt für eine Reihe von Tierarten und auch für den Menschen. Außerdem sind Isoflavone Inhibitoren der Thyreoperoxidase, die T3 und T4 bildet, und können Schilddrüsenanomalien wie Struma und autoimmune Thyreoiditis hervorrufen. Es existiert ein beträchtlicher Bestand an Tierdaten, die die goitrogene und sogar karzinogene Wirkung von Sojaprodukten belegen. Darüber hinaus gibt es zahlreiche Berichte über goitrogene Wirkungen des Sojakonsums bei Säuglingen und Erwachsenen.

Außerdem haben Studien herausgefunden, dass Kinder mit autoimmuner Schilddrüsenerkrankung mit größerer Wahrscheinlichkeit Säuglingsnahrung auf Sojabasis erhalten haben. Dies war die Ursache im Falle von Elizabeth und Megan, deren Krankengeschichte im Vorwort dieses Buchs beschrieben wurde. Tatsächlich gibt es so viele Untersuchungen, die diese Behauptung unterstützen, dass Dr. Mike Fitzpatrick, ein international bekannter Toxikologe, der die Frage von Soja-Säuglingsnahrung und deren Auswirkungen auf die Schilddrüsenfunktion eingehend erforscht hat, die Hersteller von Soja-Säuglingsnahrung dazu auffordert, die Isoflavone, „die Wirkstoffe, die am aktivsten gegen die Schilddrüse arbeiten“, aus ihren Produkten zu entfernen. Er warnt auch vor dem Verzehr von Sojaprodukten durch Erwachsene und erklärt, dass „Menschen mit Hypothyreose ernsthaft in Betracht ziehen sollten, Sojaprodukte zu vermeiden“. Falls sie dies nicht täten, würde dies unweigerlich zu einem Anstieg von Schilddrüsenstörungen führen.

Das französische Zentrum für Krebsforschung gab eine Warnung heraus, dass Sojaprodukte nicht von Kindern unter 3 Jahren oder von Frauen mit Brustkrebs oder einem Risiko für diese Krankheit verzehrt werden sollten. Das israelische Gesundheitsministerium empfiehlt, den Verzehr von Soja bei kleinen Kindern zu begrenzen und bei Säuglingen komplett zu vermeiden.

Dr. Kaayla Daniels, die Autorin von *The Whole Soy Story*, merkt an, dass die Aufnahme von mehr als 30 mg Soja-Isoflavonen am Tag eine toxische Wirkung auf die Schilddrüse hat. Das traditionelle asiatische Essen, von dem vielleicht viele denken, dass es eine Menge Soja enthält, umfasst tatsächlich nur etwa 10–30 mg Isoflavone am Tag, das meiste davon aus Sojabohnen, die weder industriell verarbeitet noch genmanipuliert waren. Allerdings essen viele Menschen in den Vereinigten Staaten 80–100 mg Isoflavone am Tag, die sie über Sojamilch, Sojanüsse (gebratene Sojabohnen), Soja-Proteinshakes, mit Soja angereicherte Speisen und Ergänzungsmittel auf Sojabasis zu sich nehmen. Manchmal kommen dabei bis zu 300 mg Isoflavone am Tag zusammen. Mehr als 90 Prozent des in den Vereinigten Staaten verzehrten Sojas ist genmanipuliert. Außerdem gehören Sojabohnen zu den am meisten pestizidbelasteten Nahrungsmitteln.

Da viele Frauen Soja essen, um ihre Östrogenwerte zu steigern, möchte ich hier warnen: Viele Schilddrüsenpatienten haben ein Problem mit dem Verhältnis zwischen einem hohen Östrogen- und einem niedrigen Progesteronspiegel (aus Gründen, die später in diesem Buch erläutert werden). Ein hoher Östrogenspiegel kann Geschwülste wie Schilddrüsenknoten, Myome und Zysten an den Brüsten und Eierstöcken zur Folge haben. Soja ist hochgradig östrogen, daher sollten diese Leute Soja am besten ganz vermeiden. Falls Sie Ihre Sexualhormone anregen wollen, um eine Linderung von Hitzewallungen, Schlaflosigkeit, emotionaler Aufregung oder anderen Problemen zu erfahren, die niedrige Hormonwerte mit sich bringen, sollte dies immer auf eine Weise geschehen, die für Ausgewogenheit zwischen Östrogen und Progesteron sorgt. Es gibt zahlreiche Kräuter, die man zur Aufrechterhaltung dieser empfindlichen Balance einnehmen kann (einige Beispiele dazu finden Sie auf Seite 163). Ich persönlich scheue mich, selbst die ayurvedischen Kräuter zu nehmen, die das Östrogen erhöhen, wie Shatavari, es sei denn, meine Schilddrüsenhormone sind ausgeglichen und ich kann den Progesteronspiegel auf einem normalen Niveau halten.

Eine 2001 in *Cancer Research* veröffentlichte Studie beweist, dass Soja-Isoflavone selbst bei niedrigen Konzentrationen das Wachstum von Brusttumoren anregen und der antitumoralen Wirkung von Tamoxifen (ein Anti-Östrogenmittel, das bei östrogenempfindlichen Brustkrebspatientinnen eingesetzt wird) entgegenwirken können. Die Autoren warnten Frauen mit bestehendem oder zurückliegendem Brustkrebs, sich der Risiken des potenziellen Tumorwachstums bewusst zu sein, das auftreten kann, wenn man Sojaprodukte konsumiert.

ANHALTENDER STRESS DER NEBENNIEREN

Die Nebennieren müssen in Stresszeiten Hormone wie Adrenalin und Cortisol produzieren, die eine „Kampf oder Flucht"-Reaktion auslösen. Dadurch werden viele Körperfunktionen wie die Verdauung heruntergefahren, wenn wir Gefahr empfinden. Falls diese Stressreaktion nur gelegentlich auftritt, kann der Körper sich wieder neu einstellen, sobald die stressige Situation vorbei ist. Doch viele von uns leben in einem dauernden Zustand von Kampf oder Flucht, wobei zu viele Stressfaktoren eine ständige Ausschüttung von Cortisol zur Folge haben, was das Hormonsystem aus dem Gleichgewicht bringt. Eine längere Cortisol-Erhöhung vermindert die Fähigkeit der Leber, überschüssige Östrogene aus dem Blut zu eliminieren. Übermäßig viel Östrogen steigert die Werte von thyroxin-bindendem Globulin (die Proteine, die sich ans Schilddrüsenhormon binden, um es durch den Körper zu transportieren). Wenn das Schilddrüsenhormon an TBG gebunden ist, wird es inaktiv, wodurch weniger davon verfügbar ist, das von den Zellen genutzt werden kann.

Hohe Cortisolspiegel setzen auch die Umwandlung von T4 zu T3 herab. Daher kann eine Unausgewogenheit in den Nebennieren zu Symptomen von Schilddrüsenunterfunktion führen, ohne dass es Probleme in der Schilddrüse selbst gibt. In solchen Fällen ist eine Behandlung der Schilddrüse nicht notwendig und unwirksam. Die Behandlung der Nebennieren ist der Schlüssel, um die Schilddrüsenfunktion zu verbessern. (Im nächsten Kapitel besprechen wir, wie man die Nebennieren unterstützt.)

EIN BLUTBILD ZUR BEURTEILUNG DER SCHILDDRÜSENFUNKTION

Wenn man die Schilddrüsenfunktion testen lässt, sollte man immer TSH, freies T4, freies T3, rT3 und Schilddrüsen-Antikörper untersuchen – Thyreoperoxidase-Antikörper (TPO-Ak) und Thyreoglobulin-Antikörper (TAK). Letztere Antikörper werden vom Immunsystem gebildet und wären bei einer Autoimmunerkrankung der Schilddrüse erhöht.

Bedenken Sie dabei jedoch immer, dass die Testergebnisse der Schilddrüsenfunktion sich verändern können, während die Stressfaktoren auf Ihren Körper kommen und gehen, weil die Schilddrüse jede Zelle in Ihrem Körper beeinflusst und Ihre Zellen sich ständig verändern. Das TSH könnte z. B. erhöht sein, wenn Sie kürzlich krank waren oder Ihr rT3 mag höher sein, weil Sie eine strenge vegane Diät befolgen. Vielleicht ist aber auch das Blutbild normal, obgleich Sie Symptome haben. Vergessen Sie nicht, dass die Schilddrüse mehrere Schwächestadien durchlaufen muss, ehe diese Schwäche in Ihrem Blutbild ersichtlich wird. Doch Sie können eine ganze Reihe von Schilddrüsensymptomen haben, selbst wenn die Schilddrüse erst in ihren frühesten Verfallsstadien ist. Wie bereits erwähnt, geht es darum, das Grundproblem sobald wie möglich zu lösen – die Ursache für die Schwäche –, bevor es im Blutbild auftaucht oder sich zu einer vollständigen Schilddrüsenerkrankung entwickelt.

4

Wechselwirkungen zwischen Schilddrüse und Nebennieren

Die Drüsen des Hormonsystems koordinieren die Körperfunktionen und arbeiten für uns, um zahlreiche innere Abläufe zu regulieren, die man für selbstverständlich hält, bis das System geschwächt wird und uns schließlich im Stich lässt. Die Funktionen dieser verschiedenen Drüsen können im Laufe des ganzen Lebens fluktuieren und aufgrund von erlebten Stressfaktoren und Herausforderungen steigen und fallen. Sie sollten aber nicht automatisch auf eine pharmazeutische Behandlung zurückgreifen, ohne zuerst zu versuchen, Ihr Drüsensystem auszugleichen, zu heilen und zu unterstützen. Falls Sie Ihrem Körper genügend Ruhe, Fürsorge und hochwertige Kräuter gönnen, werden Sie erstaunt sein festzustellen, dass er sich tatsächlich selbst heilen kann. Die unterschiedlichen Ursachen des Burn-outs der Hormondrüsen zu identifizieren und zu behandeln, daran zu arbeiten, sie zu beseitigen und die Drüsen dabei zu unterstützen, wieder zu ihrer normalen Funktion zurückzufinden, ist die wahre Kunst des Arztberufs.

Alle Drüsen des Hormonsystems arbeiten im Team, wobei eine Schwäche in einer von ihnen letztlich eine andere beeinflusst. Aber hier beschäftigen wir uns genauer mit den Interaktionen zwischen der Schilddrüse und den Nebennieren. Beide produzieren Hormone, die Ihre Energieniveaus beeinflussen, und wenn sie schwach sind, zeigen beide Drüsen ähnliche Symptome, wie Erschöpfung, Vergesslichkeit und Depression. Zudem werden beide Drüsen durch langanhaltende physische und psychische

Belastungen geschwächt. In der Tat leiden viele Menschen an adrenaler Erschöpfung, was zu einer Schilddrüsenfunktionsstörung führt. Man verabreicht ihnen dann Schilddrüsenmedikamente, doch die Erschöpfung besteht weiter, weil die Nebennieren noch immer schwach sind. Die Grundursache wurde nicht angegangen. Schließlich durchlaufen beide Drüsen eine Zeit der Hyperaktivität, um die Anforderungen durch den anhaltenden Stress zu erfüllen, bis sie schließlich erschöpft sind, was eine Schilddrüsenunterfunktion und Hypoadrenie zur Folge hat oder eine Unterfunktion von Schilddrüse und Nebennieren. Glücklicherweise stärken die meisten Therapien in diesem Buch, die darauf ausgerichtet sind, Ihre Schilddrüse zu heilen, auch die Nebennieren.

Die Nebennieren schütten Stresshormone wie Cortisol und Adrenalin in Reaktion auf einen Stressfaktor aus. Wenn der Stress allerdings für lange Zeit anhält, ohne Pausen dazwischen, können die Nebennieren die Anforderung einer kontinuierlichen Versorgung mit Stresshormonen nicht länger erfüllen, was zu ihrer (und Ihrer) Erschöpfung führt. Diese kontinuierlich hohen Stresshormonspiegel in den Nebennieren stören die normalen Funktionen der Schilddrüse. Hier sind einige Gründe dafür:

- Anhaltende Cortisol-Ausschüttung, die durch chronischen Stress verursacht wird, hindert die Leber daran, überschüssige Östrogene aus dem Blut zu entfernen. Dieses übermäßige Östrogen erhöht den Pegel von TBG (thyroxin-bindendem Globulin) in der Schilddrüse, dem Protein, an das sich das Schilddrüsenhormon bindet, wenn es durch den Körper an sein endgültiges Ziel befördert wird. Falls zu viel TBG in der Blutbahn ist, bleibt das Schilddrüsenhormon inaktiv, denn es muss vom TBG freigesetzt werden, ehe es in die Zelle gelangen und dort seine Wirkung entfalten kann.
- Hohe Cortisolspiegel vermindern TSH, wodurch die Schilddrüsenhormonproduktion herabgesetzt wird.
- Cortisol hemmt die Konversion von T4 zu T3 und verstärkt die Umwandlung von T4 in reverses T3.
- Cortisol schwemmt Magnesium aus dem Körper, das für die Umwandlung von T4 zu T3 gebraucht wird. Wenn die Magnesiumwerte

sinken, werden Sie ängstlicher und aufgeregter, was die Schilddrüse und Nebennieren zusätzlich schwächt.

- Sobald die Nebennieren erschöpft und die Cortisolwerte sehr niedrig sind, reagieren die Zellrezeptoren nicht auf das T3.
- Eine niedrige Nebennierenfunktion verursacht eine Entzündung, die die Schilddrüsenfunktion auf verschiedene Weise stören kann:

1. Die Zellen des Immunsystems schütten Zytokine (wie C-reaktives Protein, Interleukin-6 und Tumornekrosefaktor-alpha) aus, welche die Bewegung der Zellen zu Bereichen mit Entzündung, Infektion und Trauma anregen. Diese Zytokine sind dafür bekannt, dass sie Hypothyreose auslösen.
2. Eine Entzündung (hervorgerufen durch adrenale Erschöpfung) unterdrückt die Schilddrüsenrezeptor Ortssensitivität, also selbst wenn Ihre Schilddrüse ihre Hormone produziert (was im Blutbild normal aussieht), erhalten sie keinen Zugang ins Innere der Zellen.
3. Eine Entzündung kann den richtigen Transport von Jod zur Schilddrüse stören.
4. Eine Entzündung kann das Serotonin (ein Neurotransmitter, der Sie glücklich macht und Ihnen hilft, sich zu konzentrieren) verringern, was dann die Bildung von TSH verhindert. Wenn eine Entzündung vorhanden ist, verwendet der Körper Ihr Serotonin dazu, Entzündungsproteine herzustellen, wodurch es aufgebraucht wird.

Während wir versuchen, unser Hormonsystem wieder ins Gleichgewicht zu bringen, fehlt uns der Gesamtüberblick, wenn wir uns einzig und allein auf diese Drüsen oder jenes System konzentrieren. Der Körper wurde nur deshalb unterteilt, damit es für die Ärzte einfacher ist, ihn zu studieren und kennenzulernen. Doch diese begrenzte Sichtweise gibt nur unzureichend Auskunft, wie der Körper wirklich funktioniert. Das Ayurveda rühmt sich, die Grundursachen zu erkennen, die gewöhnlich zahlreich und für jeden Einzelnen spezifisch sind, und versteht, dass diese zugrundeliegenden Ursachen generell weit entfernt von den auftretenden Symptomen sind.

SYMPTOME VON SCHILDDRÜSENSCHWÄCHE

Wenn die Schilddrüse nicht richtig funktioniert, obgleich das Blutbild normal erscheint, kann dies eine Reihe von Folgen im Körper haben:

Knochenschwund: T3 beliefert die knochenaufbauenden Zellen (die man Osteoblasten nennt) mit dem Brennstoff, den sie brauchen, um die Knochen zu bilden. Das T3 stimuliert auch die Produktion von alkalischer Phosphatase, einem in der Leber hergestellten Enzym, das essenziell für die Knochenmineralisierung ist. Ohne ausreichend T3 kann der Knochenabbauprozess schneller fortschreiten, als die Knochen aufgebaut werden können, was eine verminderte Knochendichte und Osteopenie oder Osteoporose zur Folge hat. Es gibt zahlreiche andere Gründe, wieso unsere Knochen rasch abgebaut werden, wenn die Schilddrüsenfunktion gestört ist. Dies gilt insbesondere dann, wenn Vata durcheinandergebracht ist, weil Vata-Störungen jedes der sieben Gewebe abbauen können, auch die Knochen.

Haarausfall, trockenes oder brüchiges Haar und brüchige Nägel: Die alten Texte des Ayurveda sagen, dass die Haare und Nägel als Malas (grob interpretiert „Ausscheidungsprodukte“) der Knochen angesehen werden. Somit sind Haarausfall (auch Verlust oder Ausdünnen der Augenbrauen und Wimpern) und brüchige Nägel Anzeichen für schwache Knochen und potenziell auch für ein Schilddrüsenungleichgewicht. Darüber hinaus ist das Haarwachstum von der Gesundheit der Schilddrüse abhängig, da T3 und T4 das Haarwachstum regeln. Haarausfall tritt auf, wenn ein Enzym Testosteron in DHT (Dihydrotestosteron) umwandelt. DHT greift die Haarfollikel an, was eine Schrumpfung auslöst, bis die Follikel komplett verschwinden und das Haar feiner wird, aufhört zu wachsen und ausfällt. Wenn die Schilddrüse eine Über- oder Unterfunktion hat, wird das Testosteron in viel schnellerer Geschwindigkeit in DHT umgewandelt. Sobald sich das Schilddrüsenproblem stabilisiert, ist der Haarausfall zum Glück in den meisten Fällen reversibel. Beachten Sie außerdem: Gute Eisenwerte sind wichtig für eine normale Schilddrüsenfunktion und ein gesundes Haarwachstum. Geringe Ferritinwerte (die gespeicherte Form von Eisen) ist eine der häufigsten Ursachen von Haarausfall bei Frauen.

Bitten Sie Ihren Arzt also immer, Ihren Eisen- und Ferritinspiegel zu testen.

Erschöpfung: Da die Energieproduktion Ihres Körpers davon abhängt, dass die Hormonwerte der Schilddrüse normal sind, erzeugt eine hypoaktive Schilddrüse schwere Erschöpfung.

Schlechte Verdauungsfunktion: Eine schlechte Schilddrüsenfunktion verlangsamt den Durchlauf der Nahrung durch den Darm, was zu Gas, Blähungen, weniger Stuhlgang und insgesamt dem Gefühl führt, dass das Essen einfach im Darm sitzt und sich nicht richtig hindurchbewegt.

Probleme mit der männlichen Fruchtbarkeit: Eine Schilddrüsenunterfunktion bei Männern setzt den Sexualtrieb herab und führt zu Impotenz und einer niedrigen Spermienzahl.

Fehlgeburt: Wenn die Schilddrüsenfunktion gering ist, sind häufig auch die Progesteronwerte niedrig, was die Tendenz zu einer Fehlgeburt erhöht.

Langsamer Stoffwechsel: Eine Hypothyreose verlangsamt allgemein die Stoffwechsel- und Fettverbrennungsprozesse des Körpers, wodurch es für den Körper schwerer ist, Fett zu verbrennen, da die Stellen an den Zellen blockiert sind, die auf Lipase reagieren, einem Enzym, das Fett verstoffwechselt.

Wachstumsstörungen bei Kindern: Das Auftreten von Schilddrüsenunterfunktion nimmt bei Kindern in einem ähnlichen Maße zu wie bei Erwachsenen. Eine geringe Schilddrüsenfunktion kann das normale Wachstum und die Entwicklung stören und sogar die Pubertät aufschieben. Das Risiko dafür liegt bei Mädchen viermal höher als bei Jungen.

Schlechter Glukosestoffwechsel: Der Glukosestoffwechsel ist die Geschwindigkeit, mit der im Körper Glukose zur Energiegewinnung eingesetzt wird. Das Gehirn verbraucht am meisten Glukose, wenn der Glukosestoffwechsel also schwach ist, fühlt man sich benommen. Menschen mit niedriger Schilddrüsenfunktion absorbieren Glukose langsamer als normal und ihre Zellen verwenden sie nicht so bereitwillig, um Energie zu produzieren. Dies erzeugt Probleme mit dem Blutzucker, wie

Hypoglykämie, und ruft Symptome der Erschöpfung, Reizbarkeit und Benommenheit hervor. Das Problem ist nicht, dass zu wenig Glukose im Blut ist, sondern eher, dass die Glukose nicht in die Zellen gelangt.

Hoher Blutzucker: Eine Schilddrüsenüberfunktion, die zu viele Schilddrüsenhormone produziert, sorgt für eine vermehrte Glukoseproduktion in der Leber, eine rapide Resorption von Glukose aus dem Darm, was den Blutzucker erhöht, und eine erhöhte Insulinresistenz, wobei der Körper das Insulin nicht wirksam ausnutzen kann.

Hohe Cholesterin- und Triglyceridwerte: Eine Hypothyreose macht die Leber und Gallenblase träge, dadurch wird nicht gut verstoffwechselt und aus dem Körper ausgeschieden, weshalb sich Cholesterin und Triglyceride im Blut anhäufen. Tatsächlich präsentierte Dr. Broda O. Barnes 1976 in seinem bahnbrechenden Buch *Hypothyroidism: The Unsuspected Illness* Forschungsergebnisse, die zeigen, dass kardiovaskuläre Komplikationen bei Diabetes eher durch eine niedrige Schilddrüsenfunktion entstehen als durch Insulin.

Probleme mit hohem Östrogen-/niedrigem Progesteronspiegel: Eine niedrige Schilddrüsenfunktion führt zu einer trägen Leberentgiftung und verzögert die Entleerung der Gallenblase, was die Entfernung von Östrogen aus dem Körper verhindert. Wenn die Schilddrüse träge ist, kann der Patient darüber hinaus nicht genügend Progesteron bilden oder das Progesteron findet keinen Zugang in die Zellen. Bei Fällen von andauerndem Stress schließlich (eine verbreitete Ursache von Schilddrüsenproblemen), blockiert der hohe Cortisolspiegel die Bildung von Progesteron. Dies ruft eine Situation von hohem Östrogen-/niedrigem Progesteronspiegel hervor, was Myome, Zystenbrust, Brustkrebs, Eierstockzysten, Schilddrüsenknoten, Ovulationsblutung, schwere Menstruationsblutung oder lange Menstruationszyklen herbeiführen kann.

Säurereflux: Galle neutralisiert die Magensäuren, wenn sie in den Zwölffingerdarm gelangen. Ist die Galle zu dickflüssig oder wird verzögert abgegeben, bleiben die Verdauungssäfte, die durch den Darm fließen, sauer und verbrennen nützliche Bakterien und die Darmschleimhaut. Gleichzeitig lockert sich der Magenmund und die Motilität im unteren

Teil der Speiseröhre verlangsamt sich, wenn die Schilddrüse hypoaktiv ist, wodurch der säurehaltige Mageninhalt zurück in die Speiseröhre dringt und Säurereflux auslöst.

Schwellung in den Beinen, Fußgelenken und Füßen: Eine niedrige Schilddrüsenfunktion kann eine Schwellung oder ein Ödem in diesen Bereichen auslösen, da die Nierenfunktion niedrig ist, wenn die Schilddrüse träge ist.

Schlaflosigkeit, Angst, Herzrhythmusstörungen, Depression, Gedächtnisverlust, Kälte im Körper, schlechter Kreislauf, Konzentrationsschwäche: Dies sind die vielen Symptome einer Vata-Störung, die letztendlich ein Signal für eine gestörte Schilddrüsenfunktion ist.

Restless-Legs-Syndrom (RLS): Die neuesten Erkenntnisse zeigen, dass eine Kombination aus niedrigen Eisenwerten und einem hohen Schilddrüsenhormonspiegel (wie man sie bei Hyperthyreose oder in der Schwangerschaft beobachtet) zusammen die Menge an gebildetem Dopamin im Gehirn herabsetzen und zu RLS beitragen.

NEBENNIERENSCHWÄCHE

Die Nebennieren sind verantwortlich für unsere „Kampf oder Flucht"-Reaktion auf Stress. Wenn der Stress länger anhält und die Nebennieren gezwungen sind, zu viel zu arbeiten, kann dies zu Nebennierenerschöpfung oder -schwäche führen.

Hans Selye, ein kanadischer Endokrinologe, war der Erste, der die drei Phasen der Nebennierenerschöpfung identifiziert hat. Er beschrieb die verschiedenen Stadien von Stress, die wir durchleben können, bekannt als allgemeines Anpassungssyndrom (AAS), und wie der Körper in jeder dieser drei Stadien reagiert. An der McGill University in Montreal experimentierte er mit Laborratten und konnte dabei eine Reihe körperlicher Veränderungen bei den Ratten feststellen, nachdem sie stressreichen Ereignissen ausgesetzt waren. Nach vielen weiteren Versuchen erkannte Selye diese Veränderungen als typische Reaktion, die jeder auf Stress haben kann und beschrieb die Stadien als Alarm, Resistenz und Erschöpfung.

Er maß danach die Stresstoleranz in einer schwierigen Situation und nannte sie „Stressresistenz“, also die Fähigkeit eines Menschen, in wiederholten schwierigen Situationen entspannt und gelassen zu bleiben, ohne hoffnungs- oder hilflos zu werden.

Phase 1, Alarm: Hier sinkt die Widerstandskraft gegen Stress zunächst. Die Alarmreaktionsphase bezieht sich auf die Anfangssymptome der Körpererfahrungen bei Stress, wodurch sich Ihre Herzfrequenz erhöht und Ihre Nebennieren Cortisol ausschütten, was Ihnen einen Adrenalinschub und die Energie verleiht, vor der Gefahr zu flüchten.

Phase 2, Resistenz: Hier besteht ein durchschnittliches Widerstandslevel gegen Stress. In dieser Phase, nach dem anfänglichen Schock eines stressreichen Ereignisses und einer „Kampf oder Flucht“-Reaktion, beginnt der Körper, sich selbst zu reparieren, indem geringere Mengen von Cortisol ausgeschüttet werden und Herzfrequenz und Blutdruck wieder auf ein normales Niveau sinken. In diesem Erholungsstadium befindet sich der Körper noch immer in höchster Alarmbereitschaft, für den Fall, dass noch mehr Stress auf ihn zukommt. Falls die Stressfaktoren gelöst werden, repariert der Körper sich weiter, bis Hormonspiegel, Herzfrequenz und Blutdruck wieder zum Zustand vor dem Ereignis zurückkehren.

Doch wenn die stressigen Situationen weiter unvermindert anhalten und Ihr Körper in höchster Alarmbereitschaft bleibt, muss er sich anpassen und jetzt lernen, wie er mit diesem konstant hohen Stressniveau umgeht. Dies kann dazu führen, dass Ihr Körper Veränderungen durchmacht, um zu versuchen, mit dem unendlichen Stressmuster fertig zu werden. Sie schütten dann weiterhin das Stresshormon Cortisol aus, wodurch Ihr Blutdruck erhöht bleibt. In dieser Phase fühlen Sie sich gereizt, frustriert und können sich schlecht konzentrieren. Falls diese Periode zu lange anhält, ohne dass die Schwere des Stresses abnimmt, kann dies in ein Erschöpfungsstadium münden.

Die meisten meiner Patienten mit Nebennierenerschöpfung erzählen, dass sie mehrere Monate oder gar Jahre „Raubbau betrieben haben“ oder beschreiben sich selbst als „Energiebündel“. Sie rasen durch den Tag bis tief in die Nacht, erledigen eine Aufgabe nach der anderen mit grenzenloser

Energie, ohne sich bewusst zu sein, dass sie ihre Nebennieren missbrauchen und die Voraussetzungen für das unweigerlich folgende Burn-out schaffen.

Phase 3, Erschöpfung: Hier geht die Stressresistenz verloren. Dieses letzte Stadium ist das Ergebnis von andauerndem und chronischem Stress und erschöpft Ihre physischen, emotionalen und geistigen Ressourcen bis zu dem Punkt, an dem Ihr Körper nicht länger die Mittel hat, gegen den Stress anzugehen. Sie fühlen sich vielleicht hoffnungslos, wollen aufgeben, da Sie nicht länger die Kraft haben zu kämpfen. In dieser Phase spüren Sie Erschöpfung, Burn-out Depression, Angst und eine insgesamt verringerte Stresstoleranz.

Selyes Buch *The Stress of Life* wurde erstmals 1956 veröffentlicht und legte den Grundstein für die Geist-Körper-Medizin. Für seine Arbeit, die die Rolle der Stresshormone auf den Körper dokumentiert, war er dreimal für den Nobelpreis nominiert.

Die Liste der Symptome, die durch erschöpfte Nebennieren entstehen, ist fast identisch mit denen für Hypothyreose:

- Erschöpfung
- verlangsamter Stoffwechsel
- häufiges Kältegefühl
- herabgesetzte Immunität
- Benommenheit
- Depression/Angst
- Unfruchtbarkeit
- PMS
- Ansammlung von Bauchfett
- niedriger Blutdruck, Schwindel im Stehen, niedriger Blutzucker zwischen den Mahlzeiten
- Hypoglykämie
- Heißhunger auf Salz
- Gefühl der Überwältigung oder Unfähigkeit, Stress auszuhalten
- Lichtempfindlichkeit

Die Mehrheit der Patienten in meiner Praxis leiden an Nebennierenerschöpfung, doch die moderne Medizin hat keine Behandlung dafür. Es gibt einige integrative Ärzte, die ihre Patienten für ein Jahr oder länger auf geringe Mengen Cortison setzen, um den Nebennieren zu helfen, „wieder in Gang zu kommen". Dieser Ansatz ist katastrophal. Ich habe viele Leute gesehen, die versuchen, ihre Nebennierenfunktion zurückzugewinnen, während sie versuchen, sich von Cortison zu entwöhnen. Ich spreche hier eine ernste Warnung aus: Diese Herangehensweise macht alles nur noch schlimmer. Viele der Patienten, die ich nach dieser Therapie gesehen habe, wurden ins Krankenhaus eingewiesen und konnten ihre Nebennierenfunktion nicht wiedererlangen, weil ihre Nebennieren den Dienst versagten. Da die verschriebenen Hormone den Körper überfluteten, hatten ihre Nebennieren keine Aufgabe mehr. Die Drüsen nach einem Jahr oder längerer Einnahme dieser Hormone wieder zum Leben zu erwecken, ist fast unmöglich. Die beste Art, um die Nebennieren zu regenerieren, ist, sich richtig gut auszuruhen. Wir haben ein paar spezielle Kräuter, Ernährungspläne und andere Techniken, um die Nebennieren zu unterstützen, doch Ruhe ist die primäre Behandlung. Und ein vorsorglicher Hinweis: Wenn Sie ständig im Stress sind, versuchen Sie, sich in dieser Zeit so gut es geht auszuruhen, um zu verhindern, dass Sie die drei Phasen durchlaufen, bis Ihre Nebennieren völlig erschöpft sind und Sie Bettruhe verordnet bekommen. Befolgen Sie die beschriebenen Leitlinien unten, die Ihnen dabei helfen, anhaltenden Stress zu überstehen und das Burn-out zu vermeiden, das ansonsten eintreten könnte.

RUHE UND ERHOLUNG FÜR DIE NEBENNIEREN UND DIE SCHILDDRÜSE

Die alten Ärzte des Ayurveda empfahlen eine angemessene Ernährungsweise und passende Schlafenszeit als Grundlagen für eine perfekte Gesundheit und merkten an, dass in der Tat die meisten Missverhältnisse im Körper durch falsche Ernährung und späte Schlafenszeit entstehen. Sie empfahlen, nicht später als um 22 Uhr zu Bett zu gehen. Insbesondere die Nebennieren benötigen die Ruhe in den Stunden vor Mitternacht, um zu heilen. Wenn Sie hingegen um 2 Uhr schlafen gehen und um 10 Uhr aufwachen, haben Sie zwar acht Stunden geschlafen, aber fühlen sich immer noch erschöpft.

Selbst wenn Sie müde sind, raten wir, Stimulanzien wie Koffein zu vermeiden. Sie treiben die Nebennieren nur weiter an und schwächen sie auf lange Sicht. Dasselbe gilt für weißen Zucker.

Um die Schilddrüse und die Nebennieren zu unterstützen, befolgen Sie am besten eine Vata-beruhigende Ernährung, wie sie in Kapitel 3 beschrieben ist, die aus warmen, gekochten Lebensmitteln besteht, wozu qualitativ hochwertiges Obst und Gemüse, Milchprodukte, Fette und Proteine gehören.

Verwenden Sie Ghee (geklärte Butter) zum Kochen, damit Ihre Nebennieren das Cholesterin erhalten, das sie zur Herstellung ihrer Hormone benötigen. Falls Sie nicht laktoseintolerant sind, trinken Sie warme Milch, um Vata zu besänftigen und dem Hormonsystem bei der Heilung zu helfen. Tatsächlich glaube ich, dass gekochte heiße Milch vielleicht das beruhigendste Lebensmittel ist, das man zu sich nehmen kann, denn wenn man Milch kocht, wird Tryptophan produziert. Tryptophan bildet Serotonin, einen Neurotransmitter, der Angst, Freude und Stimmung steuert. Serotonin sorgt auch für einen tiefen und erholsamen Schlaf.

AYURVEDISCHE HEILKRÄUTER ZUM AUSGLEICH VON NEBENNIEREN UND SCHILDDRÜSE

Die unten aufgeführten ayurvedischen Kräuter helfen alle dabei, Nebennieren und Schilddrüse auszugleichen und leisten ihren Beitrag zur Gesamtgesundheit und dem Wohlbefinden von Körper und Geist. Die Kräuter am Anfang dieser Liste sind diejenigen, die am häufigsten verwendet werden und am effektivsten sind, gefolgt von den weniger bekannten und angewandten Kräutern am Schluss. All diese Kräuter sollten jedoch jedem ayurvedischen Arzt bekannt und für jeden recht einfach erhältlich sein.

Ashwagandha (Withania somnifera)

Auf Sanskrit bedeutet der Name *Ashwagandha* „der Geruch eines Pferds“, was sich auf die Tatsache bezieht, dass das Heilkraut die Vitalität und Stärke eines Hengstes verleiht. Wegen seiner verjüngenden Wirkungen auf das Hormonsystem (Schilddrüse, Nebennieren, Geschlechtsdrüsen) wird es auch immer wieder auch als „indischer Ginseng" bezeichnet. Es ist dafür bekannt, die Schilddrüsenhormone auszugleichen.

Hunderte von Studien haben die Heilwirkungen dieses Heilkrauts gezeigt. Es fördert das Immunsystem, hilft, die Wirkungen von Stress zu verringern, verbessert Lernen und Gedächtnis, erhöht die Reaktionsfähigkeit, vermindert Angst und Depression ohne Schläfrigkeit hervorzurufen, verlangsamt die Degeneration der Gehirnzellen, stabilisiert den Blutzucker, senkt das Cholesterin, steigert die sexuelle Potenz bei Männern und Frauen, verbessert die Qualität des Spermas und besitzt entzündungshemmende und antimalariale Qualitäten.

Da Ashwagandha tiefen Schlaf fördern kann, ist es imstande, das gesamte Hormonsystem zu verjüngen. Sie erinnern sich: Das Drüsensystem kann sich nur schwer regenerieren, wenn das Nervensystem überdreht ist. Also ist guter Schlaf nachts unabdingbar, damit die Drüsen richtig funktionieren. Ashwagandha beruhigt auch das Nerven- und Hormonsystem und mäßigt unsere Stressreaktion. Wie bereits erwähnt, schütten die Nebennieren Cortisol aus, wenn wir unter Stress stehen. Chronisch hohe Cortisolspiegel tragen ihrerseits zu einer Schwäche des Immunsystems, zu hohem Blutdruck, hohem Blutzucker und anderen physiologischen Problemen bei. Die meisten Menschen befinden sich in einem Zustand von chronischem Stress, wodurch ihre Nebennieren ständig gezwungen sind, mehr Cortisol auszuschütten, damit sie durch ihren geschäftigen Tag kommen. Dies kulminiert letztlich in schwerer Erschöpfung, da die Nebennieren ermattet sind. Ashwagandha kann dieses schwerwiegende Maß an chronischer Erschöpfung verhindern und heilen, nicht indem es das Drüsensystem dazu antreibt, mehr Energie zu produzieren, sondern weil es die „Kampf oder Flucht"-Reaktion wirklich unterbinden kann, indem es Gefühle der Ruhe erzeugt, selbst inmitten von Stress. Aufgrund dieser Eigenschaft wird es weitverbreitet gegen Schilddrüsenüber- und -unterfunktion (und Hyper- und Hypoadrenie) eingesetzt.

Ashwagandha wird im Ayurveda als die adaptogene Heilpflanze erster Wahl angesehen, um das Drüsensystem von den Auswirkungen von andauerndem Stress zu schützen.

Tulsi (Ocimum sanctum)

Neben Ashwagandha ist Tulsi vielleicht die am zweithäufigsten verschriebene adaptogene Heilpflanze. Es gilt in Indien als eine der heiligsten Pflanzen und ist wegen seiner regenerativen und spirituellen Eigenschaften als „Königin der Kräuter" bekannt. Praktisch jeder Haushalt in Indien besitzt Tulsi in einem Tontopf. In alter Zeit gelangte das Tulsi nach Westen und war in Europa bei den Christen als „heiliges" Basilikum bekannt. Es wurde Teil der Opfergaben und gottesdienstlichen Rituale und galt als Geschenk von Christus.

Heiliges Basilikum (Tulsi) hilft Ihrem Körper, Stressfaktoren jeglicher Art zu begegnen, seien sie chemisch, physikalisch, infektiös oder emotional. Es vergrößert das Durchhaltevermögen. Studien bei Mensch und Tier haben erwiesen, dass es Stress, sexuelle Probleme, Schlafprobleme, Vergesslichkeit und Erschöpfung vermindert. Menschen, die heiliges Basilikum zu sich nehmen, berichten seltener von Angst, Stress und Depression. Es wird bei Nebennierenschwäche, Hypothyreose, unausgewogenem Blutzucker und Angst eingesetzt.

Wegen seiner antibakteriellen, antiviralen, antimykotischen und entzündungshemmenden Wirkung wird es auch zur Behandlung von Infektionen wie Bronchitis und Lungenentzündung eingesetzt.

Insgesamt ist es eines der besten Heilmittel, um die Fähigkeit des Körpers zu steigern, in einer stresserfüllten Welt in Balance zu bleiben.

Shilajit

Shilajit, auch bekannt als Asphaltum punjabianum, gilt in Indien als „Zerstörer von Schwäche". Dr. John Douillard, ayurvedischer Autor und Arzt, beschreibt am besten, wie Shilajit entstanden ist und warum es besondere lebensspendende Eigenschaften besitzt:

> Als vor etwa 50 Millionen Jahren der indische Kontinent mit Asien kollidierte, entstand die Gebirgskette des Himalaya. Als sich die Berge bildeten, wurden tropische Wälder zwischen massiven Felsen zerquetscht und verdichtet.
>
> Die zusammengepressten Wälder wandelten sich im Laufe der Zeit in eine nährstoff- und mineralreiche Biomasse um, die große Mengen an Humin- und Fulvinsäure enthielt.

Nun sickert jeden Sommer, wenn sich die Berge erwärmen, Indiens wertvollstes pflanzliches Heilmittel buchstäblich aus diesen Biomasse-Harzen in den Gletscherspalten des Hochgebirges.

Diese harzige und nährstoffreiche Biomasse, bekannt als Shilajit, wird seit Jahrtausenden in der *Materia Medica* des Ayurveda als bester Energie- und Nährstoffträger im menschlichen Körper angepriesen. Die moderne Wissenschaft hat dies kürzlich bewiesen, denn Humin- und Fulvinsäure, die in Shilajit im Überfluss vorhanden sind, wurden kürzlich als die wichtigsten Substanzen identifiziert, die für die Energieproduktion innerhalb der Zelle verantwortlich sind.

Shilajit kann beispielsweise den abnormen Aufbau von Tau-Proteinen stoppen, die Zellschäden im Gehirn auslösen, unterstützt das Gedächtnis und verhindert Alzheimer.

Forscher haben herausgefunden, dass Shilajit auf Zellebene wirkt, wo es die ATP-Produktion in den Mitochondrien, also an der Quelle, verbessert. Das ATP-Molekül ist die Währungseinheit für die Zellenergie; es ist das Medium, mit dem die Zellen Energie speichern und transportieren. Falls die Mitochondrien gestört sind, können Ihre Zellen nicht genug Energie produzieren, sodass es für Ihren Körper schwierig ist, seine normalen Aufgaben zu erfüllen. Es hat sich herausgestellt, dass Shilajit mitochondriale Dysfunktionen verhindert und dafür sorgt, dass man den ganzen Tag über reichlich Energie hat. In einer kürzlich veröffentlichten Studie wurde festgestellt, dass Mäuse, die enorm viel körperliche Aktivitäten durchliefen, ihre Energie zweimal so schnell aufgebraucht hatten als eine Gruppe, denen man Shilajit verabreicht hatte.

Shilajit ist auch dafür bekannt, dass es die Fruchtbarkeit erhöht, denn es hat tiefgreifende Einflüsse auf das Hormonsystem. In einer Studie zeigten Männer, denen man zweimal am Tag Shilajit gegeben hatte, deutlich höhere Testosteronwerte als die in der Placebogruppe. Es ist weithin bekannt, dass Shilajit die Hormonproduktion des Körpers anregen kann, die typischerweise mit dem Älterwerden abnimmt. Dadurch kann der Körper genauso reagieren wie zu der Zeit, als er jünger war.

Da sie praktisch aus Erde gebildet werden, enthalten Fulvin- und Huminsäure viele Nährstoffe, die die Darmgesundheit verbessern und die Fähigkeit der nützlichen Bakterien fördern, sich zu vermehren und eine gesunde Mikrobiom-Umgebung zu bilden. Probiotika aus der Erde sind erst seit kurzem ein wichtiger Teil im Arsenal ganzheitlicher und allopathischer Ärzte. Mikroorganismen aus dem Boden besitzen eine äußere Hülle, die natürlich resistent gegen die Säuren im Magen und den oberen Verdauungstrakt sind. Nach Aufnahme dieser Probiotika werden sie ganz bis in den unteren Darmbereich transportiert. Dementsprechend ist Shilajit, eine Nährstoffquelle für diese bodenbasierten Mikroorganismen, dafür bekannt, das Wachstum von Probiotika im gesamten Darm zu fördern.

Shilajit wird auch als *Yoga vahi* bezeichnet, d. h. es kann andere Nährstoffe in die Zellen leiten und deren Resorption erhöhen. Denn das Fulvinsäure-Molekül ist so klein, dass es in die Zellen eindringen und so die Mitochondrien erreichen kann. In der Tat gilt Fulvinsäure als „Nährstoffverstärker", denn sie kann uns helfen, viele Nährstoffe, wie Probiotika, Antioxidantien, Elektrolyte, Fettsäuren und Mineralien zu absorbieren und zu nutzen. Eine Studie ergab, dass Coenzym Q10 (das die Energie im Herz, der Leber und den Nieren fördert) eine um 29 Prozent bessere Abgabe in die Zellen hatte, wenn es mit Shilajit kombiniert wurde, was die Ausdauer und Leistung erhöhte und das Herz vor freien Radikalen schützte. Daher wird Ashwagandha, eines der besten Kräuter zur Unterstützung von Schilddrüse und Nebennieren, allgemein in Kombination mit Shilajit verabreicht, was eine leistungsstarke Rezeptur für eine schwache Schilddrüse darstellt.

Kanchanar (Bauhinia variegata)

Kanchanar wird im Ayurveda auf vielfältige Weise eingesetzt, nicht nur um die Schilddrüse ins Gleichgewicht zu bringen, sondern auch für Drüsenvergrößerungen allgemein, z. B. Gebärmuttermyome, Zysten (auch polyzystische Eierstöcke), Lipome, Tumore, Krebs und Strumas. Es wird sogar bei einer Schwellung der Prostata bei Männern benutzt und ist großartig zur Heilung von Wunden, Fisteln und Furunkeln. Es ist das am häufigsten verwendete Heilkraut, um Schwellungen am Hals und Struma zu verringern. Es hilft, Toxine, Trägheit und angesammelte Abfallstoffe aus dem Lymphsystem zu spülen, hat einen besonderen Nutzen für die Schilddrüse und ist besonders vorteilhaft zur Behandlung von Adipositas in Verbindung mit Schilddrüsenunterfunktion. Es bewahrt auch die Balance bei der Schilddrüsenhormonproduktion, indem es die Werte erhöht, wenn sie zu gering werden oder die Spiegel vermindert, wenn sie zu stark ansteigen. Aus diesem Grund wird es für die Hypo- und Hyperthyreose eingesetzt.

Wir geben den Patienten Kanchanar innerlich oder äußerlich – im letzteren Fall cremen sie ihre Schilddrüse direkt mit einer transdermalen Kanchanar-Creme ein, um die Schwellung der Drüse oder Knoten zu verringern.

Patrang (Caesalpinia sappan)

Patrang ist ein extrem vielseitiges Heilkraut, das sich dazu verwenden lässt, die Nebennieren, Schilddrüse oder Eierstöcke auszugleichen. Es ist sowohl bei Hyperaktivität (wenn die Drüsen aufgrund eines hohen Stressniveaus zu viele Hormone ausschütten) als auch bei Hypoaktivität (wenn die Drüsen erschöpft sind und nicht mehr genügend Hormone ausschütten können) dieser Drüsen indiziert. Es kann in jedem Lebensalter benutzt werden, selbst bei kleinen Kindern. Es wird eingesetzt, um den Menstruationszyklus in Gang zu bringen und den Zyklus nach einer Geburt zu regulieren und hat die einmalige Qualität, sowohl schwere als auch spärliche Monatsblutungen wieder ins Gleichgewicht zu bringen. Es unterstützt die Leberfunktion und schützt die Leber vor Schaden, was wie gesagt essenziell ist, um die Schilddrüsenfunktion auszugleichen.

Coleus (Coleus forskohlii oder Plectranthus barbatus)

Coleus forskohlii, auch nach dem Inhaltsstoff *Forskolin* oder *Pashan bhed* genannt, regt die Produktion der Schilddrüsenhormone T4 und T3 an und erhöht gleichzeitig die korrekte Aufnahme von Jod in die Schilddrüsenzellen.

Es stimuliert außerdem die Produktion eines Moleküls namens cyclisches AMP (cAMP). In unserem Körper unterstützt das cyclische AMP unsere Zellen bei der gegenseitigen Kommunikation. Ein Beispiel dafür ist, dass cAMP für die Übertragung von Informationen in der Hypothalamus-Hypophysen-Achse benötigt wird, die bei der Herstellung von TSH helfen. Es bringt die Zellen dazu, die Produktion von hormonsensitiver Lipase zu erhöhen, einem Enzym, das Fett verbrennt. Indem es also die Ausschüttung des Schilddrüsenhormons anregt und den Grundstoffwechsel erhöht, wodurch in Ruhe mehr Kalorien verbrannt werden können, ist dieses Heilkraut berühmt dafür, einer Hypothyreose entgegenzuwirken und dem Körper zu helfen, Fett und Kalorien zu verbrennen.

5

Hashimoto-Thyreoiditis

Autoimmunerkrankung der Schilddrüse

Melanie suchte mich vor einigen Jahren auf. Diese einst so lebendige Frau war im Alter von 35 Jahren zu einer ans Haus gefesselten Invalidin geworden. Nur wenige Minuten in der Sonne erzeugten einen nässenden Ausschlag am ganzen Körper. Sie musste nur durch den Supermarkt an den Waschmitteln vorbeilaufen und wurde sofort von einer lähmenden Übelkeit ergriffen. Praktisch jedes Lebensmittel erzeugte einen Brechreiz bei ihr.

In den Monaten vor ihrem Besuch bei mir hatte Melanies Endokrinologe die Hashimoto-Krankheit bei ihr diagnostiziert. Bei dieser Autoimmunerkrankung ist die Schilddrüse ständigen Attacken des körpereigenen, falsch funktionierenden Immunsystems ausgesetzt und wird im Laufe der Zeit zerstört. Das Blutbild ergab, dass die Antikörperwerte ihrer Schilddrüse in die Höhe geschnellt waren. Ihr Arzt verschrieb ihr Synthroid, eine synthetische Version des Schilddrüsenhormons. Da sie verständlicherweise besorgt war, fragte Melanie ihren Endokrinologen, wann sie erneute Tests durchführen lassen sollte, um zu sehen, ob ihre Antikörperspiegel durch die neue Behandlung gesunken seien. Darauf entgegnete der Arzt: „Das brauchen sie nicht, Ihre Werte werden für den Rest Ihres Lebens so bleiben. Sparen Sie sich die Mühe.“ In gewissem Sinn hatte der Doktor recht. Melanies Schilddrüse hätte sich allein durch die Gabe von Hormonen nicht gebessert. Melanie benötigte, wie alle Patienten mit Hashimoto, einen umfassenden Behandlungsplan, der Ihren Körper als Ganzes betrachtet und alle Einflüsse auf ihre Gesundheit berücksichtigte – vom Essen und der Schlafenszeit bis zu Stressfaktoren im Alltag – und der zur Wurzel ihres Problems vordrang: ihrem falsch funktionierenden Immunsystem. Nur dann, durch die angemessene Anwendung von Kräutern, Ernährungsumstellungen und Entgiftung, würde Melanie genesen (und gesund bleiben).

Im Verlauf des nächsten Jahres wandte Melanie ihr ayurvedisches Behandlungsprotokoll an und wartete gespannt auf Zeichen der Besserung ihrer lähmenden Symptome. Sie befolgte sorgfältig ihren Plan und lernte, die drei Teile ihres Immunsystems neu einzustellen. Dazu gehörte der Aufbau von nützlichen Darmbakterien, die in ihrer Jugend durch die regelmäßige Einnahme von Antibiotika zerstört worden waren, die gründliche Reinigung ihrer Leber, die durch den Verzehr von Fastfood verletzt war und die Beseitigung von Toxinen aus ihrem Knochenmark (mithilfe der in diesem Kapitel beschriebenen Kräuter und Nahrungsmittel), die in ihrem Immunsystem verheerenden Schaden anrichteten.

Als erstes stellte Melanie nach monatelanger Therapie fest, dass sie nun wieder manche Speisen essen konnte, die ihr davor Beschwerden verursacht hatten. Im Laufe der Zeit konnte sie ihrem Speiseplan zu ihrer großen Freude immer mehr Lebensmittel hinzufügen, die zuvor unverdaulich waren. Als nächstes stellte sie fest, dass die Sonne ihr nichts mehr ausmachte. Sie war überglücklich, als sie zum ersten Mal seit langer Zeit mit ihren Freunden Volleyball am Strand spielen konnte. Sie war überrascht, dass sie in den Supermarkt gehen und sogar ertragen konnte, an den extrem stark riechenden Waschmitteln vorbeizulaufen.

Das vielleicht Beste von allem war, dass ihre Schilddrüsen-Antikörper nach einem Jahr Behandlung um mehr als 100 Punkte sanken und im zweiten Jahr erneut um 150 Punkte, wodurch ihre Werte fast im normalen Bereich waren! Sie wusste nun, dass sie sich langsam erholte und nach mehreren Krankheitsjahren endlich auf dem Weg zu strahlender Gesundheit war.

Melanie ist keinesfalls allein. In den Vereinigten Staaten erkrankt eine von fünf Personen an einer Autoimmunkrankheit, 75 Prozent davon sind Frauen. In Deutschland sind schätzungsweise 10 bis 15 Millionen Menschen betroffen, es ist die drittgrößte Erkrankungsgruppe. In den USA entfallen 90 Prozent aller Autoimmunerkrankungen auf Schilddrüsenunterfunktion, zumeist infolge von Hashimoto-Thyreoiditis, benannt nach einem japanischen Arzt aus der Zeit vor dem Ersten Weltkrieg.

Wie man an Melanies Fall sehen kann, fordert Hashimoto seinen Tribut. Es fängt mit einer Schwellung im Hals an und kann eine Reihe unangenehmer Auswirkungen haben, z. B. ein aufgedunsenes Gesicht, Erschöpfung, Gewichtszunahme, Gedächtnisverlust, Verstopfung, Depression, vergrößerte Zunge, trockene Haut – und das ist erst der Anfang. Melanies Fall ist die Beschreibung eines typischen Hashimoto-Patienten. Zuerst zeigt ihr Blutbild ein hohes Maß an Schilddrüsen-Antikörpern. Danach verschreibt man ihnen sofort Schilddrüsenhormone. In Folge wird regelmäßig ein Blutbild erstellt, um die Hormonspiegel zu überprüfen und die Dosierung der Medizin anzugleichen. Wenn sie sich danach immer noch nicht besser fühlen, erhalten sie weitere Arzneimittel für jedes Symptom, das sie beschreiben: Depression, Arrhythmien, Säurereflux, Haarausfall, Gewichtszunahme und Osteoporose.

Dieses Kapitel beschreibt wirksame Instrumente für die Behandlung der Hashimoto-Krankheit, sodass Sie Ihren Fokus von der Behandlung der Schilddrüse auf die Heilung eines fehlgeleiteten Immunsystems verlagern – dazu sollten Sie Ihre Aufmerksamkeit unbedingt auf Schlafgewohnheiten und Schlafenszeit, Verdauung/Darmgesundheit, Ausscheidung, Diät, Toxinbelastung und Stressniveau richten. Diese und andere Probleme wurden im gesamten Buch untersucht. Falls Sie diese Faktoren ignorieren, werden Ihre Ergebnisse bestenfalls minimal sein.

Die in diesem Kapitel dargestellten Therapien sollten möglichst bald angewandt werden, um einen irreversiblen Schaden an der Schilddrüse zu verhindern, der eine Einnahme des Schilddrüsenhormons nötig machen würde. Eine frühe Erkennung und Behandlung der verschiedenen Teile des Immunsystems ist wichtig, damit deren Funktionen wieder ins Lot kommen. Wenn das Immunsystem seine Intelligenz allmählich wieder zurückgewinnt und seine Angriffe auf die Schilddrüse langsam aufhören, erhält die Schilddrüse Unterstützung, um erneut ein ausreichendes Maß an Hormonen herzustellen, was im Allgemeinen zusätzliche Gaben von Schilddrüsenhormonen überflüssig macht.

WAS IST DAS IMMUNSYSTEM?

Der Mensch lebt mit Millionen von Bakterien, Viren und anderen Mikroben. Einige dieser Mikroben sind hilfreich für uns oder unsere Umwelt. Andere können uns Schaden zufügen, falls sie in unseren Körper gelangen oder sich über ein normales Maß hinaus vermehren. Das Immunsystem ist unsere Schutztruppe und schützt uns normalerweise vor diesen Pathogenen, indem es sie draußen oder zumindest unter Kontrolle hält.

Das Immunsystem besteht aus zwei Teilen. Der erste Teil bildet die Abwehrmechanismen, mit denen man geboren wird, bekannt als das *angeborene* System. Der zweite Teil, das *adaptive* oder *erworbene* Immunsystem, entwickelt sich, wenn man wächst und in Kontakt mit pathogenen Organismen kommt. Sobald Ihr Immunsystem auf ein bestimmtes Pathogen trifft, behält es dieses in Erinnerung und falls das Pathogen erneut mit Ihrem Körper in Berührung kommt, erkennt Ihr Immunsystem es beim zweiten Mal, was Ihrem Körper erlaubt, schneller zu reagieren, um eine Infektion zu bekämpfen. Masern sind ein gutes Beispiel dafür. Sobald man diese verbreitete Kinderkrankheit bekommen und überstanden hat, besitzt man eine lebenslange Immunität dagegen.

Der angeborene Teil des Immunsystems kommt beim Auftreten eines Antigens in oder am Körper sofort zum Tragen. Ein Antigen ist ein Stoff, der das Immunsystem dazu bringt, Antikörper zu produzieren – das können beispielsweise eine Chemikalie aus der Umwelt, Bakterien, Viren oder Pollen sein. Ihre Haut ist Teil des angeborenen Immunsystems und bildet eine wasserdichte Barriere, die verhindert, dass Pathogene in Ihren Körper gelangen. Die Schleimhäute in Nase und Mund produzieren klebrigen Schleim, der Bakterien und andere Pathogene einfangen kann. Die hochgradig sauren Verdauungssäfte, die vom Magen produziert werden, helfen, viele der Bakterien abzutöten, die über die von uns aufgenommene Nahrung in unsere Systeme eindringen. Selbst der Speichel in Ihrem Mund kann die Menge der dort befindlichen Bakterien und andere Pathogene reduzieren.

Falls Bakterien oder andere Pathogene es schaffen, durch diese erste Verteidigungslinie zu schlüpfen, treffen sie auf eine zweite Verteidigungslinie in unserem Blut (über spezialisierte weiße Blutkörperchen) oder in Chemikalien, die von Ihren Zellen und Geweben ausgeschüttet werden.

Die weißen Blutkörperchen – wie Neutrophile, Lymphozyten, Eosinophile, Monozyten und Basophile – treffen auf Pathogene im Blut. Neutrophile umhüllen und zerstören Bakterien mit speziellen Chemikalien. Eosinophile und Monozyten schlucken Fremdkörper und Basophile erzeugen eine Entzündung.

Eine Entzündung, die auftritt, wenn Ihr Körper Infektionen und Pathogene bekämpft, ist normal. Gewebe, die durch Bakterien, Trauma, Toxine oder Hitze geschädigt wurden, schütten Chemikalien wie Histamin und Prostaglandine aus, die dafür sorgen, dass Blutgefäße Flüssigkeit in die Gewebe abgeben, was eine Schwellung hervorruft. Die Entzündung, die stattfindet, während der Körper eine Infektion bekämpft, ist in Ordnung für gelegentliche akute und kurzzeitige Angriffe. Doch die Probleme fangen an, wenn eine Infektion chronisch wird (wie bei Hefeinfektionen oder einer Dünndarmfehlbesiedlung, DDFB, in Ihrem Darm), zusammen mit einer ungesunden Ernährungsweise, Exposition gegenüber Pestiziden, Schwermetallen und anderen Toxinen oder zu viel Stress. Dann kann unser Immunsystems in einen hyperreaktiven Zustand geraten, der die Grundlage aller Autoimmunerkrankungen ist.

Dieses Kapitel konzentriert sich in erster Linie auf drei spezifische Teile des Immunsystems, die eine essenzielle Rolle bei der normalen Immunfunktion spielen: die Darmflora, die Leber und das Knochenmark. Wenn das Immunsystem gut arbeitet, geht es uns gut. Wenn nicht, kann keine noch so große Menge an Schilddrüsenhormonen die Drüse reparieren und die Gesundheit wiederherstellen.

DIE DREI TEILE DES IMMUNSYSTEMS

Die nützlichen Darmbakterien

Wenn Babys geboren werden, ist ihr Darm steril und „undicht“, mit kleinen Perforationen in der Darmschleimhaut. Während die Mütter anfangen, ihre Babys zu stillen, beginnen nützliche Bakterien in ihrem Darm zu wachsen. Eine äußerst wichtige Substanz wird in den ersten beiden Tagen des Stillens freigesetzt: Kolostrum, das diese kleinen Löcher im Darm „versiegelt“, sodass wenn die Milch am dritten Tag hindurchfließt, sie nicht „durchsickert“. Dadurch würde das Immunsystem einen Angriff starten, was zu Lebensmittelallergien und -unverträglichkeiten führt.

Es ist extrem wichtig, dass in den ersten Jahren der Kindheit das Wachstum dieser empfindlichen Flora durch nichts gestört wird, damit Ihr Kind ein normal funktionierendes Immunsystem entwickeln kann, das stark genug ist, um es gegen die Organismen zu schützen, die über Mund und Nasengänge mit jedem Atemzug eindringen, doch gleichzeitig ausgeglichen genug ist, um zu wissen, dass es weder Nahrung noch Körpergewebe angreifen darf.

Aber mit jeder Impfung oder Antibiotikumgabe werden die nützlichen Bakterien zerstört und aufgrund der chronischen Belastung durch diese Art von pharmazeutischen Arzneimitteln sind sie irgendwann unfähig, sich angemessen zu regenerieren. Dies erzeugt einen fruchtbaren Nährboden für das Wachstum unerwünschter pathogener Organismen im Verdauungstrakt und sorgt für die Bedingungen, die zu Überwucherungen des Hefepilzes *Candida albicans* führen.

Warum ist es wichtig, die Hefe unter Kontrolle zu halten? Unser Darm kann gut mit kleinen Mengen an Hefe umgehen. Doch wenn ihr Überwachungsteam, die Darmflora, zerstört wird, kann sich die Hefe unkontrolliert und nach Gutdünken vermehren, weshalb sie schließlich aus Ihrem Verdauungstrakt hinausgeht und sich im ganzen Körper ausbreitet. Während sie aus dem Darm in andere Bereiche vordringt, erzeugt sie kleine Perforationen, die man als „Leaky Gut“ bezeichnet, wodurch nun Nahrungsbestandteile aus dem Darm austreten können. Nahrungspartikel außerhalb des Verdauungstrakts werden vom Immunsystem als Eindringlinge betrachtet. Sobald es diese Nahrungsmittel als Eindringlinge identifiziert hat, werden Sie an Lebensmittelallergien und -unverträglichkeiten, chronischer Entzündung und einem hyperreaktiven Immunsystem leiden, was der ideale Nährboden für eine Autoimmunkrankheit ist.

Das moderne medizinische Konzept zur Behandlung von Hefeinfektionen ist der Einsatz von Arzneimitteln wie Nystatin und Diflucan oder anderen antimykotischen Arzneimitteln. Manche verschreiben sogar Antibiotika.

Ganzheitlich orientierte Heiler versuchen oft, die Hefe-Überbesiedlung durch die Befolgung strenger Diäten auszuhungern. Dabei soll man Speisen meiden, die die Hefe füttern könnten. Sie versuchen vielleicht auch, die Hefe mit Naturheilmitteln wie Pau D'Arco-Tee, Berberin, Grapefruitkernextrakt, Caprylsäure und Knoblauch abzutöten.

Ich habe im Laufe meiner jahrelangen Praxis Tausende von Hefeinfektionen behandelt und schon bald erkannt, dass keiner dieser Ansätze notwendig ist und tatsächlich nur vorübergehend oder gar nicht funktioniert. Die Hefe kann man nicht aushungern, denn letztlich hungert man dann den Patienten ebenfalls aus. So gut wie jedes Lebensmittel, das dem Menschen bekannt ist, füttert die Hefe. Und wenn man versucht, die Hefe entweder mit Pharmazeutika oder Naturheilmitteln zu beseitigen, tötet man die Hefe ... und ebenso die nützlichen Bakterien, wodurch die Hefe prompt wieder anfängt zu wachsen!

Die beste Vorgehensweise besteht darin, den Darm mit nützlichen Bakterien anzureichern. Dazu kann man einen qualitativ hochwertigen probiotischen oder selbstgemachten Joghurt verwenden (siehe Seite 68). Sobald diese nützlichen Bakterien im Darm eine gewisse Menge erreicht haben, werden sie die Hefe selbst eliminieren. Es sollte also nicht unser Ziel sein, Organismen im Darm zu beseitigen, sondern stattdessen eine Umgebung herzustellen, wo „die bösen Buben verschwinden", wie Dr. Mishra das immer nannte.

Sie können es auch mit Schleimrüsterrinde-Tee probieren. Dieses hilfreiche Heilkraut heilt die Darmschleimhaut, wodurch das Wachstum der guten Bakterien angeregt wird, ungefähr so, wie wenn man neue Erde im Garten ausbringt. Diese Art von Präbiotikum ist wichtig, denn der übermäßige Gebrauch bestimmter pharmazeutischer Arzneimittel vermindert nicht nur die nützlichen Bakterien, sondern schädigt/reizt auch die Darmschleimhaut, was das Wachstum der nützlichen Bakterien erschwert. Daher ist es für manche Leute schwierig, ihre nützlichen Bakterien zum Wachstum anzuregen: Sie haben vielleicht ein gutes Probiotikum, doch das ist, wie wenn man Samen in eine sandige Erde gibt – sie wachsen nicht.

Schleimrüsterrinde-Tee

½ Teelöffel Schleimrüsterrinde mit 1 Liter Wasser mischen. Zum Kochen bringen und 5 Minuten köcheln lassen, dann die Hitze ausschalten und mindestens 20 Minuten ziehen lassen. Die Rinde abseihen. Innerhalb der nächsten 4 Stunden schluckweise trinken, bis zu 4 Tassen pro Tag. Bereiten Sie den Tee jeden Tag frisch zu. Befolgen Sie dies zumindest die ersten 6 Monate Ihres Hashimoto-Behandlungsprotokolls.

Die nützlichen Bakterien in unserem Darm (alle 100 Billionen) bilden die Grundlage unserer Gesundheit. Sie verarbeiten die Nährstoffe aus dem Essen und absorbieren sie und sind die erste Verteidigungslinie gegen Erkältungs- und Grippeviren. Die jüngsten Forschungsergebnisse zeigen, dass sie einen positiven Einfluss auf unsere Gehirnchemie haben. Entdecken wir also die verkündete Verbindung zwischen Darm und Gehirn etwas genauer aus einem ayurvedischen Blickwinkel.

Wir glauben gemeinhin, dass das Nervensystem aus Gehirn und Rückenmark besteht. Doch im Verdauungstrakt befindet sich das enterische Nervensystem, das mehr als 100 Millionen Nervenzellen enthält. Das ist mehr als das Rückenmark! (Diese Informationen erhalten wir durch die Wunder der modernen Wissenschaft. Aber machen Sie sich bewusst, dass die frühen Ärzte des Ayurveda die Rolle der freundlichen Bakterien in unserer Gehirnchemie lange vor der Erfindung des Mikroskops erkannten.)

Die nützlichen Bakterien produzieren erstaunliche 90 Prozent der Neurotransmitter in unserem Gehirn. Die Auswirkungen sind ebenso verblüffend. Die alten Seher ermahnten uns, darauf zu achten, wenn Apana Vata, wo die nützlichen Bakterien zuhause sind, aus dem Gleichgewicht gerät und dadurch Prana Vata, den Sitz des Hirns, negativ beeinflusst. Wir sehen die Konsequenzen in der realen Welt um uns herum – Hyperaktivität, sensorische und motorische Verzögerungen, Autismus-Spektrum-Störungen, Lebensmittelallergien und alarmierende Zahlen von Autoimmunkrankheiten – bei Kindern, die enorme Mengen von Antibiotika nehmen und in ihrem frühen Entwicklungsstadium bis zu 70 Impfungen erhalten.

Ich sehe solche Dinge klinisch jeden Tag. Gewöhnlich haben Patienten, die sich mit zahlreichen Lebensmittelallergien, Leaky-Gut-Syndrom, Entzündungen und Autoimmunerkrankungen vorstellen, eine Vorgeschichte, die eine regelmäßige Einnahme von Antibiotika, Verhütungspillen, Protonenpumpenhemmern (Säureblockern), Steroiden und nichtsteroidalen, entzündungshemmenden Arzneimitteln beinhaltet, einhergehend mit zahlreichen Runden von Impfungen. Über einen längeren Zeitraum richten diese Arzneimittel verheerenden Schaden am Immunsystem an, denn sie zerstören die sensiblen, lebensspendenden, nützlichen Bakterien und führen zu den oben beschriebenen Leiden.

In unserer Praxis weisen wir die Patienten an, Essen zu vermeiden, auf das sie allergisch oder empfindlich reagieren, bis wir die guten Bakterien in ihrem Verdauungstrakt gegenüber den schlechten ausgeglichen haben. Im Allgemeinen raten wir unseren Hashimoto-Patienten, Gluten zu vermeiden, dessen Moleküle dem Schilddrüsengewebe ähneln, da beide vom hyperreaktiven Immunsystem angegriffen werden. Sobald wir alle drei Teile ihres Immunsystems über Veränderungen in der Ernährungsweise, Heilkräuterbehandlungen und die richtige Entgiftung im Griff haben, gehen die Lebensmittelunverträglichkeiten zurück und die Patienten können normalerweise langsam wieder die Lebensmittel essen, die ihnen vorher Probleme bereitet hatten.

Die Leber

Sprechen wir nun über die Leber, die von den alten Ärzten als das wichtigste Organ im Körper angesehen wurde. Wenn wir ihre Bedeutung ansprechen, so führt die Leber eine lange Liste von Funktionen aus. Wie durch ein Wunder an Vielseitigkeit stellt dieses Organ Enzyme her, die für die Blutgerinnung verantwortlich sind, produziert jeden Tag einen Liter Galle, um die Verdauung von Fetten und die Aufnahme fettlöslicher Vitamine in Ihren Blutkreislauf zu unterstützen, und speichert und gibt Glukose zur Energiegewinnung frei, wenn Ihr Blutzucker zu niedrig wird. Sie baut überschüssiges Östrogen ab und transportiert es aus dem Körper, damit man keine Zysten in der Brust oder den Eierstöcken bekommt, ganz zu schweigen von Myomen. Sie filtert und reinigt zudem Ihr Blutsystem. Zu einem beliebigen Zeitpunkt werden 15 Prozent der gesamten Blutversorgung Ihres Körpers von der Leber gefiltert! Und die Leber hat eine erstaunliche Fähigkeit, sich selbst zu regenerieren – gerade einmal 25 Prozent der ursprünglichen Lebermasse kann sich wieder auf ihre ursprüngliche Größe regenerieren.

Als hätte die Leber nicht schon genug zu tun, spielt sie außerdem noch eine entscheidende Rolle für die Immunfunktion. Im Vergleich zu anderen Organen besitzt sie besonders viele Zellen des angeborenen Immunsystems und dort erleben fremde Antigene des Verdauungstrakts zuerst Angriffe aus dem Immunsystem. Makrophagen (Fresszellen) des Immunsystems kommen aus dem Knochenmark und reifen in der Leber, sobald sie dorthin umgezogen sind. Der Name *Makrophagen* kommt vom griechischen Wort für „große Esser". Diese großen Zellen sind die Ersten vor Ort, sie umhüllen das Antigen und arbeiten gemeinsam mit anderen Immunsystemzellen daran, den Eindringling einzukreisen und zu zerstören.

Wie bereits gesagt, findet die Entgiftung in der Leber statt. Pharmazeutika, Nahrungsergänzungsmittel, Alkohol und andere Chemikalien gehen alle durch die Leber. Wenn sie damit überfordert ist, diese sauren Toxine aus unserem Körper zu beseitigen, entzündet sich die Leber. Und diese Überhitzung führt dazu, dass das Immunsystem überreagiert und eine Autoimmunreaktion auslöst.

Studien haben eine Leberfehlfunktion mit Schilddrüsenerkrankungen in Verbindung gebracht, wozu auch die Autoimmunerkrankung Hashimoto gehört. Laut einer 1984 von R. R. Babb im *American Journal of Gastroenterology* veröffentlichten Studie erhält man bessere Testergebnisse für die Schilddrüsenfunktion, wenn eine Leberentzündung zurückgeht.

Leider befassen sich weder Patienten noch Ärzte gedanklich viel mit der Leber, außer wenn sich diagnostizierbare Erkrankungen wie Hepatitis oder Zirrhose entwickeln. Die Wahrheit ist, dass sich diese Krankheiten nicht über Nacht entwickeln. Es dauert lange, bis sich kleine Sünden anhäufen: durch den häufigen Verzehr von Junkfood, den Konsum von Alkohol und anderen Stimulanzien, die Anwendung von chemisch belasteten Hautpflegemitteln, das Einatmen verschmutzter Luft, die Einnahme von verschreibungspflichtigen Medikamenten oder Nahrungsergänzungsmitteln usw. Als vielbeschäftigte Klinikerin, die jedes Jahr den Puls Tausender von Menschen fühlt, kann ich Ihnen kategorisch sagen, dass jeder Patient, den ich sehe, selbst kleine Kinder, ein gewisses Maß an Leberstress hat. Es ist an ihrem Puls abzulesen. Wenn man bedenkt, welch schwere Last wir diesem angeschlagenen Organ aufbürden, ist es da verwunderlich, dass Autoimmunkrankheiten solch epidemische Ausmaße annehmen? Es ist ganz einfach. Wir müssen uns besser darum kümmern oder die Konsequenzen tragen.

Bevor Sie aber zu deprimiert werden, habe ich auch ein paar gute Neuigkeiten für Sie: Die Leber ist großartig darin, sich selbst zu regenerieren. Tatsächlich ist die Leber das einzige viszerale Organ, das diese beeindruckende Fähigkeit besitzt. Bei den meisten Organen, wie dem Herzen, wird das beschädigte Gewebe durch Narbengewebe ersetzt, so wie wenn wir eine Wunde auf der Haut haben. Sobald sich Narbengewebe entwickelt hat, lässt sich das nur sehr schwer rückgängig machen. Die Leber ist allerdings imstande, beschädigtes Gewebe durch neue Zellen zu ersetzen. Und das kann sie recht schnell tun. Sie kann ihre Größe in nur drei bis vier Wochen verdoppeln und sich nach einer operativen oder chemischen Verletzung regenerieren. Das heißt, dass man die ordnungsgemäße Funktion der Leber durch gesunde Ernährung und entsprechende Kräuter heilen und wiederherstellen kann, worüber wir in mehreren Kapiteln des Buchs sprechen.

Das Knochenmark

Unser Knochenmark ist der Ort, wo neue Blutzellen produziert werden. Es enthält zwei Arten von Stammzellen: blutbildende (die Blutkörperchen bilden) und stromale (die Fett, Knorpel und Knochen produzieren). Dort werden unsere weißen und roten Blutkörperchen und die Thrombozyten erschaffen. Lymphozyten, eine besondere Art von weißen Blutzellen, die Viren und Pathogene angreifen, werden in T- und B-Zellen unterteilt. Die T-Zellen reifen in der Thymusdrüse, die B-Zellen im Knochenmark.

Toxine, die sich ins Knochenmark graben, sind ein weiterer Auslöser für Autoimmunkrankheiten. Erkennen Sie die Schuldigen: Schwermetalle (aus Quecksilber-/Silberverbindungen, Luftverschmutzung, Fisch, Impfseren, die Aluminium oder Quecksilber enthalten, und Luftverschmutzung durch Kohlekraftwerke), Pestizide und Chemikalien in unserem Essen, wie künstliche Süßungsmittel und Konservierungsmittel. Es gibt zahlreiche pharmazeutische Arzneimittel, die sich ebenfalls im Knochenmark ablagern, wie in der Studie „Drugs Toxic to the Bone Marrow that Target the Stromal Cells“ in *Immunopharmacology* aus dem Jahr 2000 beschrieben wurde. Die Stromazellen sind die Zellen im Knochenmark, die dessen Funktion unterstützen.

Es ist eminent wichtig, unser Knochenmark sauber zu halten, damit es richtig funktioniert. Doch diese modernen Umweltchemikalien und Pharmazeutika gelangen leicht in dieses Gewebe und stören seine Funktion. Stellen Sie es sich so vor: Wenn praktisch all Ihre Immunsystemzellen im Knochenmark entstehen, als Stammzellen ihr Leben beginnen und dann zu Thrombozyten, weißen und roten Blutkörperchen reifen, wird jedes Toxin, das dorthin gelangt, die Bildung dieser Zellen stören und Krebs und Autoimmunerkrankungen hervorrufen.

Ein Artikel in *Experimental and Toxicologic Pathology* von 2013 hat gezeigt, wie das Einatmen von giftigen Pestiziden aufgrund ihrer Ansammlung im Knochenmark Krankheiten auslöst. In der Tat haben zahlreiche andere Studien bewiesen, wie Umweltgifte ins Mark gelangen und ernste Erkrankungen erzeugen.

Ich persönlich hatte mehrere Patienten, die hartnäckige Leukämie entwickelten, zur Mayo Clinic für eine Konsultation gingen und dort erfuhren, dass sie durch pharmazeutische Arzneimittel entstanden war, die sie eingenommen hatten und die mit den Worten der Ärzte dort „das Knochenmark vernarbten".

Wir sollten uns darüber klar sein, dass die meisten der Hunderten von Umweltgiften neu sind und unser Körper noch nicht die Fähigkeit entwickelt hat, sie abzuwehren. Daher leiden wir unter den Folgen, denn diese wirkungsvollen Chemikalien finden ihren Weg in unser empfindliches Knochenmark und stören seine Funktion. Erinnern Sie sich an die sieben Gewebe: Wir spüren im Puls, wie sie funktionieren. Außerdem fühlt sich jede der vier Toxinarten ganz spezifisch an. Entsprechend können wir z. B. fühlen, wenn Ama visha und Gara visha tief ins Knochenmark eingedrungen sind. Und aus Erfahrung kann ich Ihnen eines sicher sagen: Die meisten von uns oder vielleicht sogar wir alle haben diese tödlichen Toxine in unserem Knochenmark. Es ist nur eine Frage der Zeit, bis sie sich in einem solchen Maß angesammelt haben, dass sie Krebs oder eine Autoimmunerkrankung erzeugen. Zum Glück lernen Sie in den Kapiteln dieses Buchs, wie wichtig es ist, sie zu beseitigen, bevor dies geschieht.

SO STELLT MAN DIE DREI TEILE DES IMMUNSYSTEMS NEU EIN

Um Hashimoto zu behandeln, müssen Sie lernen, wie Sie Ihr Immunsystem wieder in Schuss bringen, damit es richtig funktioniert und seine unablässigen Angriffe auf Ihre Schilddrüse aufgibt. In diesem Abschnitt erfahren Sie, wie Sie das anstellen können. Vergessen Sie nicht, dass es Monate oder sogar Jahre dauern kann, bis Sie das erreichen, doch es lohnt sich. Die meisten Menschen, deren Immunsystem schlecht funktioniert, bilden mehr als eine, tatsächlich zahlreiche, Autoimmunerkrankungen aus. Dies geschieht infolge der Tatsache, dass Therapien normalerweise darauf ausgerichtet sind, das Symptom der jeweiligen Krankheit zu unterdrücken, statt die Immunsystemprobleme auf der tiefsten Ebene zu lösen. Tatsächlich kommen die meisten meiner Autoimmunpatienten mit mehr als einer Autoimmunerkrankung in meine Praxis (einer meiner Patienten hatte sieben!).

Die gute Neuigkeit hier ist: Was auch immer Sie gegen Ihr Hashimoto tun, hilft auch bei jeder anderen Autoimmunkrankheit, die Sie vielleicht außerdem haben. Befolgen Sie die hier genannten Leitlinien, damit Ihr Immunsystem wieder normal wird und beachten Sie dabei unbedingt alle Hinweise für Essen und Tagesablauf, um Ihrem Körper die größtmögliche Chance zu geben, wieder eine normale Gesundheit zurückzugewinnen.

1. Die Darmflora regenerieren

Wie bereits erwähnt, empfehlen wir ein hochwertiges Probiotikum, damit Patienten ihre Darmflora wieder zum Wachstum anregen (siehe Kapitel 5). Wir instruieren die Patienten auch, *Präbiotika* in ihre Diät aufzunehmen – Nahrungsmittel, die das Wachstum der nützlichen Bakterien anregen, so wie man Dünger in die Erde gibt, damit Saaten besser wachsen. Ein gekochter Apfel am Morgen ist ein gutes Beispiel. Äpfel enthalten Pektin, das im Darm als Präbiotikum agiert. Da die Verdauung morgens schwach ist, bringen wir den Patienten bei, einen Apfel zu schälen, vom Kerngehäuse zu befreien, zu vierteln und mit Wasser in einen kleinen Topf zu geben, ein oder zwei Nelken dazuzugeben und weichzukochen. Ein gekochter Apfel ist leichter verdaulich und Nelken können das schwache Verdauungsfeuer am Morgen anfachen, ohne zu viel Pitta oder Hitze zu erzeugen.

Andere Präbiotika sind Artischocken, Tarowurzel, Okra, Tamarinde, Spargel, Klettenwurzel, Zichorienwurzel, Ghee und Kräuter wie Schleimrüsterrinde (siehe das Rezept für Schleimrüsterrinde-Tee auf Seite 109).

2. Die Hitze in der Leber abkühlen

Die Leber gilt als Sitz der Verdauung, Verbrennung und Umwandlung von Nahrung, wenn sie in den Körper gelangt. Wie wir in Kapitel 1 gesehen haben, beschrieben die alten Texte die Leber als fünfflammig (um die fünf Elemente Raum, Luft, Feuer, Wasser und Erde zu verdauen und umzuwandeln). Daher ist die Leber generell ein „heißes“ Organ. Wenn sie auch noch von Toxinen überlastet wird, entsteht Agni oder Hitze. Nun führt jede Störung dazu – sei es eine weitere Ladung zuckriger Speisen, eine Dosis Pharmazeutika oder auch nur eine ausgelassene Mahlzeit –, dass Agni außer Kontrolle gerät und immense Hitze in den ganzen Körper ergießt, was zu Entzündungen und Störungen führt. Stellen Sie sich dieses Paradox vor: Die große Mehrheit von Kräutern, die zur Entgiftung der Leber dienen, erhitzen diese gleichzeitig. Löwenzahn, Mariendistel und Klettenwurzel, die alle regelmäßig von Heilpraktikern und Patienten in den trendigen Reinigungen empfohlen werden, die im Internet kursieren, fallen unter diese Kategorie.

Viele Patienten haben gehört oder gelesen, dass Kurkuma ein starker Entzündungshemmer ist, also eilen sie in den Laden, kaufen Kapseln und nehmen sie jeden Tag gewissenhaft ein. Kurkuma hat in der Tat entzündungshemmende und entgiftende Eigenschaften. Doch wenn man es so einnimmt, wird die Leber extrem erhitzt und ihre Funktion gestört, was bei Patienten rasch ins Auge geht, denn sie erzeugen eine noch größere Disposition für Entzündung und Autoimmunstörungen, indem sie die Flammen der Leber anfachen. Es ist am besten, stattdessen mit Kurkuma zu kochen, siehe Seite 124.

Zusätzlich verschreiben viele Heilpraktiker ihren Patienten zahlreiche Heilmittel, verstehen dabei aber nicht, dass alles, was wir schlucken, durch die Leber gehen muss. Jede Medizin sorgt letztendlich dafür, dass mehr Hitze produziert wird. Daher sollte die Gesamtmenge an Heilmitteln, die ein Patient einnimmt, sorgfältig überwacht werden. Wir finden oft, dass unsere neuen Patienten eine extrem lange Liste von pharmazeutischen Arzneimitteln, Nahrungsergänzungsmittel und Kräutern schlucken. Wir entwöhnen sie langsam von ihren Pharmazeutika, wenn wir können, setzen sofort die meisten ihrer Nahrungsergänzungsmittel ab und geben ihnen so viele Kräuter wir möglich transdermal (durch die Haut, wodurch wir die Leber umgehen). Wir empfehlen und verwenden homöopathische Verdünnungen von Kräutern (langsam über den Tag verteilt in Wasser eingenommen) und stark verdünnte Tees. Wir beschränken sorgfältig die Menge an Kräutern, die oral eingenommen werden.

Um die Leber zu kühlen, empfehlen wir Folgendes:

Lehmpackungen: Jeden Tag für 10 Minuten auf der Haut über der Leber (unterhalb der Rippen rechts) platzieren, um die Hitze auszuleiten. Sie finden gängige Produkte im lokalen Bioladen oder in Ihrer Apotheke.

Leberkühlende Kräuter: Wir empfehlen grundsätzlich zwei indische Kräuter, Bhumi Amla und Mankand; die Beschreibungen finden Sie unten.

Kühlende Gemüse: Essen kann bei der Temperaturverminderung in der Leber eine medizinische Wirkung entfalten. Das beste Gemüse, um Hitze in der Leber zu kühlen, ist der Flaschenkürbis. Er ist in indischen Geschäften erhältlich. Falls Sie keinen Flaschenkürbis finden können, sind gelbe und grüne Zucchini gute Alternativen. Alle müssen gekocht werden, um ihre leberkühlende Wirkung zu entfalten.

Flaschenkürbis

1 TL Ghee
1/4 TL gemahlener Koriander
1/4 TL gemahlener Kreuzkümmel
1/4 TL gemahlener Fenchel
1/4 TL gemahlener Kurkuma
1 Flaschenkürbis, geschält und in 2,5 cm große Stücke geschnitten

Das Ghee schmelzen, die Gewürze hinzufügen und bei geringer Hitze 1–2 Minuten kochen, damit die Gewürze im Ghee ihr Aroma entfalten. Den Kürbis hinzufügen und unter Rühren noch 1–2 Minuten weiterkochen. Deckel aufsetzen und den Kürbis im eigenen Saft 15–20 Minuten weichkochen, bei Bedarf ein wenig Quellwasser hinzufügen, damit es nicht anbrennt. Warm essen.

Wir befürworten Fasten nicht zum Zweck der Reinigung, da dies Hitze in der Leber erzeugt.

3. Das Knochenmark reinigen

Wir empfehlen zwei hochgradig spezialisierte Kräuter zur Reinigung des Knochenmarks: Guduchi und Moringa; die Beschreibungen finden Sie unten. Seien Sie bei der Verwendung vorsichtig, denn sie sind äußerst wirkungsvoll und Sie sollten imstande sein, das Maß an Toxinen zu regulieren, das aus dem Knochenmark kommt. Toxine verlassen den Körper über diverse Kanäle und im Stuhlgang, Urin und Schweiß. Falls die Toxine zu schnell austreten, können sie diese delikaten Mikrokanäle zum Platzen bringen und eine Entgiftungskrise und damit einhergehend Gesundheitsprobleme auslösen, weil sie sich frei durch den Körper bewegen. Sie können dann z. B. an Ausschlägen, Ekzemen und anderen Hautleiden erkranken.

Obgleich Guduchi *das* wichtigste Heilkraut ist, um das Knochenmark zu reinigen, können die Blätter der Pflanze die Leber erhitzen. Daher benutzen wir bei Autoimmunfällen nur den Stängel, den basischen Teil der Pflanze. Der Saft des Stängels wird extrahiert und dann getrocknet und pulverisiert. Dieses uralte klassische Heilmittel wird *Guduchi satwa* genannt und ist der bei weitem wichtigste Wirkstoff zur Beseitigung von Toxinen aus dem Knochenmark.

Knochenbrühe

Knochenbrühe wird hergestellt, indem man Gelenke, Knorpel und Knochen mit Gemüse und Kräutern in Wasser kocht. Das ist anders als bei Brühe, die mit mehr Fleisch und in ein oder zwei Stunden hergestellt wird und eine dünnere Suppe ergibt. Knochenbrühe ist wegen des Kollagens, das während des langen Kochprozesses aus den Gelenken und Knochen austritt, viel sämiger und macht diese ansonsten nicht erhältlichen Nährstoffe bioverfügbarer. Diese Nährstoffe (Gelatine, Kollagen, Aminosäuren, Mineralien und Proteine) aus dem Knochenmark sickern in die Brühe und können dabei helfen, Autoimmunität auf zwei Arten umzukehren: durch Versiegeln der erhöhten Durchlässigkeit in der Darmschleimhaut (Knochenbrühe enthält Glutamin, eine Aminosäure, die die Darmschleimhaut heilt) und Nährung des Knochenmarks.

AYURVEDISCHE HEILKRÄUTER UND ANDERE BEHANDLUNGEN FÜR AUTOIMMUNE SCHILDDRÜSENSTÖRUNGEN

Bhumi Amla (Phyllanthus niruri)

Bhumi Amla ist eines meiner Lieblingskräuter. Dieses erstaunliche Heilkraut kühlt die Hitze in der Leber und erlaubt ihr, wieder richtig zu funktionieren. Es ist so wirksam dafür, Hitze und Entzündung aus der Leber zu entfernen, dass es weitläufig zur Behandlung aller drei Arten von Hepatitis eingesetzt wird: A, B und C. Weil es einer überhitzten Leber Erleichterung verschafft, kann es auch für Menorrhagie (schwere Monatsblutung), alle Autoimmunerkrankungen, Cholesterin- und Blutzucker-Probleme, Lebensmittelallergien und Entzündungen eingesetzt werden, die alle durch eine ärgerliche, heiße Leber ausgelöst werden. Es ist auch eines der besten Heilmittel für Kopfschmerzen, da eine Überhitzung in der Leber für die meisten Kopfschmerzen verantwortlich ist, die wir sehen (die Hitze in der Leber dringt nach oben in den Kopf und wirkt sich auf die Blutgefäße dort aus).

Die Verwendung dieses Heilkrauts über mehrere Monate kühlt die Leber und bringt das Immunsystem allmählich wieder ins Gleichgewicht, was Lebensmittelallergien/-unverträglichkeiten beseitigen und lang bestehende Autoimmunprobleme lösen kann. Bhumi Amla ist eine tragende Säule in meiner Praxis.

Mankand (Alocasia indica)

Mankand ist vielleicht das einzige leberreinigende Heilkraut, dessen Wirkungsweise auf dieses Organ nur kühlend und regenerierend ist. Es ist jedoch äußerst rar und schwer zu finden.

Vor Jahren war ein Verwandter meines Lehrers Vaidya Rama Kant Mishra schwer krank und lag im Koma mit Leberversagen durch Leberzirrhose im Krankenhaus. Man setzte ihn auf eine Warteliste für eine Lebertransplantation. Seine Familie kontaktierte Dr. Mishra, um zu fragen, ob er helfen könnte. Er sagte ihnen, dass Mankand potenziell das Leben des Patienten retten könnte, falls sie es finden würden. Wie durch ein Wunder gelang ihnen dies. Zum Glück erwachte der Patient nach ein paar

Tagen aus dem Koma. Als dies geschah, nahm er das Mankand, das seine Familie gefunden hatte. Seine Leberfunktion verbesserte sich dadurch so deutlich, dass die Ärzte ihn von der Warteliste für Lebertransplantation strichen. Dr. Mishra und ich unterrichteten bald darauf einen Kurs über die Leber in Pennsylvania und dieser Mann kam aus Indien, um an dem Kurs teilzunehmen. Ich lernte ihn kennen und fühlte seinen Puls, wodurch ich aus erster Hand seine beeindruckende Heilung erkennen konnte. Ich hatte das Glück, eine Quelle für dieses lebensrettende Heilkraut ausfindig zu machen und setze es in meiner eigenen Praxis ein. Ich habe es tatsächlich schon erlebt, wie problematische Lebererkrankungen, vor allem Fettleber und Leberzirrhose, wieder rückgängig gemacht werden konnten. Ich habe damit auch bei der Behandlung von Autoimmunkrankheiten Wunder wirken sehen, einfach wegen seiner leberkühlenden Eigenschaften.

Guduchi (Tinospora cordifolia)

Dr. Mishra und sein Vater, Kameswar Mishra, beide Meister des Ayurveda, besaßen ein enzyklopädisches Wissen von mehr als 700 Kräutern. Doch ihr bevorzugtes Heilkraut war Guduchi, das sie auch als *Divya Aushaudhi* (göttliche Pflanze) bezeichneten und als das beste *Rasayana* (regenerierende Heilkraut) erachteten – und das beste Heilkraut bei Autoimmunstörungen. Es gehört zu den am meisten verehrten Kräutern der ayurvedischen Medizin und wird als eines der drei *Amrit* oder Ambrosiapflanzen eingestuft, was ein Indiz für seinen erhöhten Status als heiliges Heilkraut ist.

Die ayurvedische Abhandlung *Bhava Prakasha* von Bhava Mishra aus dem 16. Jahrhundert bietet einen Einblick in die spirituelle Natur von Guduchi. Es wird darin als *Chinnodbhava* bezeichnet, „imstande zu wachsen, selbst wenn es abgeschnitten wird“. Vaidya Mishra, ein Nachkomme von Bhava Mishra, erläuterte seinen Studenten gegenüber, dass Guduchi *Amrit Siddhi* besitzt, d. h. es ist so voll von Lebensenergie, dass es die Fähigkeit besitzt, ohne Erde oder Wasser zu wachsen. Er verglich es immer mit den großen Yogis, die ohne Nahrung oder Wasser leben können und anstelle dessen von der Pranaenergie in der Luft.

Guduchi wird im Ayurveda weithin wegen seiner entgiftenden, regenerierenden und immunitätsfördernden Eigenschaften eingesetzt. Es wird nun auch in der modernen Medizin im Hinblick auf Erkältungs- und Grippeprävention, Hauterkrankungen, Allergien, Entzündung, Arthritis,

Psoriasis, Ekzem, hohe Cholesterinwerte, Hepatitis, Leberstörungen und Gicht studiert und verwendet und seit kurzem zudem zur Milderung der Folgen von Chemotherapie.

Wie gesagt kann die Ansammlung von Toxinen im Knochenmark ein Auslöser für Autoimmunerkrankungen und Krebs sein. Guduchi ist eines der sehr wenigen Kräuter, die tief ins Knochenmark vordringen können, um es von Toxinen zu befreien und aus diesem Grund ist es das absolut beste Heilkraut zur Vorsorge und Behandlung dieser Leiden. Es ist also besonders hilfreich für die Behandlung aller Arten von Leukämie und anderer Knochenmarkerkrankungen.

Moringa (Moringa oleifera)

Es wird angenommen, dass der Moringabaum aus Nordindien stammt und bereits vor mehr als 5.000 Jahren in der ayurvedischen Medizin verwendet wurde. Es gibt auch Berichte seiner Nutzung bei den alten Griechen, Römern und Ägyptern. Dieser Baum wurde und wird als Allheilmittel angesehen und unter anderem als „Wunderbaum", „göttlicher Baum" und „Baum, der 100 Krankheiten heilt" bezeichnet.

Viele Teile des Baumes werden als Medizin eingesetzt, insbesondere die langen Schoten und Blätter. Er gilt als Superfood, da er zahlreiche Heilwirkungen besitzt. Moringa hat unter anderem eine antitumorale, fiebersenkende, antiepileptische, entzündungshemmende, geschwürhemmende, krampflösende, blutdrucksenkende, antidiabetische, antioxidative, entwässernde, cholesterinsenkende, hepatoprotektive, antibakterielle und antimykotische Wirkung. Hui!

Aufgrund der vielfältigen Einsatzmöglichkeiten gibt es viele Forschungsstudien über die phytochemische Zusammensetzung und pharmakologischen Merkmale der Moringa. Sie soll 25-mal mehr Eisen enthalten als Spinat, 17-mal mehr Kalzium als Milch, 15-mal mehr Kalium als Bananen, zehnmal mehr Vitamin A als Karotten und viermal mehr Protein als Milch. Außerdem sind die Blätter des Baumes voller Antioxidantien und enthalten Quercetin, ein natürliches Antihistaminikum.

Moringa ist neben Guduchi das einzige Heilmittel, das Toxine aus dem Knochenmark beseitigen kann, wodurch es ein Instrument von unschätzbarem Wert für die Verhütung und Behandlung von Autoimmunerkrankungen und Krebs ist. Es gibt jetzt Dutzende von Nahrungsergänzungsmittel-Unternehmen, die getrocknete und pulverisierte Moringa online verkaufen. Man kann es in Kapselform nehmen, einen Tee machen oder die getrockneten Blätter in Suppen, Eintöpfe und Dals einrühren. Falls Sie einen guten indischen Lebensmittelladen finden, können Sie vielleicht die frischen Blätter oder Schoten kaufen und sie zum Kochen verwenden. Probieren Sie „Drumstick“-Suppe (der Drumstick, Trommelstock, ist die Schote vom Moringabaum), ein leckeres, nährendes und tolles Heilmittel für alle Autoimmunerkrankungen; siehe das Rezept unten.

Es gibt auch online zahlreiche Rezepte.

Drumstick-Suppe

1. Phase Zutaten

3 Tassen Wasser
4 Moringaschoten, in 5 cm lange Stücke geschnitten (frisch ist am besten, aber tiefgefroren geht auch)
1 TL Ghee
1 TL Salz
1/4 TL gemahlener Koriander
1/4 TL gemahlener Kreuzkümmel
1/4 TL gemahlener Fenchel
1/4 TL gemahlener Kurkuma

Alle Zutaten in einen Topf geben, zum Kochen bringen, dann die Hitze reduzieren und 30–40 Minuten köcheln lassen, dabei ab und zu umrühren. Die Suppe in einen Standmixer geben oder einen Pürierstab direkt in den Topf halten und 5–10 Mal pulsen. Die Moringastücke sollen nur zerfasert, nicht püriert werden.

Ein Sieb auf einen großen Topf legen. Die Suppe durch das Sieb gießen und die Brühe im Topf auffangen. Die festen Teile im Sieb mit einem Löffel ausdrücken, um möglichst viel Brühe zu gewinnen.

2. Phase Zutaten

1 EL Ghee
1/4 TL gemahlener Kreuzkümmel
1/4 TL Garam Masala
6 frische Curryblätter (erhältlich in indischen Märkten)
2 Esslöffel Mungdal-Mehl (gemahlene halbe Mungbohnen)
Frisch gepresster Limettensaft, zum Garnieren
Kleingeschnittene frische Korianderblätter, zum Garnieren

Das Ghee bei mittlerer Hitze in einem kleinen Topf erwärmen. Kreuzkümmel und Garam Masala hinzufügen und etwa 1 Minute lang anbraten, bis sie ein Aroma entwickeln. Zusammen mit den Curryblättern in die Brühe im Topf geben.

Das Mungdal-Mehl mit etwas Wasser vermischen und zu einer dünnen, glatten Paste verrühren. In die Brühe einrühren.

Den Topf wieder auf den Herd stellen. Die Suppe etwa 5 Minuten auf kleiner Flamme köcheln lassen, damit sich die Aromen verbinden. Falls die Suppe zu dickflüssig ist, mit kochendem Wasser verdünnen. Heiß servieren, mit frisch gepresstem Limettensaft und kleingeschnittenen Korianderblättern garnieren.

Ich empfehle, diese Suppe höchstens zweimal pro Woche zu essen, da sie bei der Entfernung von Toxinen extrem wirksam ist.

ASHWAGANDHA UND KURKUMA: RICHTIGE NUTZUNG FÜR AUTOIMMUNKRANKHEITEN

Ashwagandha und Kurkuma sind sehr förderlich für das Hormonsystem und die Leber und in Anbetracht dessen denken Sie vielleicht, dass sie ausgezeichnete Heilmittel für Krankheiten wie Hashimoto-Thyreoiditis sind. Aber wenn sie falsch benutzt werden, verschärfen diese Kräuter Autoimmunerkrankungen sogar, erhitzen die Leber noch mehr und bringen die Schilddrüse aus dem Gleichgewicht. Obwohl sie in diesen Fällen nützlich sein können, ist größte Vorsicht geboten.

Ashwagandha

Ashwagandha hat in den letzten Jahren viel Anerkennung erhalten, speziell für die Behandlung von Schilddrüsenproblemen. Selbst Endokrinologen haben begonnen, ihren Patienten die Einnahme zu empfehlen. Aber es ist extrem erhitzend für die Leber und kann bei Hashimoto-Patienten unbeabsichtigt ins Auge gehen, denn die Hitze, die es erzeugt, treibt sie noch stärker in eine Autoimmunkrise. Obwohl dieses Heilkraut also sehr wichtig zur Unterstützung der Schilddrüse sein kann, muss es transdermal, in einer homöopathischen Version verdünnt in einem Liter Wasser oder als

---

Rezept für die Drumstick-Suppe aus *Ayurvedic Recipes for Balance & Bliss,* von Vaidya R.K. Mishra und Rick Talcott (Adishakti LLC, 2016)

sehr schwacher Tee angewandt werden (eine Prise Heilkraut pro Liter gekochtes Wasser, 20 Minuten gezogen und dann langsam getrunken, damit es in die Leber kommt, ohne sie zu erhitzen). Weitere Informationen über Ashwagandha siehe Seite 95.

Kurkuma

Kurkuma wird wegen ihrer bewiesenen entzündungshemmenden, antioxidativen und krebshemmenden Eigenschaften seit langer Zeit in der indischen und chinesischen Medizin eingesetzt. Hunderte von Forschungsstudien rühmen ihre gesundheitlichen Vorteile: sie tötet Bakterien, hilft bei der Behandlung aller Krebsarten, verhindert und verlangsamt das Fortschreiten von Alzheimer, ist vorteilhaft für Menschen mit Depression und Multipler Sklerose, mildert die Symptome von Osteoarthritis und rheumatoider Arthritis und fördert die Wirkungen der Chemotherapie, wobei sie gleichzeitig deren Nebenwirkungen abschwächt. Die laufende Forschung zeigt einen potenziellen Nutzen für die Behandlung von Bauchspeicheldrüsenkrebs und multiplem Myelom. Vor allem unterbricht sie das Wachstum von Blutgefäßen, die Krebstumore versorgen und heilt beschädigte Haut, was besonders hilfreich für Psoriasis und andere entzündliche Hautkrankheiten ist.

Laut den ayurvedischen Texten hat Kurkuma heiße und trockene Eigenschaften. Während sie sehr günstig für die Leber sein kann und dabei hilft, das Blut zu entgiften, kann eine zu hohe Einnahme auf einmal in Kapselform die Leber in Bedrängnis bringen. Noch schlimmer ist es, den aktiven Wirkstoff, Kurkumin, allein zu nehmen, denn dies verstärkt die erwärmenden Nebenwirkungen von Kurkuma. Beide Heilmittel können bei oraler Einnahme den autoimmunen Hashimoto verstärken.

Eine Möglichkeit, um die überhitzende Qualität von Kurkuma zu vermeiden, ist es, sie in einer Gewürzmischung (einer sog. *Masala*) mit Gewürzen zu integrieren, die deren Hitze entgegenwirken (siehe das Rezept unten). Eine andere Möglichkeit besteht darin, Kurkuma (oder Ihre Masala) mit Wasser, Ghee, Dal (Linsen), und/oder Gemüse zu kochen. Die Fettmoleküle transportieren Kurkuma in die fettlöslichen Bereiche Ihres Körpers und das Wasser liefert die Kurkuma an die wasserlöslichen Bereiche Ihres Körpers. Sie können auch ein paar Minuten lang eine oder zwei Prisen Kurkuma in Milch kochen, das kühlt die Hitze darin und erlaubt die Verteilung in die Zellen.

Masalamischung

6 Teile gemahlener Koriander, 6 Teile gemahlener Fenchel, 1 Teil gemahlener Kreuzkümmel und 1 Teil gemahlene Kurkuma miteinander vermischen. Gut vermischen und in einem luftdichten Behälter aufbewahren. Verwenden Sie diese Gewürzmischung, wenn Sie Gemüse, Getreide, Suppen, Huhn, Dals und andere Rezepte kochen. Nehmen Sie ½–1 Teelöffel davon, je nachdem, wie groß die gekochte Menge ist.

Kurkuma-Tipps

Für eine strahlende, makellose Haut, 1 Tasse Milch zum Kochen bringen, eine Messerspitze gemahlene Kurkuma hinzufügen und 2 Minuten kochen. Die Hitze ausschalten, abkühlen lassen und langsam trinken.

Wenn Sie eine Erkältung oder Grippe haben, 1 Esslöffel Ghee bei niedriger Hitze schmelzen. 1 Teelöffel Kurkuma dazugeben und 1 Minute kochen, dabei ständig umrühren. Diese Mischung über Ihr Mittag- oder Abendessen gießen, um die Infektion zu bekämpfen. (Kurkuma tötet virale und bakterielle Infektionen, sobald es in Kontakt mit ihnen kommt.)

Noch ein Hinweis: Kurkuma gehört zur Familie der Zingiberaceae oder Ingwergewächse. Allerdings sollte, anders als bei Ingwer, das Rhizom oder die frische Kurkumawurzel nicht roh gegessen werden. Am besten trocknet und pulverisiert man sie. Kaufen Sie immer Bio-Kurkuma.

ANTIOXIDANTIEN: BESCHÜTZER DER ZELLEN

Nun, da Sie erfahren haben, dass Umweltgifte eine von vielen Ursachen dafür sind, dass ein hyperaktives Immunsystem oder eine Autoimmunkrankheit entstehen, sollten Sie auch sehr genau verstehen, wie man sie aus dem Körper entfernt. Ja, wir müssen unseren Körper von freien Radikalen befreien, doch wir müssen dies sorgfältig und auf eine Weise tun, durch die die Leber kühl bleibt und wir müssen sicherstellen, dass in unserem Körper keine freien Radikalen durch den Einsatz von künstlichen, menschengemachten Antioxidantien gebildet werden, die heute so weit verbreitet sind. Doch zuerst sollten wir etwas über freie Radikale und Antioxidantien erfahren. Wenn Toxine aus irgendeiner Quelle in Ihren Körper eindringen – pharmazeutische Arzneimittel, Luftverschmutzung, künstliche Verbindungen, die in industriell verarbeiteten Lebensmitteln, Zigarettenrauch, Röntgenstrahlen, Pestiziden usw. zu finden sind – erzeugen sie „oxidativen Stress", d. h. die Sauerstoffmoleküle in Ihrem Körper teilen sich in einzelne Atome mit ungepaarten Elektronen, die man freie Radikale nennt. Freie Radikale sind hochgradig reaktiv und imstande, Zellen, Proteine und sogar DNA zu schädigen. Zum Glück ist unser Körper mit dem Äquivalent eines Chemikalienabwehrteams namens Antioxidantien ausgestattet, die diese üble Kettenreaktion in den Zellen zum Stillstand bringt, ehe lebenswichtige Moleküle geschädigt werden.

Aktuell ist eine „medizinische Minirevolution" rund um die Vermeidung freier Radikaler und Oxidation im Gange. Vitaminergänzungsmittel-Hersteller bringen Hunderte unterschiedlicher Arten von synthetischen antioxidativen Ergänzungsmitteln auf den Markt. Doch klinische Versuche haben gezeigt, dass synthetisch produzierte Vitamin-Antioxidantien tatsächlich freie Radikale erzeugen! Das heißt, Ihre täglich eingenommenen synthetischen Multivitamin- und Mineral-Ergänzungsmittel schaden eher als zu nützen. Falls Sie zusätzlich zu viele antioxidative Ergänzungsmittel nehmen, können Sie Ihre körpereigene Fähigkeit unterdrücken, das eigene antioxidative Abwehrsystem in Gang zu setzen.

Es ist daher am besten, so viele antioxidantienreiche Nahrungsmittel wie möglich zu essen, die beim Kampf gegen freie Radikale helfen.

Antioxidantien im Essen

Viele Antioxidantien, die in unserem Körper am Werk sind, sind Nährstoffe aus unserem Essen. Dazu gehören Vitamin E (D-Alpha-Tocopherol), das in Nüssen, Saaten, Gemüse, Fisch, Vollkorn und Aprikosen enthalten ist, Vitamin C, zu finden in Zitrusfrüchten, Blattgemüsen, Cantaloupe-Melone, Kiwi und Beeren, und Beta-Carotin, vorhanden in Leber, Eigelb, Milch, Butter, Ghee, Spinat, Karotten, Kürbis, Brokkoli, Süßkartoffeln,

Cantaloupe-Melone, Pfirsichen und Getreide. Auch Kräuter und Gewürze enthalten Antioxidantien.

In der Tat findet man im meisten Obst und Gemüse Antioxidantien. Das Ayurveda empfiehlt die indische Stachelbeere, eine hochgeschätzte Frucht in Indien. Sie wird überwiegend getrocknet, in Tabletten- oder Pulverform eingesetzt. Die indische Stachelbeere, auch Amla oder Amalaki genannt, hat 20-mal mehr Vitamin C als eine Orange, erzeugt aber nach dem Essen Alkalinität (Säurebindungsvermögen), anders als synthetisch hergestelltes Vitamin C, das für Azidität verantwortlich ist, mit Nebenwirkungen wie Übelkeit, Erbrechen, Sodbrennen, Magenkrämpfen und Kopfschmerzen, um nur ein paar zu nennen.

Glutathion: Mutter aller Antioxidantien

Glutathion ist ein Antioxidans, das in jeder einzelnen Zelle Ihres Körpers zu finden ist. Tatsächlich ist es das einzige Antioxidans, das in den Zellen vorkommt. Es wird auch als „Mutter aller Antioxidantien" bezeichnet, denn es bereitet andere Antioxidantien wie Vitamin C und E wieder auf, sobald sie aufgebraucht sind. Es ist sogar imstande, sich selbst zu regenerieren.

Die höchsten Konzentrationen an Glutathion befinden sich in der Leber, dem wichtigsten Entgiftungsorgan des Körpers. Die Leber verfügt über zwei Entgiftungsphasen: In Phase 1 verwandelt die Leber die Toxine in wasserlösliche Verbindungen, wodurch sie leichter ausgeleitet werden können und in Phase 2 wird Glutathion eingesetzt, um diese Toxine zu binden, sodass sie in den Urin oder die Gallenflüssigkeit abgegeben werden können. Falls das Glutathion niedrig ist, können sich Toxine ansammeln, was schwerwiegende Auswirkungen auf Ihre Gesundheit haben kann, das schließt auch Autoimmunerkrankungen und Krebs ein.

Die antioxidativen und entgiftenden Kräfte in Glutathion entstammen der Aminosäure Zystein, das viele Menschen nicht ausreichend über ihre Ernährung aufnehmen. Dies führt bei den meisten zu einem Glutathionmangel, selbst wenn sie gesund sind. Gute Nahrungsquellen von Zystein sind Geflügel, Joghurt, Eigelb, Brokkoli, Rosenkohl, Hafer und Weizenkeime. Andere glutathionreiche Speisen sind Spargel, Spinat, Avocado, gelbe Zucchini, grüne Zucchini, Melonen, Grapefruit und Pfirsiche.

Die Glutathionwerte gehen auch aufgrund von übermäßig vielen Toxinen im Körper nach unten; wenn die Entgiftung in Phase 2 in vollem Gang ist, wird das Glutathion ziemlich stark aufgebraucht. Als Antioxidans ist es auch bei der Neutralisierung freier Radikale im Körper im Einsatz, denn es muss oxidativen Stress bekämpfen. Wie Sie sich also vorstellen können, haben viele von uns in dieser modernen Zeit einen niedrigen Glutathion-Spiegel.

Wie sich herausgestellt hat, ist Glutathion einer der wichtigsten Faktoren, der die Konversion von T4 zu T3 beeinflusst. Also führen ungenügende Werte zu Schilddrüsenproblemen. Aufgrund seiner Beteiligung an der Entgiftung und Leberfunktion könnte es auch eine entscheidende Rolle bei autoimmunen Schilddrüsenstörungen spielen. Deswegen ist es von größter Wichtigkeit, dass Patienten mit Hashimoto ihren Glutathion-Spiegel normalisieren.

Da Glutathion-Ergänzungsmittel im Verdauungstrakt nicht wirksam resorbiert werden können, kann man nicht einfach eine Pille schlucken, um seinen täglichen Bedarf zu decken. Es ist besser, wenn man es transdermal (durch die Haut) anwendet, den Verdauungstrakt überspringt und es direkt in die Blutbahn bringt. Wir empfehlen, die Glutathioncreme zweimal am Tag die Wirbelsäule entlang von oben bis unten aufzutragen, um optimale Ergebnisse zu erzielen. Einige Ärzte raten dazu, Glutathion einmal am Tag transdermal in die Fußsohlen einzureiben.

Stellen Sie sicher, dass das von Ihnen verwendete Glutathion natürlich und nicht synthetisch ist. Es ist schwer zu finden, aber online erhältlich. Meine Lieblingsbezugsquelle für natürliches Glutathion ist www.chandika.com (siehe Bezugsquellen).

Bluttests sind nicht der richtige Weg, um den Glutathion-Pegel zu beurteilen, denn es oxidiert außerhalb des Körpers rasch. Daher sollten Sie einfach versuchen, Ihre Glutathionaufnahme stabil zu halten – die meisten Menschen konsumieren über die Ernährung nur 35 mg Glutathion am Tag, deutlich weniger als die empfohlenen 250 mg.

Der genetische Faktor

Fortschrittliche Methoden der DNA-Analyse eröffnen einen ganz neuen Bereich in unserem Verständnis, warum manche von uns wie Pflanzen verwelken, die nicht gegossen werden, wenn sie Toxinen ausgesetzt sind, während andere ohne ein sichtbares Problem daran vorbeischlittern.

Es stellt sich heraus, dass mehr als 50 Prozent der Bevölkerung Genmutationen geerbt haben, die unter anderem ihre Entgiftungsfähigkeiten beeinträchtigen. Die gute Nachricht ist, dass unsere Ahnen, die diese genetischen Defekte auch hatten, durch die Jahrhunderte überlebten. Die schlechte Nachricht ist, dass wir jetzt in einer Welt leben, in der es nur so von Chemikalien und anderen Giftstoffen wimmelt, gegen die sich unsere Vorfahren nie zu wehren brauchten. Daher sollten wir uns in dieser modernen Zeit bemühen, unsere toxische Belastung niedrig zu halten, vor allem wenn wir herausfinden, dass wir diese genetischen Unzulänglichkeiten haben, die unsere Entgiftungsfähigkeiten behindern können.

Vielen Leuten fehlt z. B. ein Gen namens GSTM1 (Glutathion S-Transferase M1), das für die Herstellung und Wiederaufarbeitung von Glutathion wesentlich ist. Eine andere Genmutation ist unter dem Kürzel MTHFR bekannt und es sieht so aus, als ob in nicht allzu ferner Zukunft noch Dutzende weitere mit Hilfe von DNA-Proben entdeckt werden. Falls Sie diese Genmutationen geerbt haben, kann es leicht passieren, dass Sie eine toxische Überlastung haben, weil Ihre Glutathionvorräte schneller aufgebraucht sind als bei Leuten, die diese Mutation nicht haben.

Da Sie nun wissen, dass Sie vielleicht eine genetische Mutation haben, die Ihre Glutathionfunktion hemmt, können Sie verstehen, warum es von größter Wichtigkeit ist, sich so gesund wie möglich zu ernähren, Ihre Nährstoffe aus Essen, Kräutern und Gewürzen statt aus Ergänzungsmitteln zu bekommen und Ihre Belastung durch schädliche Chemikalien zu vermindern, denn sie alle können Ihren Speicher an Glutathion und anderen Antioxidantien erschöpfen.

Mit Dr. Mishra habe über die Tatsache gesprochen, dass DNA-Tests heute zeigen, dass viele von uns unvollständige Leitungsbahnen für die Entgiftung in der Leber haben – beispielsweise diejenigen, die sich auf die Produktion von Glutathion auswirken. Er erklärte mir mit Nachdruck: „Guduchi kann jede Entgiftungsleitungsbahn vervollständigen. Verabreiche diesen Patienten einfach Guduchi."

Wie immer hatte er recht. Da Guduchi als eines der heilsamsten Kräuter im ayurvedischen Kräuterrepertoire angesehen wird, wurden Hunderte von Studien durchgeführt, um seine Wirksamkeit zu untersuchen. Und es überrascht nicht weiter, dass viele Ergebnisse zeigen, dass Guduchi die Produktion von Glutathion in der Leber erhöhen kann, ob man einen genetischen Defekt hat oder nicht.

KÖNNEN NIEDRIGE VITAMIN-D-SPIEGEL AUTOIMMUNKRANKHEITEN AUSLÖSEN?

Das Vitamin-D-Molekül wurde zuerst 1920 entdeckt und dann als Vitamin klassifiziert, ein Stoff, der unerlässlich für die normale Entwicklung des Körpers ist. Doch erst 1932 wurde die chemische Struktur von Vitamin D entschlüsselt. Dabei fand man auch heraus, dass es ein Steroidhormon ist, genauer gesagt ein Secosteroid, das durch die Einwirkung des Sonnenlichts auf die Hautoberfläche gebildet wird.

In den letzten Jahren hat es eine dramatische Verringerung bei den Vitamin-D-Werten der US-Amerikaner gegeben und zwar, neben anderen Faktoren, infolge von:

- weniger Aufenthalt in der Sonne und die erhöhte Verwendung von Sonnenschutz, was gemeinsam die Bildung von Vitamin D blockiert,
- erhöhtem Auftreten von Adipositas, die mit geringen Vitamin-D-Werten zusammenhängt,
- entzündlichen Störungen des Verdauungstrakts, die eine Resorption von Vitamin D vermindern,
- hohen Cortisolspiegeln, die die Vitamin-D-Versorgung des Körpers erschöpfen.

Menschen mit dunkler Haut haben ein höheres Risiko für niedrige Vitamin-D-Werte. Sie müssen sich länger in der Sonne aufhalten als Leute mit hellerer Haut, um die gleiche Menge an Vitamin D zu produzieren, da das Melaninpigment in ihrer Haut als Sonnenschutz agiert.

Zahlreiche Studien haben einen Zusammenhang zwischen einem niedrigen Vitamin-D-Spiegel und autoimmunen Schilddrüsenbeschwerden wie

Hashimoto-Thyreoiditis gezeigt. Eine Studie ergab außerdem, dass niedrige Vitamin-D-Werte für das Wachstum von Viren in unterschiedlichen „Barrierebereichen" im Gewebe, wie dem Darm, verantwortlich sind. Sie erinnern sich an meine vorherigen Ausführungen, dass Darminfektionen als die Hauptursache für Entzündungen in unserem Körper impliziert wurden, was letztlich die Schilddrüsenfunktion beeinträchtigt. Andere Studien haben ergeben, dass 90 Prozent der Personen mit autoimmuner Schilddrüsenerkrankung einen Gendefekt haben, der ihre Fähigkeit zur Verarbeitung von Vitamin D beeinflusst.

Es sind weitere Forschungen vonnöten. Eine Tatsache ist jedoch klar: Niedrige Vitamin-D-Spiegel sind wohl bei einer Reihe von Autoimmunerkrankungen mit im Spiel. Somit ist es wichtig, sich ausreichend in der Sonne aufzuhalten, wenigstens 15–20 Minuten am Tag bei warmem Wetter, ohne Sonnenschutz. In den kälteren Monaten kann man auch eine transdermale Form von Vitamin D einsetzen, denn sie ist besser verträglich als Pillen, die den Verdauungstrakt stören können.

DIE SCHILDDRÜSE UNTERSTÜTZEN

Sobald man lernt, die angeborene Intelligenz des Immunsystems wiederherzustellen, indem man ein Protokoll befolgt, das die Gesundung von Darm, Leber und Knochenmark fördert, muss man auch die Schilddrüse unterstützen. Dabei gilt es, die in Kapitel 4 beschriebenen Kräuter zu verwenden: Shilajit, Ashwagandha, heiliges Basilikum, Patrang, Kanchanar und Coleus forskholii. Diese Kräuter werden dabei helfen, Ihre Schilddrüse wieder gesund zu machen. Um zu vermeiden, dass sie die Leber erhitzen und dadurch die positiven Schritte, die Sie zur Kühlung der Leber unternommen haben, wieder rückgängig machen, wenden Sie sie auf eine der folgenden Arten an:

- **Transdermal** (durch die Haut): Tragen Sie zweimal pro Tag eine dünne Schicht transdermale Creme entlang der Wirbelsäule auf.
- **Als Tinktur:** Vermischen Sie zwei oder drei Tropfen mit einem Liter Quellwasser und trinken Sie es in kleinen Schlucken über den Tag verteilt.

- **Als verdünnter Tee:** 1 Liter Wasser für 5 Minuten kochen und das heiße Wasser in eine Thermoskanne aus Edelstahl füllen. ¼ Teelöffel pulverisiertes Kraut hinzugeben. Die Thermoskanne zuschrauben und 20 Minuten ziehen lassen, dann den Tee über die nächsten 4 Stunden verteilt trinken.

Darüber hinaus sollten Sie die in Kapitel 8 beschriebenen Ernährungsrichtlinien befolgen, um Ihrer Schilddrüse jede mögliche Gelegenheit zur Heilung zu geben. Vermeiden Sie in den ersten Behandlungsstadien für Hashimoto oder für jede andere Autoimmunkrankheit Gluten und Kuhmilch. Die Proteine in Gluten und Kuhmilch sind schwer verdaulich. Zudem ähneln die Glutenmoleküle dem Schilddrüsengewebe. Wenn Ihr Immunsystem also in einem hyperreaktiven Zustand agiert, könnte es die Schilddrüsenzellen und die Glutenmoleküle angreifen.

Sie sollten auch alle anderen Lebensmittel meiden, auf die Sie empfindlich oder allergisch reagieren, bis Ihr Immunsystem sich beruhigt hat. Sie können diese Nahrungsmittel nach mehreren Monaten Behandlung allmählich wieder in Ihren Speiseplan aufnehmen. Falls Sie Hashimoto oder eine andere Autoimmunerkrankung der Schilddrüse haben, empfiehlt es sich, mit einem qualifizierten ayurvedischen Arzt zu arbeiten, der Erfahrung mit der Behandlung von Autoimmunerkrankungen hat. Ihr ayurvedischer Doktor wird Ihnen auch Ratschläge zu anderen Unausgeglichenheiten geben, die Sie vielleicht zeigen. Denken Sie daran: Jeder Mensch hat eine einmalige Physiologie und daher muss jeder Patient ein anderes Behandlungsprogramm befolgen.

Kontraindizierte Methoden zur Behandlung von Autoimmunkrankheiten

Folgende Behandlungen eignen sich nicht für Autoimmunerkrankungen der Schilddrüse wie Hashimoto-Thyreoiditis:

- Mariendistel, Klettenwurzel und Löwenzahnwurzel: Wie bereits erwähnt, sind diese Kräuter zur Behandlung jeder Art von Autoimmunkrankheit kontraindiziert, weil sie die Leber bei der Reinigung überhitzen und diese dadurch bei Patienten fehlschlagen und ein erneutes Aufflackern der Krankheit nach sich ziehen kann.

- Ahornsirup-/Cayennepfeffer-Reinigung: Dieses Rezept zur Reinigung ist im Internet weit verbreitet. Wir haben Opfer dieser Reinigung wiederholt in unserer Praxis erlebt. Der Cayennepfeffer erhitzt Blut und Leber und verschlimmert die Autoimmunkrankheit.
- Colon-Hydro-Therapie. Eine aggressive Spülung der Gedärme kann tatsächlich die delikate Ojas-Schicht im Darm verletzen und Apana Vata weiter aus dem Gleichgewicht bringen, was es extrem schwierig macht, die Hormone auszugleichen.
- Zwiebeln, Knoblauch und Asant: Auch sie überhitzen die Leber und verstärken eine Autoimmunkrankheit.
- Alkohol und Essig: Sie überhitzen die Leber ebenfalls.
- Leinsamen und Leinsamenöl: Auch sie überhitzen die Leber und sind zudem extrem erhitzend für die Milz.
- Große orale Dosen Kurkuma oder Ashwagandha: Beide sind jeweils sehr heilsam für Leber und Hormonsystem, doch wenn man sie oral in großen Mengen einnimmt (z.B. in Kapseln oder sogar in starken Tees), erhitzt das die Leber sogar noch mehr.
- Fasten: Es ist wichtig, den Körper von Toxinen zu befreien, die die Immunfunktion stören können, aber Fasten wird in diesen Fällen nie empfohlen, weil dies die Leber erhitzt, ohne die Nahrung zu verdauen.

6

Gallenblasenfunktion und die Schilddrüse

Sie wundern sich vielleicht, warum ein ganzes Kapitel dieses Buchs einem kleinen Säckchen gewidmet ist, das Gallensaft enthält. Obgleich sie oft übersehen wird, spielt die Gallenblase eine entscheidende Rolle in unserer Gesundheit. Sie ist bei vielen Krankheiten die verborgene Ursache. Dennoch konzentrieren sich Patienten und Ärzte fälschlicherweise darauf, die unterschiedlichen Symptome zu behandeln, die durch eine mangelhaft funktionierende Gallenblase entstehen, statt die Grundproblematik direkt anzugehen. Sehen wir uns also an, was die Gallenblase tut und wie sie durch eine unausgeglichene Schilddrüse beeinträchtigt wird.

WAS TUT DIE GALLENBLASE?

Abbau von Fetten

Die Gallenblase ist ein kleines Säckchen, das direkt unterhalb der Leber sitzt und die Gallenflüssigkeit speichert, die kontinuierlich von der Leber erzeugt wird. Die Galle besteht aus Gallensäuren und Salzen, Phospholipiden, Cholesterin, Pigmenten, Wasser und Elektrolyten, die die Lösung basisch halten (mit einem pH-Wert von etwa 7–8).

Bcvor wir cssen, ist dic Gallcnblasc voll von Gallcnsaft und hat ctwa die Größe einer kleinen Birne. Während wir essen, spritzt die Gallenblase in Reaktion auf die Verdauungssignale Galle in den Zwölffingerdarm (dem Anfang des Dünndarms). Bis zum Ende der Mahlzeit ist sie generell leer und so flach wie ein Ballon ohne Luft. Sie füllt sich zwischen den Mahlzeiten langsam wieder mit Galle, sodass sie für die nächste Runde Essen bereit ist, das hereinkommt.

Fettmoleküle sind riesige Kügelchen, die zu groß sind, um in unsere Zellen resorbiert zu werden. Sie nutzen uns nicht viel, solange sie nicht aufgespalten und in unsere Zellen assimiliert worden sind. Die von der Gallenblase aufbewahrte Galle enthält Lecithin, das diese großen Fettkügelchen in kleine Tröpfchen auflöst. Enzyme der Bauchspeicheldrüse umhüllen diese Tröpfchen dann und verarbeiten sie zu Partikeln, die klein genug sind, um durch die Darmwand in die Blutbahn zu gelangen. Dort werden sie dann in die Zellen aufgenommen und von ihnen absorbiert.

Abbau von fettlöslichen Vitaminen

Auf ähnliche Weise ist die Galle aus der Gallenblase auch verantwortlich für den Abbau fettlöslicher Vitamine (A, D, E und K), sodass unsere Zellen sie absorbieren können. Wie wir bereits besprochen haben, besitzen die meisten Menschen wegen mangelndem Aufenthalt in der Sonne und großzügiger Anwendung von Sonnenschutzpräparaten niedrige Vitamin-D-Spiegel. Aber in diesem Fall haben wir einen anatomischen Fall von Sonnenschutz, da eine träge Gallenblase zu einer reduzierten Resorption und Aufnahme von Vitamin D führen kann.

Ausscheidung von fettlöslichen Toxinen

Es gibt zwei Arten von Toxinen im Körper: wasserlösliche und fettlösliche. Die wasserlöslichen Toxine werden über Urin und Schweiß ausgeschieden. Fettlösliche Toxine werden von der Leber in wasserlösliche Toxine umgebaut und in die Galle abgegeben. Wenn die Gallenblase aktiviert wird, leitet sie diese Toxine über den Gallensaft durch den Dickdarm und schließlich werden sie im Stuhlgang ausgeschieden.

Wenn dieses Ausscheidungssystem nicht richtig funktioniert, können bedenkliche Toxine reabsorbiert werden und erneut in unseren Blutkreislauf gelangen. Dort werden sie schließlich in den Fettgeweben und im Gehirn (das aus Fett besteht) abgelagert und jahrelang gespeichert werden. Dadurch können sie ernste Krankheiten und Krebs verursachen. Verstopfung, Durchfall, Gas, Völlegefühl, Aufstoßen, Übelkeit und Blähungen sind Signale, dass Ihr Gallengangsystem (Leber und Gallenblase) nicht richtig funktioniert, was bedeutet, dass Sie wahrscheinlich fettlösliche Toxine einlagern. In diesem Fall versuchen Sie es mit einem Tee aus indischer Sarsaparillawurzel, die das beste Heilkraut ist, sowohl zur Reinigung des Fettgewebes, als auch zur Unterstützung, um Fette besser zu verdauen. Trinken Sie diesen Tee etwa sechs Monate lang 5-mal in der Woche.

Tee aus indischer Sarsaparillawurzel

1 Liter Wasser für 5 Minuten kochen und das heiße Wasser in eine Thermoskanne aus Edelstahl füllen. 1/2 Teelöffel ganze Koriandersamen und 1/2 Teelöffel indische Sarsaparillawurzel hinzufügen. Die Thermoskanne zuschrauben und mindestens 20 Minuten ziehen lassen, dann im Verlauf der nächsten 4 Stunden langsam trinken.

Um die Beseitigung von Toxinen aus dem Gehirn und Nervengewebe (was besonders hilfreich im Fall von Alzheimer, Multipler Sklerose, Demenz, Autismus und anderen neurogenen Leiden sein kann) zu erleichtern, fügen Sie 1/4 Teelöffel Guduchi-Pulver zur Sarsaparilla hinzu. Guduchi (siehe Seite 172) ist das beste Heilkraut, um das Nerven- und Hirngewebe zu reinigen.

Ausscheidung von Cholesterin

Unsere Galle ist auch die Hauptroute für die Ausscheidung von Cholesterin. Viele Steroidhormone wie Östrogen bestehen aus Cholesterin und auch sie müssen in der Galle abgebaut und über den Stuhlgang ausgeschieden werden.

Alkalisierung von Verdauungssäften

Die Gallenflüssigkeit ist sehr basisch, mit einem pH-Wert von ungefähr 8. Dies ist notwendig, um den hohen Säuregehalt der Verdauungssäfte zu mildern. Sobald diese Verdauungssäfte aus dem Magen in den Zwölffingerdarm gelangen, vermischen sie sich mit der alkalisierenden Galle, die aus der Gallenblase eingespritzt wird. Falls der Gallensaft nicht mühelos fließt und in der Gallenblase zurückgehalten wird, passieren die Verdauungssäfte den Rest des Darms als sehr säurehaltige Lösung, die nicht nur unsere Schleimhaut verbrennt, sondern auch die nützlichen Bakterien, die versuchen, in den Darmwänden zu wachsen. Im Laufe der Zeit kann diese Situation zu Entzündungen, Geschwüren und Infektionen im Darm führen.

WAS IST GALLENGRIESS?

Wiederholen wir nochmal: Der Zweck der Galle besteht darin, Fette aufzuschließen: Fette aus der Nahrung, die man isst, Fetthormone (Östrogen), fettlösliche Umweltgifte, fettlösliche Vitamine usw. Aber in Situationen, in denen mehr Fett in die Gallenflüssigkeit gelangt als die Galle bewältigen kann, bleibt das Fett dort hängen, statt in kleine Partikel zerlegt zu werden und aus der Gallenblase herauszufließen. Dann verbinden sich der Gallensaft und das Fett und erzeugen einen gelartigen, klebrigen Grieß, der immer dicker und klebriger wird und schließlich die Gallenblase und Gallengänge verstopft.

Dies kann zum einen geschehen, wenn die Gallenflüssigkeit zu lange in der Gallenblase bleibt. Eine verminderte Schilddrüsenfunktion verhindert, dass sich die Gallenblase Ihrer Gallenflüssigkeit entleert und dies ist daher eine der häufigsten Ursachen von Gallengrieß.

Gallengrieß kann sich zum anderen auch bilden, wenn man eiskalte Speisen und Getränke (Eiscreme, Frozen Yogurt, Eiswasser usw.) zu sich nimmt. Die Kälte führt dazu, dass die Fette in der Galle sich verdicken und erstarren. (Sie wissen ja, was mit Hühnersuppe geschieht, wenn man sie in den Kühlschrank stellt.) Dies ist einer der vielen Gründe, warum das Ayurveda empfiehlt, warme, gekochte Lebensmittel zu essen.

Zudem entwickeln viele Leute Gallengrieß, weil sie Kapseln aus Fischöl, Nachtkerzenöl, Leinsamenöl und anderen Ölen einnehmen, die viele Omega-3-Fettsäuren und fettlösliche Vitamine enthalten, wie Vitamin A, D, E und K. Wenn man all dieses Fett in die Gallenblase entlädt, kann dies ihre Fähigkeit überfordern, Fett abzubauen. Falls die Gallenblase mehr Fett enthält als ihre Galle verarbeiten kann, bildet sich Gallengrieß.

Auf ähnliche Weise können Diäten, die auf einen schnellen Gewichtsverlust ausgerichtet sind, zu Gallengrieß beitragen, weil die Gallenblase gezwungen ist, zu viele Mengen an Fett zu rasch zu verarbeiten. Ich ermutige meine Patienten immer dazu, langsam Gewicht zu verlieren, sagen wir mal 1 Kilogramm in der Woche, und Schritte zu unternehmen, damit ihre Galle dünnflüssig bleibt, wenn sie ihr Gewicht reduzieren. (Wir besprechen diese Schritte später in diesem Kapitel.)

Eine Ansammlung von Gallengrieß kann zu einer Verdickung der Gallenflüssigkeit, Entzündung der Gallenblase und Gallensteinen führen, die alle einen chronischen Schmerz unter dem Brustkorb auf der rechten Seite des Körpers auslösen können, der manchmal in die rechte Schulter oder die Spitze des Schulterblatts ausstrahlt. Dann gibt es eine ganze Reihe von Verdauungsproblemen, wie Aufstoßen, Blähungen, Übelkeit, Gas, Erbrechen, Fieber und Schüttelfrost sowie Komplikationen außerhalb des Verdauungstrakts. Es sollte mittlerweile klar sein, wie wichtig es ist, die Galle dünnflüssig zu halten, damit sie richtig aus der Gallenblase fließen kann. Behalten Sie das im Kopf, wenn Sie das nächste Mal eine Packung Eiscreme am Abend essen, wenn Ihr Verdauungsfeuer schon schläft oder wenn Sie Pommes frites in sich hinein schaufeln und eine eiskalte Limonade dazu trinken.

Gallengrieß entdecken

Wie kann man Gallengrieß entdecken? Ein Ultraschall des Bauchraums ist das häufigste Diagnoseinstrument, obwohl Gallengrieß häufig bei einer Computertomografie gefunden wird, die aus anderem Grund angeordnet wurde. Eine Choleszintigraphie (Gallenblasen-Szintigraphie) verwendet radioaktives Material, um die Gallenblasenentleerung zu messen. Eine endoskopisch retrograde Cholangiopankreatikographie (ERCP) verwendet ein Endoskop, um einen Farbstoff in den Gängen von Bauchspeicheldrüse, Gallenblase und Leber zu platzieren, um den Fluss durch diese Organe zu untersuchen.

Viele Patienten klagen jahrelang über Gallenblasensymptome, auch wenn sie nicht ihren Ursprung kennen. Wie bei der subklinischen Schilddrüsendysfunktion ergeben viele diagnostische Tests für die Gallenblase normale Ergebnisse. Das verwundert nicht, denn Gallengrieß kann schwierig zu diagnostizieren sein. Abgesehen von Tests gibt es verräterische Zeichen, dass Ihre Galle nicht fließt. Die Galle wird dunkel und macht den Stuhl braun. Heller oder gelblicher Stuhl ist daher ein gutes Indiz für mangelnden Gallenfluss.

Ein ordnungsgemäßer Gallenfluss sorgt für den Drang, die Toilette aufzusuchen und hält den Stuhl weich. Bei Gallengrieß können Sie an Verstopfung leiden und einen sehr harten Stuhl haben. Allerdings sollten Sie bedenken, dass wenn Sie an Verstopfung leiden, Ihr Stuhl länger als normal im Darm bleibt und dann auch eine dunkle Farbe annehmen kann. In diesem Fall ist die dunkle Farbe kein Indikator für den richtigen Gallenfluss.

Auf der anderen Seite kann mangelnder Gallenfluss auch Durchfall nach sich ziehen, denn der Gallensaft wird benötigt, um Fett im Darm abzubauen. Wenn das Fett nicht aufgespalten und resorbiert wird, kann es nach den Mahlzeiten zu einem fettigen Durchfall kommen. Sie sehen nach einem Stuhlgang vielleicht sogar Fetttröpfchen in der Toilette, ein sicheres Zeichen, dass Sie Fette nicht gut verdauen.

Andere Symptome dafür, dass Ihre Galle dick ist und nicht fließt, sind unter anderem Blähungen, Aufstoßen, Säurereflux, Übelkeit und Erbrechen oder hohe Cholesterinwerte. Viele Leute mit Gallengrieß spüren, dass sie zwar nicht an Verstopfung leiden, sich jedoch nicht vollständig entleeren können und oft mehrmals über den Tag verteilt zur Toilette gehen müssen, bis alles draußen ist.

Klopfen oder drücken Sie unter Ihren Rippen auf den rechten Oberbauch und sehen Sie, ob Sie dort irgendeinen Schmerz spüren oder ein Gefühl der Fülle, fast wie ein Ballon, der dort viel Wasser enthält und gegen Ihre Organe drückt. (Denn genau dies geschieht, wenn die Galle nicht fließt, denn die Leber produziert etwa einen Liter Galle am Tag. Stellen Sie sich vor, wie aufgebläht die Gallenblase ist, wenn die Gallenflüssigkeit dort steckenbleibt.) Falls Sie auch nur einige dieser Symptome haben, können Sie darauf wetten, dass Ihre Galle viel zu dickflüssig ist.

Ein Gramm Prävention, um ein halbes Kilo Gallengrieß zu vermeiden

Im Medizinstudium werden Gallenblasenerkrankungen in allen Erscheinungsformen behandelt: Gallensteine (wenn Substanzen in der Galle kristallisieren und Steine bilden), Cholezystitis (Entzündung der Gallenblase, im Allgemeinen durch einen Gallenstein, was Schmerz und Fieber verursacht und möglicherweise eine Operation erfordert, wenn die Entzündung wiederholt auftritt), Gallenblasenkrebs (glücklicherweise recht selten) und Gallenstein-Pankreatitis (wenn ein Gallenstein die Gänge blockiert, die die Bauchspeicheldrüse entleeren, was eine Entzündung der Bauchspeicheldrüse zur Folge hat).

Die Behandlungen reichen von Gallenblasen-OP bis zu Antibiotika gegen die Infektion, Chemotherapie und Bestrahlung bei Gallenblasenkrebs, Arzneimittel, um die Gallensteine aufzulösen und Lithotripsie, wobei Stoßwellen mit hoher Energie aus einer Maschine durch den Bauch geleitet werden, um die Gallensteine zu zertrümmern. In seltenen Fällen werden mit einer Nadel Chemikalien direkt in die Gallenblase injiziert, um die Steine aufzulösen.

Trotz der Behandlung bleiben ein paar Gallenstein-Patienten hochgradig symptomatisch, weil sie nach wie vor eine grießartige Galle produzieren oder ihre Leber ungenügend Gallenflüssigkeit herstellt.

Bedenken Sie: Ein diagnostischer Gallenblasen-Test mit negativem Ergebnis bedeutet nicht, dass Ihre Gallenblase mit 100 Prozent funktioniert. Falls man bei Ihnen auf der anderen Seite Gallengrieß oder eine träge Gallenblase festgestellt hat, müssen Sie nicht automatisch annehmen, dass sie entfernt werden muss. Es ist nicht so schwierig, den Gallengrieß zu verdünnen, sodass er wieder richtig fließt. Eine Entfernung der Gallenblase löst nicht immer die Verdauungsprobleme. In der Tat macht es die Sache manchmal sogar schlimmer. Doch wenn Sie Gallensteine entwickelt haben und unter schwerwiegenden Gallenblasenkoliken leiden, kann es zu spät sein, um es an diesem Punkt rückgängig zu machen. Ob Sie sie entfernt haben oder nicht, produzieren Sie weiterhin Galle und müssen nach wie vor die tiefergehenden Belange angehen, die zu Ihrem Galleproblem geführt haben. Dies bringt uns zur Schilddrüse.

DIE WIRKUNGEN DER SCHILDDRÜSE AUF DEN GALLENFLUSS

Mehrere kürzlich erschienene Studien berichten einen Zusammenhang zwischen Hypothyreose (und sogar auch der subklinischen Schilddrüsenunterfunktion) und Problemen mit dem Gallenfluss und Gallensteinbildung. Wie sich herausgestellt hat, kann die Schilddrüse den Inhalt der Galle und den Gallenfluss beeinträchtigen.

Ein Mangel an Schilddrüsenhormonen vermindert den Cholesterinstoffwechsel der Leber. Falls die Leber Ihr Cholesterin nicht abbauen kann, wird der Gallensaft extrem damit gesättigt. Dies wiederum erschwert es der Galle, aus der Gallenblase zu fließen und verhindert, dass sich Ihre Gallenblasenmuskeln zusammenziehen und den Gallensaft entleeren.

Eine niedrige Schilddrüsenfunktion vermindert auch die Sekretion von Galle aus der Leber in die Gallenblase, was zu einer Ansammlung von Cholesterinkristallen führt (und zur Entstehung von Gallensteinen beitragen könnte).

Und schließlich verhindert eine geringe Schilddrüsenfunktion, dass der Sphinkter Oddi (der Ringmuskel, der die Abgabe von Galle aus der Gallenblase in den Zwölffingerdarm kontrolliert) sich öffnet, weshalb keine Galle abfließen kann, sie zu lange in der Gallenblase bleibt und einen dicken Gallengrieß bildet.

Halten wir kurz inne und denken darüber nach. Dies ist einer dieser Fälle, in denen die moderne Forschung großartige Beweise für ein bahnbrechendes Thema mit enormen Auswirkungen auf unsere Gesundheit angehäuft hat. Aus irgendeinem Grund haben diese Informationen jedoch nicht den Weg zu den Patienten gefunden, die sie so dringend benötigen. Vielleicht gibt es so viele Forschungsarbeiten, dass vieles davon ungelesen bleibt?

In den ersten Jahren meiner Praxis war ich überrascht über die große Zahl von Patienten, meistens Frauen, aber auch viele Männer und sogar Kinder, die mit (zumeist, aber nicht nur, subklinischen) Schilddrüsenproblemen in meine Praxis kamen. Es dauerte nicht lange, bis ich einen Zusammenhang erkannte – immer, wenn ich bei der Pulsanalyse Schilddrüsenproblemen erkannte, fand ich auch immer eine Schwäche der Gallenblase. Ich stellte diese Kombination so oft fest, dass ich anfing, nach Forschungsergebnissen zu suchen, die meine Erkenntnisse bestätigten. Und es gab sie tatsächlich! Diese Studien erklärten so viele sich überschneidende Symptome meiner Patienten: Erschöpfung, Gewichtszunahme, Depression, Haarausfall und Arrhythmien durch geringe Schilddrüsenfunktion, zusammen mit Verstopfung, hohen Cholesterinwerten, Säurereflux und Drüsengeschwülsten (Myome, Zysten und Tumore an den Brüsten, Eierstöcken und der Schilddrüse), die durch einen Mangel an Gallenbildung und -fluss entstanden waren.

WAS GESCHIEHT, WENN DIE GALLE NICHT FLIESST?

Reabsorption von Toxinen und Hormonen

Wenn die Galle nicht fließt, hält Ihr Körper die Toxine im Körper, statt sie auszuleiten, was gefährlich sein kann. Stellen Sie es sich so vor: Ihre Leber nimmt alles auf, was Sie in Ihren Körper einbringen – ob Sie es schlucken, einatmen oder durch die Haut absorbieren – und filtert es. Dabei werden die Nährstoffe, die Sie brauchen, herausgefiltert und die Stoffwechselabfälle, Toxine und Hormone, die Sie nicht benötigen, sorgfältig in die Galle abgegeben. Diese werden dann in den Darm ausgeschüttet und über Ihren Stuhlgang rasch aus dem Körper entfernt. Falls die Galle jedoch zu dickflüssig ist und nicht fließen kann, bleibt sie in der Gallenblase hängen, wodurch die Toxine wieder zurück in Ihren Körper resorbiert werden.

Wie Sie sich vorstellen können, kann dies schwerwiegende Auswirkungen auf Ihre Gesundheit haben. Sie sammeln immer mehr Giftstoffe an, bis sie eine kritische Masse erreichen und Krebs oder Autoimmunerkrankungen verursachen. Deshalb können manche Leute mit einer guten Gallenblasenfunktion Jahr um Jahr Toxinen ausgesetzt sein und nicht krank werden, während andere mit träger Gallenblase durch die chronische Belastung erkranken. Letztere reabsorbieren diese tödlichen Toxine, die tief in den Körper und vielleicht sogar ins Gehirn dringen, was zu Parkinson-Krankheit oder anderen neurologischen Störungen führt.

Dasselbe gilt für Hormone. Was macht Östrogen? Es lässt Dinge wachsen. Bei Frauen lässt Östrogen die Brüste wachsen und rundet die Hüften in der Pubertät. Doch man möchte nicht zu viel Wachstum vom Östrogen, daher ist es die Aufgabe der Leber, das aufgebrauchte Östrogen zu entsorgen, indem es in wasserlösliches Toxin aufgespalten und in die Galle abgegeben wird, die es aus dem Körper trägt.

Wenn die Galle nicht fließt, wird Ihr Östrogen erneut aufgenommen, wodurch Sie hohe Östrogenwerte bekommen. Der Östrogenspiegel sollte in Balance mit den Progesteronwerten stehen. Falls das Östrogen dominant wird, kann es Myome und Zysten an den Brüsten und Eierstöcken bilden. Und wenn es noch eine Menge anderer Toxine gibt, die beispielsweise aufgrund von minderwertigem Essen oder Alkoholkonsum in Ihrem System zirkulieren, können diese Geschwülste sich zu Eierstock-,

Brust- oder Gebärmutterkrebs entwickeln. Bei Frauen werden die Hormone in Verhütungspillen, Unfruchtbarkeitsmedikamenten und Hormonersatztherapien durch die Leber verarbeitet und in die Galle abgegeben. Diese Verbindungen, die aus Cholesterin bestehen, verdicken den Gallensaft und erhöhen das Risiko auf Gallengrießbildung und Gallensteine. Daher bleiben sie oft in der Galle hängen, werden in den Körper reabsorbiert und tragen zu den hohen Raten von Gebärmutter-, Brust- und Eierstockkrebs bei, die bei Frauen auftreten, die diese synthetischen Hormone einnehmen.

Einige meiner Patienten, die Interesse an der Entgiftung haben, fragen, ob sie eine Leberreinigung durchführen können. Ausnahmslos erkläre ich Ihnen, dass wir zuerst den Gallenfluss steigern müssen, weil die Reinigung sonst nutzlos ist. Die Rolle der Gallenblase bei der Säuberung von Verunreinigungen wird häufig übersehen, ist jedoch essenziell.

Hohe Cholesterinwerte

Forschungen haben ergeben, dass 90 Prozent der Patienten mit klinischer oder subklinischer Hypothyreose hohe Cholesterinwerte haben. Es wäre geradezu unmöglich, keinen hohen Cholesterinspiegel zu haben, wenn Ihr Gallensaft das Cholesterin nicht richtig abbaut oder Ihre Schilddrüse die Leber daran hindert, Fette zu verarbeiten!

Ärzte verschreiben routinemäßig cholesterinsenkende Statin-Mittel, wenn das Cholesterin erhöht ist. Viele Ernährungsfachleute empfehlen ihren Patienten mit hohem Cholesterin, Ergänzungsmittel mit Niacin, Fischöl und Roter-Reis-Hefe einzunehmen. Aber der beste Ansatz besteht darin, das Problem hoher Cholesterinwerte an der Wurzel anzugehen: Bewahrt man die Schilddrüsenfunktion auf normalem Niveau, kann die Leber das Cholesterin effizient verarbeiten, wodurch die Gallenflüssigkeit dünnflüssig bleibt. Hunderte unserer Patienten haben ihr Cholesterin gesenkt, indem sie sich um ihre Schilddrüsen-, Leber- und Gallenblasenfunktion gekümmert haben. Auch hier gilt, dass das Ziel eines jeden Arztes darin bestehen sollte, den *Grund* für die Funktionsstörung zu bestimmen, statt einfach nur das Symptom zu behandeln.

Säurereflux

Wie ich bereits beschrieben habe, neutralisiert die Galle die Magensäuren, die in den Zwölffingerdarm kommen. Sie unterstützt auch einen natürlichen Abfluss, während die Verdauungssäfte sich durch den Verdauungstrakt bewegen. Dies geschieht infolge der Tatsache, dass der Gallensaft die peristaltische Bewegung des Darms fördert und das Essen durch den Körper und aus ihm heraus leitet. Falls Ihre Galle nicht fließt, wird die Säure, die in den Zwölffingerdarm gelangt, nicht neutralisiert, wodurch die eingeschlossenen Verdauungssäfte nach oben in die Speiseröhre fließen, statt nach unten in die Gedärme und so einen Säurereflux hervorrufen. In seinem Bemühen, jeden „Kanal“ (Speiseröhre), der trocken oder entzündet ist, zu befeuchten, produziert der Körper außerdem Schleim, um die Speiseröhre vor Säureschäden zu schützen und erzeugt einen chronischen Husten, der nicht besser wird, bis man den Gallenfluss in Ordnung gebracht hat.

Die überwiegende Mehrheit der Patienten, die mit Säurereflux (gastroösophageale Refluxkrankheit oder GERD) zu mir kommen, erhalten routinemäßig Protonenpumpenhemmer (PPI), um die Magensäuremenge zu senken. Dies mag manchen Patienten helfen, ihre Symptome recht schnell zu verringern, da die Säuremenge im Magen und Darm rasch und dramatisch abnehmen kann. Allerdings haben viele meiner Patienten keine Erleichterung. Viele klagen sogar über Verschlechterungen, weil ihre Galle nicht fließt und sie durch ihre PPI nun eine noch niedrige Magensäure haben, was es extrem schwer macht, das Essen zu verdauen. Überdies kann in so einer Situation eine Dünndarmfehlbesiedlung (DDFB) entstehen, weil die Magensäuren, die in den Zwölffingerdarm abgegeben werden, normalerweise pathogene Bakterien töten. Nun fehlen jedoch genau diese Säuren. Die jüngsten Forschungsergebnisse zeigen, dass viele Patienten, die PPI über einen längeren Zeitraum nehmen, eine DDFB bekommen.

In jedem Fall wurde die Rolle der Gallenblase bei der Erzeugung von Säurereflux heruntergespielt oder gar komplett übersehen. Viele Reflux-Patienten werden enorm davon profitieren, wenn sie lernen, wie sie ihre Galle dünnflüssig halten.

Osteoporose

Wenn der Gallensaft nicht fließt, bleibt der pH-Wert der Verdauungssäfte sauer. Die Verdauungssäfte werden vom Dünndarm direkt in die Blutbahn resorbiert, was zu einem sauren pH-Wert im Blut führt. Kalzium wird daraufhin aus den Knochen ausgewaschen, um den pH-Wert des Körpers aufrechtzuerhalten, was Osteopenie und Osteoporose zur Folge hat.

Gewichtszunahme und die Bildung von Cellulite

Wenn die Fette, die Sie essen, von der Gallenflüssigkeit nicht genügend aufgespalten werden, bleiben sie in der Blutbahn im Umlauf und werden mit der Zeit ranzig. Der Körper lädt daraufhin diese ranzigen Fette im Fettgewebe ab und erzeugt Cellulite und toxisches Fett. (Ein Tee aus Koriandersamen und indischer Sarsaparilla kann dabei helfen, das Fettgewebe zu reinigen; siehe Seite 174.)

SO HÄLT MAN DIE FUNKTION DES GALLENGANGSYSTEMS INTAKT

Hier ist ein vierteiliger Plan für die richtige Gallenfunktion:

- Eine ausreichende Gallenbildung fördern
- Die Galle dünnflüssig und in Bewegung halten
- Kleine Steine verkleinern, um die Spülung zu erleichtern
- Gallengrieß ausspülen

Eine ausreichende Gallenbildung in der Leber fördern

Wie bereits gesagt, sollte man zuallererst die Schilddrüsenfunktion unterstützen, damit die Leber und Gallenblase ihre Aufgaben wirksam erfüllen können.

Darüber hinaus besteht ein grundlegendes Prinzip im Ayurveda darin, dafür zu sorgen, dass die Ernährungsweise alle sechs Geschmäcke enthält: süß, sauer, salzig, scharf, bitter und adstringierend. Wir tun das gewöhnlich im Laufe des Tages automatisch und haben das Verlangen nach etwas Süßem hier oder einem bitteren Geschmack dort. Hier einige Lebensmittel, die den einzelnen Kategorien entsprechen:

- **Süß:** Milch, Ghee, Kokosnuss, Trockenfrüchte (Datteln, Rosinen, Feigen usw.), frisches süßes und saftiges Obst, die meisten Getreidesorten und natürliche Süßungsmittel
- **Sauer:** Zitronen, Limonen und andere Zitrusfrüchte
- **Salzig:** weißes Himalayasalz (die weiße Sorte, auch *Soma-Salz* genannt, hat eine kühlende Wirkung auf die Leber, während die rosa Sorte zu viel Agni (Hitze) enthält, daher die rötliche Farbe)
- **Scharfwürzig:** schwarzer Pfeffer, Chilis, Nelken, Zimt, Kurkuma, Cayennepfeffer, Meerrettich, Senfsamen, Asant und Wasabi
- **Bitter:** Grapefruit, Limonen, bitteres Blattgemüse (Löwenzahn, Grünkohl, Stängelkohl, glatte Endivie, Radicchio, Chicorée, Rucola usw.), gekochte Rote-Bete-Blätter und Bittermelone
- **Adstringierend:** Granatäpfel, Dattelpflaumen, Cranberrys, Quitten und, in geringerem Maße, Brokkoli, Blumenkohl, Artischocke, Spargel, Rüben, Roggen, Buchweizen, Quinoa, Äpfel, Sprossen und Hülsenfrüchte

Unsere moderne Diät besteht in erster Linie aus zwei Geschmacksrichtungen: süß und salzig. Die anderen vier Geschmäcke fehlen im Grunde auf unserem Gaumen. Aber eine Mischung aller sechs Geschmäcke ist unerlässlich für eine ordnungsgemäße Verdauung. Die Geschmacksrichtungen der Nahrungsmittel, die man verzehrt, fördern die Ausschüttung von Verdauungssäften, Enzymen und Galle. Sie sollten sich also bemühen, über den Tag verteilt all diese sechs Geschmacksrichtungen in Ihren Speiseplan aufzunehmen. Lernen Sie, mit unterschiedlichen Gewürzen und frischen Kräutern zu kochen, um den Geschmack aufzuwerten und Ihre Nahrungsverdauung zu verbessern. Essen, das gut aussieht und schmeckt, wird wesentlich besser verdaut als stumpfes, langweiliges, fades Essen. Obwohl alle sechs Geschmäcke für die richtige Verdauung benötigt werden, ist es der bittere Geschmack, der besonders gut dafür sorgt, die Gallenbildung in der Leber zu fördern. Deswegen empfehlen viele Kulturen, vor den Mahlzeiten bittere Kräuter, wie die bekannten Schwedenbitter, einzunehmen. Aus ayurvedischer Perspektive gelten Probleme mit Leber und Gallenblase als Probleme von Pitta-Dosha, das aus dem Gleichgewicht geraten ist. Der bittere Geschmack ist dafür bekannt, Pitta-bezogene Störungen zu mildern.

Es gibt also viele Kräuter und Gewürze, die die Gallenbildung unterstützen, z. B. Chicorée (das man in vielen Getreidekaffee-Mischungen findet), Kamille, krauser Ampfer, Niem, Guduchi, Kutki (*Picrorhiza kurroa*), Bhumi Amla und Kurkuma.

Die Galle dünnflüssig und in Bewegung halten

Vermeiden Sie schwere, schwer verdauliche Speisen: z. B. gereifte Käsesorten, kalte Kuhmilchprodukte (kalte Milch, Eiscreme, Laban, Frozen Yogurt), Nussmuse, rotes Fleisch, frittiertes Essen und minderwertige Fette wie Pflanzenöle, gehärtete Fette und Margarine. Bevorzugen Sie warme, gekochte Speisen wie Huhn, Pute, Fisch, Lamm, Getreide, Gemüse, gekochte Milch, frisch hergestellter Quark, Olivenöl, Ghee, Nüsse, Nussmilcharten, Saaten und frische sowie trockene Früchte.

Vermeiden Sie, zu schnell Gewicht zu verlieren: Nehmen Sie nicht mehr als ein Kilogramm Gewicht pro Woche ab.

Konzentrieren Sie sich auf Ihre Mahlzeit, wenn Sie essen, um Ihre Verdauungsvorgänge zu unterstützen. Blicken Sie auf Ihre Mahlzeit, wenn Sie sie zu sich nehmen. Erliegen Sie nicht der Versuchung zu lesen oder sich bei Ihrer Mahlzeit von irgendetwas ablenken zu lassen. Ihr Gehirn hat eine direkte Verbindung zu Ihrem Darm. Wenn Sie das Essen ansehen, kann Ihr Gehirn „sehen", was hereinkommt und dem Darm Signale geben, besondere Arten von Enzymen auszuschütten, je nachdem, welche Art von Lebensmitteln Sie gerade geschluckt haben.

Ruhig dasitzen, etwa fünf Minuten nach dem Essen, damit die Verdauungssäfte fließen und die verschiedenen Ringmuskeln von Magen, Gallenblase und Bauchspeicheldrüse sich öffnen können, um ihren Inhalt abzugeben. Falls Sie Zeit haben, legen Sie sich nach dem Essen fünf Minuten auf den Rücken, dann fünf Minuten auf die linke und weitere fünf Minuten auf die rechte Seite. Dies erlaubt es den Verdauungsorganen und Ringmuskeln, sich zu entspannen und ermöglicht, dass die Galle und andere Verdauungssäfte richtig fließen.

Kauen Sie gut vor dem Schlucken. Die Verdauung beginnt im Mund, denn die Enzyme im Speichel umhüllen die Nahrung. Wenn Sie Ihr Essen gut kauen, erleichtert dies die Arbeit Ihrer Verdauungsorgane, sobald Sie das Essen geschluckt haben.

Trinken Sie keine eiskalten Getränke, egal um welche Tageszeit, aber speziell nicht, wenn Sie essen, denn sie löschen Ihr „Verdauungsfeuer" und verhärten das Cholesterin und Fett in der Gallenflüssigkeit aus der Nahrung, die Sie gerade gegessen haben, wodurch sie sehr schwer verdaulich wird. Trinken Sie stattdessen über den ganzen Tag verteilt warmes oder raumwarmes Quellwasser.

Überessen Sie sich nicht. Der Verdauungstrakt kann nur eine gewisse Menge an Nahrung verarbeiten. Essen Sie mäßig große Portionen und nehmen Sie sich keine zweite Portion. Eine gute Faustregel, die man befolgen kann: Mit dem Essen aufhören, wenn man den ersten Sättigungsimpuls erhält, was normalerweise passiert, wenn der Magen zu etwa drei Vierteln voll ist. Es dauert etwa 20 Minuten, bis Ihr Gehirn registriert, dass Sie tatsächlich satt sind. Daher ist es keine gute Idee, zu essen, bis man absolut voll ist.

Essen Sie gekochte Speisen. Gekochte Nahrungsmittel sind immer leichter zu verdauen als Rohkost. Das Essen muss von Ihren Verdauungsorganen „gekocht" werden, sobald es in den Körper gelangt. Daher können Sie ihm die Arbeit erleichtern, indem Sie es kochen, ehe es in den Verdauungstrakt kommt.

Vermeiden Sie Verhütungspillen und Hormonersatztherapie, die den Gallensaft konzentrieren und Gallengrieß- und Gallensteinbildung fördern.

Vermeiden Sie die Einnahme von Kapseln, die Fette enthalten, z. B. Fischöl, Nachtkerzenöl, Leinsamenöl und andere Omega-3-Ölergänzungsmittel sowie die fettlöslichen Vitamine, wie die Vitamine A, D, E und K. Sie übersättigen Ihre Galle mit Fett und unterstützen die Gallengrießbildung und verhindern letztendlich deren Aufnahme in die Zellen.

Cholecystokinin:
Halten Sie die Gallenblase am Laufen!

Also wirklich! Das Wort Cholecystokinin bedeutet wörtlich „die Gallenblase bewegen". Sobald der Magen seine sauren Verdauungssäfte in den Zwölffingerdarm abgibt, wird dieses Hormon vom Zwölffingerdarm ausgeschüttet und regt die Kontraktion der Gallenblase an, was sie dazu zwingt, die Gallenflüssigkeit auszuschütten. Es stimuliert auch die Sekretion der Bauchspeicheldrüsenenzyme in den Dünndarm.

Doch wenn Ihr Magnesiumspiegel gering ist, könnte dies Ihre Gallenblasenkontraktionen (vergessen Sie nicht: Magnesium entspannt die glatten Muskeln) und die Ausschüttung von Cholecystokinin (CCK) vermindern, was in weniger Gallenfluss resultiert. Und dies kann schließlich zur Stagnation der Galle, die Bildung von Gallengrieß und letztendlich Gallensteinen führen.

Wie wir bereits erfahren haben (siehe der Abschnitt zu Magnesium auf Seite 59), gibt es viele allgemein verbreitete Gründe für Magnesiummangel in unserer Kultur. Dies trägt zu den zahlreichen Gründen bei, warum der Gallensaft möglicherweise nicht fließt und warum die meisten von uns an einer chronischen subklinischen Gallenblasenfehlfunktion leiden.

Kleine Gallensteine verkleinern

Sie sollten dies nicht ohne die Betreuung durch einen ayurvedischen Arzt tun, denn wenn Ihre Steine zu groß sind, kann es zu schwierig sein, sie aufzubrechen. Oder wenn Sie anfangen, einen großen Stein zu zerkleinern und er durch die Gallengänge abzugehen beginnt, aber nicht klein genug ist, um hindurchzugehen, könnte er den Gallengang blockieren und eine Gallenkolik auslösen. Doch es ist dennoch gut für Sie zu wissen, dass wir in unserem ayurvedischen Arzneibuch zwei Heilmittel haben, um Gallensteine aufzulösen: Pashan bhed und Kulthi-Linsen (Pferdebohne).

Pashan bhed/Coleus (*Coleus forskohlii*)

Pashan bhed (sein Name bedeutet „Steinbrecher") ist ein bekanntes ayurvedisches Heilkraut, das gewöhnlich zur Auflösung von Gallen- und Nierensteinen eingesetzt wird. Sie können es mit anderen Kräutern mischen, die Gallenfunktion und Gallenbildung unterstützen, um kleine Gallensteine aufzulösen; siehe das Rezept unten.

In diesem Tee hilft Pashan bhed, die Steine zu zerkleinern, Punarnava spült Toxine aus den Nieren, Kutki reinigt die Leber und Gallenblase und unterstützt eine gesunde Leberfunktion sowie den richtigen Gallenfluss, Triphala fördert den Gallenfluss aus der Gallenblase und Bhumi Amla reinigt die Leber und hält sie gleichzeitig kühl. Bhumi Amla besitzt auch das ungewöhnliche Merkmal, übermäßiges Pitta (Hitze) und Kapha (Schwere) auszugleichen, die beide notwendig sind, wenn man die Leber und Gallenblase behandelt. Die Schleimrüsterrinde schließlich bindet die aufgeschlossenen Kalziummoleküle aus dem Abbau der Steine und hilft bei ihrer Beseitigung aus dem Körper.

Tee, um Gallensteine aufzulösen

2 Tassen Wasser für fünf Minuten kochen. Je 2 Messerspitzen grobes Heilkrautpulver Bhumi Amla, Kutki (*Picrorhiza kurroa*), Pashan bhed, Punarnava (*Boerhavia diffusa*), Schleimrüsterrinde und Triphala ins heiße Wasser geben, 10 Minuten ziehen lassen und dann abseihen. Langsam im Laufe von 4 Stunden trinken. Täglich wiederholen.

Kulthi-Linsen (Pferdebohne)

Kulthi-Linsen oder Pferdebohnen sind das beste Heilmittel für die Auflösung von Gallen- und Nierensteinen, insbesondere wenn sie zu groß sind.

Linsen-„Tee“ zur Auflösung von Gallen- (und Nieren-)steinen

1 Tasse Quellwasser kochen und über eine Handvoll Kulthi-Linsen gießen. Abdecken und über Nacht stehen lassen. Am nächsten Morgen das Wasser trinken. Die Linsen während des Tages mit ein wenig Quellwasser bedeckt in den Kühlschrank stellen. Abends aus dem Kühlschrank holen, abgießen, dann eine weitere Tasse gekochtes Quellwasser hinzufügen, über Nacht stehen lassen und das Wasser am Morgen trinken. Wiederholen Sie dies noch einmal, bedecken Sie die Linsen tagsüber im Kühlschrank mit Wasser, gießen sie ab und weichen die Linsen über Nacht ein und trinken das Wasser am nächsten Morgen.

Wenn Sie das Wasser am dritten Tag getrunken haben, geben Sie die Kulthi-Linsen in einen Standmixer und zermahlen sie. Dann die Linsen in einen Topf schütten und ausreichend Wasser hinzufügen, damit sie etwa 2,5 cm hoch bedeckt sind, zusammen mit 1 Teelöffel Ghee und je einer Prise Koriander, Kreuzkümmel, Fenchel und Kurkuma. Etwa 30 Minuten zugedeckt kochen lassen oder bis die zermahlenen Linsen weich und verdaulich sind, während des Kochens bei Bedarf mehr Wasser dazugeben.

Nehmen Sie dieses Rezept 5–6 Monate in Ihren Tagesablauf auf und lassen Sie erneut Ihre Gallen- oder Nierensteine untersuchen.

Gallengrieß ausspülen

Falls Sie Gallengrießsymptome hatten (Übelkeit, Aufstoßen, Erbrechen, Säurereflux, träge oder zu häufige Stuhlgänge) und auf der rechten Seite eine Fülle unter den Rippen spüren, können die Empfehlungen unten Ihrem Gallenfluss helfen, damit sich Ihre Verdauung verbessert. Ein wichtiger Hinweis: Es wird nicht empfohlen, zu versuchen, den Gallengrieß auszuspülen, wenn Sie Gallensteine haben, egal ob groß oder klein, denn sie können unterwegs im Gallengang hängenbleiben und dann schlimmere Probleme verursachen.

Ausschüttung aus der Gallenblase

Die Gallenblase befindet sich rechts unter den Rippen. Legen Sie sich auf die linken Seite. Durch die Schwerkraft kommt es so zum ordnungsgemäßen Gallenfluss aus dem Sphinkter. Klopfen Sie sanft rechts unter die Rippen, wie wenn Sie ein Baby zum Aufstoßen bringen wollen. Dies regt die Galle zum Fließen an. Reiben Sie regelmäßig mit den Fingern am Gallenblasenmeridian entlang, der an der Seite beider Beine in dem Bereich verläuft, wo die Naht an der Hose ist.

Beginnen Sie über dem Schenkel oberhalb der Hüfte und üben Sie langsam Druck auf den Meridian von oben nach unten aus, streichen Sie von der Hüfte bis zum Knie. Wenn Sie das Knie erreicht haben, kehren Sie zur Hüfte zurück und arbeiten Sie durch die Knoten und schmerzhaften Bereiche entlang des Meridians – dabei immer nach unten bewegen, denn der Meridianfluss bewegt sich abwärts.

Während Sie am Meridian arbeiten, klopfen Sie immer wieder gegen die Gallenblase, d. h. Sie klopfen abwechselnd auf die Gallenblase und drücken den Meridian die äußere Hüfte hinunter bis zum Knie und verbringen mehr Zeit an Stellen, die sich uneben anfühlen. Dies sind die Bereiche, wo der Fluss des Prana stockt und das vollständige Entleeren der Gallenflüssigkeit verhindert.

Der Gallenblasenmeridian verläuft auch am Nacken. Falls Ihr Nacken also steif ist, ermitteln Sie die angespannten Bereiche, indem Sie die Nackenmuskeln entlang bis zu den oberen Trapezmuskeln massieren.

Legen Sie sich schließlich auf den Rücken und reiben Sie den Gallenblasenmeridian an Ihrem linken Bein mehrmals nach unten, da der Meridian auch am linken Bein entlang verläuft.

Während Sie daran arbeiten, hören Sie vielleicht, wie die Gallenblase beginnt, die Galle auszuschütten. Wenn Ihr Magen sehr entspannt ist, was hilft, dass sich der Ringmuskel öffnet, spüren und hören Sie, wie der Gallensaft ausgeschüttet wird.

Fahren Sie fort, bis die gesamte Gallenflüssigkeit entleert ist, was bis zu einer halben Stunde dauern kann. Falls Sie erfolgreich sind, sollten alle Verdauungssymptome, wie Übelkeit, rasch verschwinden.

KRÄUTER UND NAHRUNGSMITTEL, DIE DEN GALLENFLUSS FÖRDERN

Unser Ziel hier besteht darin, dass die Galle weiter aus Ihrer Leber und Gallenblase in den Dünndarm (Zwölffingerdarm) und nach unten durch den Rest von Dünn- und Dickdarm fließt und im Stuhlgang ausgeschieden wird. Folgende Kräuter und Lebensmittel helfen dabei.

Gemüse und Obst: Essen Sie ein paarmal pro Woche gekochte Rote Bete. Sie sind wahrscheinlich *das* beste Lebensmittel, um den Gallenfluss aus der Gallenblase zu fördern. Gekochte Artischocken sind auch äußerst nützlich zur Unterstützung des Gallenflusses. Äpfel und Karotten werden ebenso empfohlen, man kann sie roh oder gekocht essen.

Kräuter: Triphala, eine ayurvedische Rezeptur, die aus drei Beeren besteht – Amalaki (*Phyllanthus emblica*), Bibhitaki (*Terminalia belerica*) und

Haritaki (*Terminalia chebula*) – ist eine der besten Rezepturen, um den Gallenfluss zu stärken, Gewicht zu verlieren, das Cholesterin zu senken und einen normalen Stuhlgang zu fördern (verringern Sie die Dosis bei Durchfall und erhöhen Sie die Dosis bei Verstopfung). Der folgende Tee hilft auch:

Tee, um Gallengrieß auszuspülen

1 Liter Wasser für 5 Minuten kochen und das heiße Wasser in eine Thermoskanne aus Edelstahl füllen. Je 1/4 Teelöffel getrocknete Zichorienwurzel, ganze Koriandersamen, Bockshornkleesamen, Niem und indische Sarsaparillawurzel dazugeben (aber ohne Bockshornkleesamen, falls Sie zu viel Pitta oder Hitze im Körper haben). Die Thermoskanne zuschrauben und 20 Minuten ziehen lassen, dann im Verlauf der nächsten 4 Stunden langsam trinken. Täglich wiederholen. Zusätzlich zu den hier verwendeten Kräutern hilft die Hitze des heißen Wassers, den dicken Gallengrieß zu schmelzen.

Hinweis: Ich wiederhole: Versuchen Sie nicht, den Gallenfluss zu fördern, wenn Sie wissen, dass Sie Gallensteine haben, denn dann könnten sie abgehen, in einem Gang hängenbleiben und dort Probleme verursachen.

Triphala

Triphala ist vielleicht die anerkannteste und am häufigsten verwendete ayurvedische Kräuterrezeptur. Sie besteht aus drei getrockneten und pulverisierten Früchten – Amalaki, Haritaki und Bibhitaki. Der Volksmund in Indien sagt: „Keine Mutter? Keine Sorge! Triphala wird sich um dich kümmern wie eine Mutter um ihre Kinder."

Als ich anfing, die ayurvedischen Kräuter zu studieren, sagte man mir, dass die meisten Leute früher oder später diese Meisterfruchtmischung benötigen würden. Ich fragte mich, warum das wohl so wäre, da wir Hunderte von Kräutern für sehr spezielle Probleme haben und es sehr wenige Rezepturen gibt, die jeder brauchen würde. Erst als ich mehrere Jahre selbst praktizierte, fiel mir auf, dass die meisten Menschen Gallengrieß und Probleme mit dem Gallenfluss entwickelten, nicht nur einmal, sondern mehrere Male im Laufe ihres Lebens. Und wie sich herausstellt, ist Triphala ausgezeichnet, um den Gallenfluss und Gallengrieß aus der Gallenblase zu leiten. Es hilft auch dabei, Gewicht zu verlieren, senkt das Cholesterin, ist großartig für träge Verdauung, Gas und Blähungen, mildert Verstopfung, gleicht alle drei Doshas aus, verringert den Säuregehalt im Körper über den Gallenfluss, verhindert Gallensteine, reinigt den Darm von altem Kot und Toxinen, ist ausgezeichnet für die Augen, eine gute Vitamin-C-Quelle, hat natürliche entzündungshemmende, antimikrobielle und antioxidative Einflüsse und reinigt das Blut.

Da Sie nun alle Probleme kennen, die durch einen mangelnden Gallenfluss entstehen, erkennen Sie, warum Triphala als eines der heilsamsten ayurvedischen Heilmittel gilt. Vielleicht sollten wir das alte Sprichwort „Ein Apfel am Tag hält den Doktor fern" überdenken und es durch eine der wirkungsvollsten Rezepturen auf Früchtebasis im ayurvedischen Arsenal ersetzen, Triphala.

DIE ROLLE VON BALLASTSTOFFEN

Wir wissen schon länger, welch wichtige Rolle Ballaststoffe in unserer Gesundheit spielen. Wir wissen auch, dass die Menschen in Kulturen (wie unserer), die weniger Ballaststoffe in ihrer Ernährung haben, eher an ernstzunehmenden Krankheiten leiden als Leute in Kulturen mit größeren Mengen an ballaststoffreicher Kost.

Kürzlich haben Wissenschaftler die Rolle der Ballaststoffe jedoch in größerem Detail untersucht, und zwar in einem wenig bekannten, doch essenziell wichtigen System in unserem Körper, das man als enterohepatischen Kreislauf bezeichnet. *Entero* heißt „Darm" und *hepatisch* bezieht sich auf die Leber. Das enterohepatische System ist verantwortlich für die Beseitigung aller fettlöslichen Abfallprodukte aus der Blutbahn und lenkt den Transport der Galle aus der Leber durch den Dünndarm und wieder zurück.

Die Ballaststoffe in der Nahrung werden in zwei Gruppen unterteilt: unlösliche und lösliche. Unlösliche Ballaststoffe können nicht abgebaut werden. Dazu gehören die Ballaststoffe aus Weizenkleie, die Hülle von Popcornkernen und die Schale vieler Früchte und Gemüse. Diese Art von Ballaststoffen wirkt wie ein Besen, der durch den Verdauungstrakt fegt und dem Stuhl Volumen und Weichheit verleiht.

Lösliche Ballaststoffe stammen von den Strukturen in den Pflanzenzellen und wenn sie in den Verdauungstrakt kommen, absorbieren sie Wasser und werden zu einem dicken, zähflüssigen Gel. Beide Arten von Ballaststoffen helfen dabei, Galle durch den Verdauungstrakt zu zirkulieren, doch es sind die löslichen Ballaststoffe, die den Großteil der Arbeit machen.

Der enterohepatische Gallekreislauf

Die Leber produziert jeden Tag etwa einen Liter Galle. Sie emulgiert die Fette in den Nahrungsmitteln, die wir essen und wirkt auf die Fette in ungefähr der gleichen Weise ein, wie ein Spülmittel das Fett an schmutzigem Geschirr aufspaltet. Sobald die Nahrung abgebaut ist, wird sie im oberen Teil des Dünndarms resorbiert, den man als Krummdarm oder Ileum bezeichnet. Bis die Galle ihren Weg zum unteren Ende des Dünndarms (auch terminales Ileum genannt) zurückgelegt hat, ist sie in ihre Bestandteile zerlegt, die dann über die Blutbahn wieder zurück zur Leber gelangen, wo ihre Reise vorerst zu Ende ist.

Zu Beginn dieses Prozesses entfernt die Leber Fette, Cholesterin, fettlösliche Vitamine, fettlösliche Toxine und cholesterinbasierte Hormone aus den Lebensmitteln, Arzneimitteln und Ergänzungsmitteln, die wir aufnehmen und gibt sie in die neu gebildete Galle ab. Am Ende des Ileums passieren die diversen Bestandteile in der Gallenflüssigkeit, die nicht anderweitig gebunden sind, die Darmwand, gehen in die Blutbahn und zurück zur Leber, wo sie der neuen Galle hinzugefügt werden. Falls diese Bestandteile Toxine und Fremdstoffe enthalten und dieser Prozess sich unvermindert fortsetzt, wird die Galle immer giftiger.

Und hier kommen die Vorteile der Ballaststoffe zum Tragen: Ballaststoffe gehen eine enge Verbindung mit dem Gallensaft in Ihrem Darm ein und binden sich an alle schädlichen Toxine, Cholesterin, Hormone und Fette. Da Ballaststoffe nicht in die Darmwand absorbiert werden können, ist das auch nicht für die daran gebundene Galle möglich. Somit kann sie nur aus dem Körper über den Stuhlgang ausgeschieden werden, zusammen mit allen daran hängenden Toxinen, Cholesterin, Hormonen und Fetten.

Aus diesem Grund kann eine ballaststoffarme Ernährung zu hohen Cholesterinwerten und einer ganzen Reihe anderer Probleme beitragen. Karen Hurd, eine Ernährungsexpertin aus Wisconsin, die sich auf chronische digestive Störungen spezialisiert hat, stellt fest:

> Wenn die Galle richtig von Ballaststoffen begleitet und von unserem Stuhl aus dem Körper entfernt wird, gelangt weniger Gallensäure zurück zur Leber und in die Gallenblase. Das bedeutet, dass beim nächsten Mal, wenn wir eine Mahlzeit essen, die Fett enthält, die Leber frische, neue Galle herstellen muss. Sie produziert diesen neuen Gallensaft, indem sie Cholesterin (einen der wesentlichen Bestandteile von Galle) aus dem Blut holt und dadurch die Blut-Cholesterinwerte reduziert. Bei Bedingungen mit wenig Ballaststoffen geschieht dieser Ablauf jedoch nicht so einfach und daher hat das Cholesterin die Gelegenheit, in der Blutbahn zuzunehmen und sich in unseren Arterien anzuhäufen.

Sie erläutert weiter, dass wenn die Gallenflüssigkeit giftiger wird, weil sie die Toxine aus der alten Gallenflüssigkeit recycelt, sie grießartig wird wie Erde. Während die Galle immer mehr Toxine enthält, wird sie immer säurehaltiger und ruft eine Entzündung im Darm, Zwölffingerdarm und sogar noch weiter oben bis in die Speiseröhre hervor. Dies kann bewirken, dass es sich anfühlt, als ob Ihnen Ihre Nahrung im Hals stecken zu bleiben scheint. Es kann auch Hautprobleme verursachen, denn die Haut versucht, den Körper von diesen sauren Toxinen zu befreien. Und wenn diese extrem klebrigen Substanzen wieder zurück in die Blutbahn absorbiert werden, bleiben sie in den Arterien stecken und verstopfen sie. Schließlich, so ihre Beschreibung, kann die dauernde Reabsorption von Östrogen zu zahlreichen östrogenartigen Krebsarten wie Brust-, Gebärmutter-, Eileiter-, Eierstock- und Vaginalkrebs führen.

Die Lösung ist allerdings einfach: Beziehen Sie ballaststoffreiche Lebensmittel in Ihre Ernährungsweise mit ein. „Wenn Sie alle Ballaststoffe in einer Mahlzeit aufnehmen, wirkt das nur auf die Nahrung, die Sie dann zu sich nehmen, nicht das Essen, das Sie Stunden später verspeisen“, sagt Christine Gerbstadt, Autorin von *Doctor's Detox Diet* und eine Sprecherin der American Dietetic Association. „Ballaststoffe bleiben nicht im System und warten auf die nächste Mahlzeit. Falls Sie wollen, dass sich den ganzen Tag über Ballaststoffe an die Toxine binden, müssen Sie auch den ganzen Tag welche essen.“

Ballaststoffe in Ihre Ernährung integrieren

Hier sind ein paar gute Quellen von löslichen Ballaststoffen: Bohnen, Linsen, Haferkleie, Haferflocken, Reiskleie, Gerste, Zitrusfrüchte, Erdbeeren und Apfelmark.

Unlösliche Ballaststoffe finden sich in Vollkorn wie Weizen, Roggen, Reis, Gerste und den meisten anderen Getreidesorten, daneben in Kohl, Roter Bete, Karotten, Rosenkohl, Rüben, Blumenkohl und Apfelschale.

Pulverisierte Flohsamenschalen sind ausgezeichnet, um Toxine zu binden – man gibt einen Teelöffel in ein Glas zimmerwarmes Quellwasser, rührt um und trinkt es auf leeren Magen. Sie werden feststellen, dass der Flohsamen sehr gelartig und schleimig wird, wenn Sie umrühren. Es ist diese zähflüssige Qualität, die Toxine zur Entfernung aus dem Körper bindet. Pfeilwurzelmehl, Tapioka, Tarowurzel und Okra besitzen alle diese Klebrigkeit und binden daher diese Toxine ebenfalls ausgezeichnet. Verwenden Sie eines davon jede Woche in Ihrem Speiseplan.

Ich hoffe, Sie haben mittlerweile die Bedeutung einer angemessenen Leber- und Gallenblasenfunktion erkannt und welche Rolle der Gallensaft dabei spielt, dass wir gesund bleiben. Aber ich möchte einen Warnhinweis hinzufügen: Wir brauchen unbedingt Ballaststoffe in unserer Ernährung, doch wir sollten uns nicht ausschließlich auf Obst, Gemüse, Getreide und Linsen konzentrieren und alle anderen Speisen ausschließen. Mit anderen Worten, wir wollen nicht überkorrigieren. Wir sehen in der westlichen Ernährungsweise aktuell zwei Extreme. In einem Fall gibt es keine Ballaststoffe in der Ernährung; diese Leute essen nur Fleisch, Käsesorten, Kartoffeln, Mehlprodukte, Stärke und zuckerhaltige Nahrungsmittel.

Der zweite Fall sind Vegetarier, die Tierprotein komplett meiden. Nimmt man kein Tierprotein auf, können unserem Körper entscheidende Nährstoffe fehlen. Daher sollten Vegetarier Milch und Milchprodukte in ihre Ernährung aufnehmen. Auf der anderen Seite müssen Fleischesser dafür sorgen, dass sie Lebensmittel wie Früchte, Gemüse, Getreide und Hülsenfrüchte essen. Es ist zwar bekannt, aber ich wiederhole erneut: Die beste Ernährung ist eine ausgewogene.

7

Ayurvedische Behandlungen für spezielle, durch Schilddrüsenstörung hervorgerufene Leiden

Für eine Drüse, die weniger als 30 Gramm wiegt, ist die Schilddrüse ein strenger Zuchtmeister, der Myriaden von Funktionen in unserem Körper durchführt. Sie reguliert den Herzrhythmus, steuert den Stoffwechsel und trägt zu unserer Knochengesundheit bei, um nur einige ihrer Aufgaben zu nennen. Daher hat es weitreichende Folgen, wenn die Schilddrüse krank wird.

In den vorherigen Kapiteln haben wir Techniken und Heilmittel besprochen, um die Grundursachen von Schilddrüsenstörungen anzugehen, das Immunsystem wieder auszugleichen und die Schilddrüse zu stärken. Allerdings bestehen in manchen Fällen die Symptome des Missverhältnisses weiter, selbst wenn man diese Maßnahmen ergriffen hat. Es gibt zahlreiche Naturheilmittel, um diese hartnäckigen Symptome in Angriff zu nehmen. In diesem Kapitel beschäftigen wir uns mit ayurvedischen Behandlungen für Symptome, die man gewöhnlich bei Schilddrüsenunterfunktion und autoimmuner Hashimoto-Thyreoiditis beobachtet.

HAARAUSFALL/BRÜCHIGE NÄGEL

Bhringaraj

Bhringaraj (*Eclipta alba*) ist das wichtigste Heilkraut, das im Ayurveda für Haarpflege und -wachstum eingesetzt wird, doch es erhält und regeneriert nicht nur das Haar, sondern auch Zähne, Knochen, Gedächtnis, Sehvermögen und Gehör. Es kann innerlich eingenommen sowie zu einem Öl verarbeitet werden, das auf die Kopfhaut aufgebracht wird. Es ist am besten, Bhringaraj-Öl auf die Kopfhaut aufzutragen und dann (bei warmem Wetter) 20 Minuten in der Morgensonne zu sitzen, um die Follikel zum Haarwachstum anzuregen.

Aloe-Öl

In Fällen, wo die Kopfhaut durch zu viel Ama visha und Ġara visha heiß, juckend und schuppig ist, wird die Verwendung eines kühlenden Aloe-Öls (online erhältlich bei einigen Firmen für ayurvedische Kräuterprodukte) empfohlen. Lassen Sie das Öl 20 Minuten einwirken und waschen Sie es dann mit einem hochwertigen basischen Shampoo (frei von Natriumlaurylsulfat, Parabenen, Formaldehyd, Petrochemikalien, gentechnisch veränderten Organismen - GVO, Phosphaten, Ammoniak und Chlor).

Saaten und Nüsse

Ein Sesam-Mandel-Smoothie sorgt auch für schönes, glänzendes Haarwachstum; das Rezept finden Sie unten. Vergessen Sie nie, dass die Gesundheit des Haars tatsächlich ein Zeichen für die Stärke der Knochen ist. Deshalb müssen Sie zuallererst die Knochen nähren, um dickes, glänzendes Haar zu bekommen. Sesamsamen enthalten eine beeindruckende Menge an Mineralien, die notwendig sind, um die Knochendichte zu erhalten, wie Kalzium, Magnesium, Zink, Phosphor und Mangan. Mandeln sind reich an einfach ungesättigten Fettsäuren und eine ausgezeichnete Quelle für Kalzium und Magnesium. Sie spielen auch eine sehr wichtige Rolle bei der Knochendichte.

Wenn man die Sesamsamen röstet und mahlt, die Mandeln einweicht und die Mandelhäute entfernt, lassen sich die Nährstoffe in den Zellen am besten verdauen und resorbieren. Die Gewürze in diesem Rezept helfen auch bei der Verdauung und Aufnahme der Nährstoffe der Mandeln und Sesamsamen, damit sie angemessen im Knochengewebe absorbiert werden können, was dann zu üppigem Haarwachstum führt.

Sesam-Mandel-Smoothie

10 Mandeln
Etwa 1 Tasse Vollmilch, möglichst Bio
110 g geröstete Sesamsamen
1 MSP gemahlener Kardamom
1 MSP gemahlener Zimt
1 MSP gemahlene Nelken
1 MSP gemahlener Fenchelsamen
1 MSP gemahlener Ingwer
1 MSP Macis (Muskatblüte)
1 MSP gemahlene Muskatnuss
1 Prise frisch gemahlener schwarzer Pfeffer

Die Mandeln über Nacht in Wasser einweichen, dann abgießen, waschen und schälen. Die Milch zum Kochen bringen. Die Mandeln mit der heißen Milch in einen Standmixer geben, die übrigen Zutaten hinzufügen und pürieren. Mindestens viermal in der Woche auf leeren Magen trinken.

UNREGELMÄSSIGER HERZSCHLAG/ARRHYTHMIE

Kalzium und Magnesium

Kalzium lässt das Herz kontrahieren und Magnesium lässt es entspannen, wodurch ein regelmäßiger Rhythmus entsteht. Wenn das Magnesium aufgebraucht wird, schlägt das Herz unregelmäßig. In solchen Situationen empfehlen wir die transdermale Anwendung von Magnesiumchlorid. (Es wird nicht gut verdaut, wenn es oral eingenommen wird und durchläuft das System zu schnell, was Durchfall verursacht.) Zudem raten wir zu bioverfügbaren Formen von Kalzium, wie Korallenkalzium und einer Rezeptur namens *Praval Panchamrit,* eine hochgradig resorbierbare Form von Kalzium. *Praval* heißt „Koralle“ und *panch* bedeutet „fünf“, während *Amrit* dieses Mittel als „Nektar der Götter“ ausweist. Die Rezeptur enthält fünf Quellen von Kalzium: rote Koralle, weiße Koralle, zwei Arten von Perlen und Babyschneckenhäuser. Diese unterschiedlichen Kalziumquellen aus dem Meer werden zu einem Bhasma verarbeitet: Sie werden zermahlen und dann wiederholt verbrannt, wodurch eine feine Asche entsteht, deren Partikel klein genug sind, um in die Zellen aufgenommen zu werden. Andere Formen synthetischer Kalzium-Ergänzungsmittel sind nicht zu empfehlen, da sie nicht gut in unsere Knochen aufgenommen werden und sich in unseren Arterien anreichern können, was Plaque, Verhärtung der Arterien und Herzinfarkte verursacht.

Punarnava

Punarnava (*Boerhavia diffusa*) wird bei der Behandlung von hyperaktiven und hypoaktiven Nebennieren eingesetzt. Es ist auch das Heilkraut, das im Ayurveda primär eingesetzt wird, um für eine ordnungsgemäße Nierenfunktion und Wassereinlagerung zu sorgen.

Die Nebennieren sitzen auf den Nieren und produzieren ein Hormon namens Aldosteron. Es steuert unsere Nieren, damit sie Elektrolyte (Natrium, Kalium und andere) speichern, die Elektrizität erzeugen, Wassereinlagerungen verhindern und Muskeln zusammenziehen. All diese Faktoren tragen zu einem regelmäßigen Herzrhythmus bei. Die Elektrolyte werden von einer Reihe von Hormonen gelenkt, die meisten von ihnen entstehen in den Nieren und Nebennieren. Daher ist Punarnava ein ausgezeichnetes Mittel bei der Behandlung von unregelmäßigem Herzschlag, denn es unterstützt die Nieren und Nebennieren.

Andere Kräuter

Arjuna: Arjuna (*Terminalia arjuna*) stärkt nachweislich den Herzmuskel und wird für alle Arten von Herzrhythmusstörungen verwendet.

Shankhpushpi: Dieses Heilkraut (*Convolvulus pluricaulis*) wird im Ayurveda eingesetzt, um Angst und Stress – zwei Faktoren bei Arrhythmien – entgegenzuwirken.

HOHES ÖSTROGEN/NIEDRIGES PROGESTERON

Zwei der wichtigsten Hormone im Körper einer Frau sind Östrogen und Progesteron, die beide von den Eierstöcken produziert werden. Östrogen ist verantwortlich für das Wachstum der Gebärmutterschleimhaut in der ersten Hälfte des Menstruationszyklus und Progesteron dominiert die zweite Hälfte des Zyklus. Progesteron, dessen Name „für die Schwangerschaft" bedeutet, bereitet die Gebärmutter auf das Einnisten von befruchteten Eizellen und eine Schwangerschaft vor. Es reguliert die innere Schleimhaut (Endometrium) des Uterus und verhindert Gebärmutterkontraktionen, die den Embryo stören und zu einer Fehlgeburt führen könnten.

Es muss eine Balance im Verhältnis von Östrogen zu Progesteron bestehen. Wie bereits erwähnt, nimmt die Leber aufgebrauchtes Östrogen auf, zerlegt es in ein wasserlösliches Toxin und gibt es in die Gallenflüssigkeit ab, damit es mit dem Stuhlgang ausgeschieden wird. Doch wenn die Schilddrüsenfunktion niedrig ist, schüttet die Gallenblase keine Galle aus. Das Östrogen wird dann reabsorbiert, wodurch eine Situation aus hohem Östrogen- und niedrigem Progesteronspiegel entsteht.

Die häufigste Ursache für einen niedrigen Progesteronspiegel ist Stress. Cortisol und Adrenalin, die von den Nebennieren in Zeiten mit viel Stress ausgeschüttet werden, verringern das Progesteron.

Das Problem wird noch verstärkt, denn man weiß jetzt, dass viele der synthetischen Substanzen, die wir täglich benutzen, Östrogen im Körper nachahmen und sogar für Brustkrebs verantwortlich gemacht werden. Dazu gehören Kunststoffe, Pestizide, Herbizide, Lösungsmittel, Klebemittel wie Nagellack, Reinigungsmittel, Autoabgase und polychlorierte Biphenyle (PCB). PCB, künstliche Chemikalien, die früher eingesetzt wurden, um Elektrogeräte, Oberflächenbeschichtungen, Tinten, Klebemittel, Flammschutzmittel und Lacke herzustellen, sind heutzutage verboten, doch etwa 10 Prozent der seit 1929 produzierten PCB sind bis heute in der Umwelt vorhanden.

Zu viel Östrogen kann eine Gebärmutterblutung auslösen und lange Menstruationszyklen, Ovulationsblutung, Menstruationszyklen, die alle zwei Wochen kommen oder Menstruationszyklen verursachen, die nicht aufhören und manchmal einen Monat oder länger dauern. Es kann

Myome in der Gebärmutter und Zysten in den Brüsten oder Eierstöcken bewirken.

Drei Kräuter werden gewöhnlich eingesetzt, um das Verhältnis zwischen Östrogen und Progesteron wieder ins Gleichgewicht zu bringen: Lodhra (*Symplocos racemosa*), Ashoka (*Saraca asoca*) und Koriander (*Coriandrum sativum*). Das Teerezept unten verwendet alle drei in Kombination und ist generell ausgezeichnet für Ovulationsblutung oder schwere Blutungen und lange Menstruationszyklen.

Tee für schwere Menstruationsblutung

1 Liter Wasser für 5 Minuten kochen und das heiße Wasser in eine Thermoskanne aus Edelstahl füllen. Je 1/2 Teelöffel Lodhra, Ashoka und ganze (nicht gemahlene) Koriandersamen dazugeben. Die Thermoskanne zuschrauben und 20 Minuten ziehen lassen, dann im Verlauf der nächsten 4 Stunden langsam trinken. Täglich wiederholen. Falls die Menstruationsblutung nach ein paar Tagen mit diesem Tee noch immer zu stark bleibt, 1/2 Teelöffel weiße Eichenrinde beigeben, um die Blutung zu stoppen. Falls Sie aufgrund von Myomen oder Eierstockzysten schwer bluten, fügen Sie noch 1/2 Teelöffel Kanchanarpulver hinzu. Kanchanar ist berühmt dafür, dass es Drüsengeschwülste wie Zysten an den Brüsten und Eierstöcken, Schilddrüsenknoten und Gebärmuttermyome zum Schrumpfen bringt.

Dieses Rezept wirkt sehr rasch und hat viele Frauen davor bewahrt, Verhütungspillen oder Progesteron wegen schwerer Blutungen zu nehmen.

Ein letzter Hinweis: Vermeiden Sie, Fenchelknollen zu essen und Fenchelsamentee zu trinken, denn Fenchel wirkt enorm östrogen und arbeitet Ihren Bemühungen entgegen, das Verhältnis von Östrogen zu Progesteron auszugleichen. Spargel, Ananas und Papaya sind ebenfalls östrogen (in geringerem Maße als Fenchel) und sollten in der Ernährung weniger oft vorkommen – Sie können sie noch essen, aber nicht mehr als zwei oder dreimal pro Woche.

DEPRESSION

Arjuna

Dieses Heilkraut wird weithin als Herztonikum verwendet und ist vielleicht das beste Heilkraut, um emotionalem Stress entgegenzuwirken. Es ist besonders wirksam, wenn man es mit Rosenblüten kombiniert, die zur Behandlung von Traurigkeit und emotionalem Aufruhr eingesetzt werden.

Ashoka

Dieses Heilkraut, dessen Name „ohne Sorge" oder „kein Kummer" bedeutet, ist besonders hilfreich für jeden, der den Tod eines geliebten Menschen betrauert. Außerdem hat es noch den zusätzlichen Vorteil, wegen seiner tonisierenden Wirkungsweise auf den Uterus eine schwere Menstruationsblutung zu verhindern.

Mucuna

Wir empfehlen Mucuna (*Mucuna pruriens*) für Patienten, deren Depression mit geringer Energie und Antriebslosigkeit einhergeht. Es wird seit Jahrhunderten angewandt, um das reproduktive und das Nervensystem in Balance zu halten und erhöht die Libido bei Männern und Frauen. Es ist eines der besten essbaren Quellen der Aminosäure L-Dopa, einem direkten Vorläuferstoff zum Neurotransmitter Dopamin, der die Stimmung verbessert und die Energie erhöht.

GEWICHTSZUNAHME

Shilajit (Erdpech)

Shilajit ist vielleicht das beste Heilkraut für Gewichtsverlust. Laut Ayurveda besitzt Shilajit *Lekhaniya* oder fettausschabende Qualitäten, die übermäßiges Fett im Körper beseitigen. Dieses Heilmittel hilft Ihnen, Kalorien zu verbrennen, statt sie in Fett umzuwandeln. Aber bitte beachten Sie: Da dieses Heilmittel Fett verbrennt, ist es imstande, zu viel Hitze in der Leber zu erzeugen, daher nimmt man es am besten als Teil einer Rezeptur mit anderen Kräutern, die dessen erwärmende Qualitäten ausgleichen können. Es gibt Dutzende von Rezepturen mit Shilajit, die im Ayurveda-Versandhandel online erhältlich sind.

Garcinia

Garcinia (*Garcinia cambogia*) ist eine Tropenfrucht, die Hydroxycitronensäure (HCA) enthält, die dafür bekannt ist, dass sie den Appetit zügelt und die Fettproduktion verhindert. HCA unterbindet, dass ein Enzym, Citrat-Lyase, aktiv wird. Citrat-Lyase wandelt Kohlenhydrate in Fette um, die dann im Körper gespeichert werden.

Man kann Garciniakapseln nehmen oder einen Tee machen. Hier ist eines von vielen Rezepten.

Garcinia-Tee

1 Liter Wasser für 5 Minuten kochen und das heiße Wasser in eine Thermoskanne aus Edelstahl füllen. ½ Teelöffel Garcinia, 2 ganze grüne Kardamomkapseln, ein 1,3 cm langes Stück Zimtstange und 1 ganzes schwarzes Pfefferkorn hinzufügen. Die Thermoskanne zuschrauben und 20 Minuten ziehen lassen, dann im Verlauf der nächsten 4 Stunden langsam trinken.

Betelblatt

Betelblätter nach einer Mahlzeit zu kauen, um den Mund zu erfrischen, ist eine sehr verbreitete ayurvedische Gewohnheit. Das Betelblatt ist auch ein hilfreiches Mittel zum Abnehmen. Studien haben gezeigt, dass es den Stoffwechsel beschleunigt. Laut den alten ayurvedischen Texten unterstützen die Blätter die Verringerung des Meda Dhatu (Fettgewebes), was den Gewichtsverlust beschleunigt. Wenn man sie mit Kulthi-Linsen kombiniert, sind sie äußerst dienlich, um das Körperfett zu reduzieren.

Kulthi-Linsen

Kulthi-Linsen wachsen auf der harten, steinigen Erde im Himalaya. Weil sie robust genug sind, um auf Felsen zu wachsen, wird ihnen die Intelligenz zugesprochen, Verkalkungen aufzubrechen. Sie werden in erster Linie eingesetzt, um Nierensteine und kalzifizierte Toxine zu zerbrechen und als Nebenwirkung reduzieren sie das Gewicht, indem sie Fettgewebe entfernen.

Kulthi-Linsen sind in indischen Lebensmittelläden oder in manchen Bioläden erhältlich, man nennt sie manchmal auch Pferdebohne. Sie werden in Wasser mit Gewürzen, Gemüse und Ghee gekocht, wie eine Linsensuppe. Jedoch sollte man sie zuvor einige Minuten in einer Küchenmaschine mahlen, denn sie sind steinhart und brauchen ansonsten Stunden, um weich zu kochen. Gemahlen kochen sie in 30–40 Minuten.

Bockshornklee und Kreuzkümmel

Bockshornklee erhöht den Fett- (und Zucker-) Stoffwechsel und Kreuzkümmel senkt Kapha oder die Schwere im Körper. Man kann mit diesen Gewürzen kochen, doch da sie Fettverbrenner sind, sollte man aufpassen, wenn man übermäßig viel Hitze (Pitta) im Körper hat oder an zu viel Hitze in der Leber leidet.

Überlegungen zur Ernährung

Zusätzlich zu den oben genannten Kräutern ist es wichtig, Weizen und Reis zu vermeiden, die zwei schwersten Getreide. Die alten Ärzte erklärten, wenn man Gewicht reduzieren möchte, sollte man jeden zweiten Tag Gerste essen, denn Gerste vermindert von allen Getreidesorten Kapha am meisten. (Aber Gerste enthält Gluten, sollten Sie also glutenfrei essen, versuchen Sie es stattdessen mit leichterem Getreide wie Hirse, Buchweizen, Hafer, Quinoa oder Amaranth.)

Selbst wenn Sie dazu neigen, schnell zuzunehmen, ist Vollmilch trotzdem der hochgradig verarbeiteten fettarmen und entrahmten Milch vorzuziehen. Falls Sie Ihre Milchkalorien verringern wollen, verwenden Sie eine Verdünnung aus einer Hälfte Vollmilch und einer Hälfte Wasser, wenn Sie Haferflocken oder andere warme Zerealien essen.

Sorgen Sie dafür, dass Ghee einen festen Platz in Ihrem Speiseplan hat. Wenn Sie sich ohne oder mit wenig Fett ernähren, bleiben Sie hungrig und können dazu neigen, aus Heißhunger zu essen. Ich habe im Laufe der Jahre viele Leute erlebt, die Gewicht verloren haben, indem sie Ghee und gekochte Vollmilch in ihre Ernährung aufgenommen haben. Ghee von Weidekühen enthält konjugierte Linolsäure (CLA), die das Körperfett verringern kann! Wegen ihrer sättigenden und nährenden Qualitäten sind Vollmilch und Ghee ausgezeichnet, um die Appetitkontrollzentren im Gehirn zu beruhigen.

OSTEOPENIE ODER OSTEOPOROSE

Wie wir in früheren Kapiteln erläutert haben, spielen Schilddrüsenhormone eine zentrale Rolle im Knochenstoffwechsel. Ich sehe viele Patienten mit Schilddrüsenproblemen und dazugehöriger Gallenblasenfehlfunktion, bei denen Osteopenie oder Osteoporose diagnostiziert wurde. Es ist im Frühstadium behandelbar, befolgen Sie also am besten diese Leitlinien, sobald Sie sehen, dass Ihre Knochen poröser werden. So bleiben nicht nur Ihre Schilddrüse und Gallenblase in guter Verfassung, sondern Sie bewahren auch die Stärke Ihrer Knochen, wenn Sie älter werden.

Hier finden Sie die Nährstoffe, die für eine gute Knochengesundheit erforderlich sind, und deren beste Quellen. Bedenken Sie dabei allerdings, dass die genannten Mineralien an einer Kollagenmatrix hängen müssen. Kollagen ist in Tierprotein zu finden, daher ist es von äußerster Wichtigkeit, dass Sie genügend Protein aufnehmen, sonst kann alles Kalzium und Magnesium der Welt Ihnen nicht dabei helfen, die Knochendichte zu erhöhen (siehe Ernährungstipps für Proteinquellen in Kapitel 8, Seite 189, und die Informationen zu Knochenbrühe auf Seite 118 für gute Kollagenquellen).

Kalzium

Älteren Menschen wird empfohlen, mindestens 1.000 bis 1.200 mg Kalzium am Tag aufzunehmen. Doch wenn jemand ein Kalzium-Nahrungsergänzungsmittel nimmt und man seinen Puls fühlt, spürt man, dass das Kalzium im Blutstrom festsitzt. Mit anderen Worten: Kalzium-Ergänzungsmittel werden nicht in die Knochenzellen aufgenommen. Nicht absorbiertes Kalzium kann sich, was noch schlimmer ist, an den Arterienwänden anlagern. Dies geschieht meistens in Bereichen, wo oxidierte Fette liegen, was zur Plaquebildung und Verhärtung der Arterien beiträgt. Tatsächlich hat die Forschung keine Beweise dafür gefunden, dass eine erhöhte Kalziumeinnahme, die über die normale Aufnahme aus der Nahrung hinausgeht, Knochen stärkt oder Frakturen verhindert.

„Wir haben alle klinischen Studien über Kalzium-Ergänzungsmittel und Kalziumaufnahme aus der Nahrung auf Knochendichte und -brüche hin untersucht", schrieben Bolland et al., ein Forschungsteam aus Neuseeland. „Zusammengenommen ist dies unserer Ansicht nach der klarste Beweis dafür, dass die Einnahme von Kalziumpräparaten keinen Nutzen bringt. Darüber hinaus kann eine übermäßige Kalzium-Supplementierung schädlich sein."

Klinische Versuche haben gezeigt, dass Kalzium-Ergänzungsmittel oftmals kleinere gastrointestinale Nebenwirkungen verursachen und das Risiko von Nierensteinen, Herzinfarkten und Gelenkschmerzen erhöhen. Nebenwirkungen wie diese sind insbesondere durch synthetische Nahrungsergänzungsmittel typisch.

Es ist am besten, Kalzium aus natürlichen Quellen zu erhalten, wie z. B. Korallenkalzium oder Praval Panchamrit. (Beide wurden bereits in diesem Kapitel als Ergänzungsmittel für unregelmäßigen Herzschlag erwähnt.) Vergessen Sie nicht, dass hochwertige Milch, solange sie nicht kalt getrunken wird, vielleicht die beste Quelle für Kalzium in der Ernährung ist. Frischkäse wie Ricotta, frischer Mozzarella, Hüttenkäse, Speisequark und Paneer sowie selbstgemachter Joghurt sind ebenfalls ausgezeichnete Kalziumquellen.

Magnesium

In ihrem Buch *The Magnesium Miracle* hebt Dr. Carolyn Dean die Bedeutung von Magnesium in der Vorbeugung und Behandlung von Osteoporose hervor. Die Knochen benötigen Kalzium und Magnesium, erklärt sie. Kalzium härtet die Knochen, doch wenn man sie fallen lässt, zerbrechen sie wie ein Stück Kreide. Magnesium macht die Knochen biegsam wie die elastischen Hühnerknochen, ohne dass sie brechen.

In meiner Praxis empfehlen wir die transdermale Magnesiumtherapie. Es gibt mehrere ausgezeichnete transdermale Magnesiumprodukte auf dem Markt, die Magnesiumchlorid enthalten. Dies ist die bestmögliche Einnahmeform. Manche Ärzte empfehlen Bittersalze, doch sie enthalten Magnesiumsulfat, das der Körper erst in die Chloridform umwandeln muss. Daher ist es am besten, direkt Magnesiumchlorid zu nehmen. Zudem hat Magnesiumsulfat nur eine kurze Wirkung im Vergleich zur länger wirksamen Chloridform.

Gleichwohl sollten Sie reine Magnesiumprodukte genau unter die Lupe nehmen, denn die Seen und Meere, aus denen diese Magnesiumsalze stammen, sind oft mit Schwermetallen wie Quecksilber und Blei aus Kohlekraftwerksemissionen kontaminiert. Daher empfehlen wir Magnesium aus dem uralten Meeresgrund im Zechsteinmeer, das über 400 Meter unter der Erdoberfläche liegt, wo es von den Einflüssen der Luftverschmutzung verschont bleibt. Die Salze von dort wurden getestet und sind frei von Blei oder Quecksilber.

Vitamin D

Vitamin D ist der Name einer Gruppe von fettlöslichen Secosteroiden, Cholecalciferol (Vitamin D_3) und Ergocalciferol (Vitamin D_2). Vitamin D_3 wird in unserer Haut nach dem Aufenthalt unter ultraviolettem Sonnenlicht (UVB) produziert und Vitamin D_2 und D_3 treten natürlich in Fisch (auch in Lebertran) und Eiern auf. Doch wie bereits in früheren Kapiteln erwähnt, ist es fast unmöglich, ausreichende Mengen an Vitamin D aus dem Essen zu erhalten. Einzig und allein der Aufenthalt in der Sonne ermöglicht die Bildung von Vitamin D in Ihrem Körper.

Ein angemessener Vitamin-D-Spiegel ist äußerst wichtig für die Kalziumresorption in Ihrem Darm, der die Gesundheit Ihrer Knochen und Zähne bewahrt. Sie können Vitamin-D-Ergänzungsmittel nehmen, aber wie bei den meisten Nahrungsergänzungsmitteln gibt es Nebenwirkungen und für Vitamin D speziell besteht kein Konsens über die optimale Dosis. 2010 setzten die National Institutes of Health die empfohlene tägliche Tagesdosis (ETD) auf 600 I.E. für Säuglinge, Kinder und Erwachsene über 70 Jahre fest. Dies war eine Erhöhung ihrer früheren Empfehlung von 200 IE am Tag. Die Deutsche Gesellschaft für Ernährung empfiehlt 800 I.E. für Kinder ab einem Jahr, Erwachsene, Stillende und Schwangere. Für Säuglinge unter 12 Monaten werden ebenfalls 400 I.E. empfohlen. Wie wir aber bereits aufgezeigt haben, verarbeitet der Körper synthetische Ergänzungsmittel generell nicht sehr gut und diese Nahrungsergänzungsmittel können sich im Verlauf der Zeit im Körper anreichern, was zu Toxizität führt. Wir haben einfach keinen soliden wissenschaftlichen Beweis über die Langzeitsicherheit hoher Dosen an Vitamin-D-Supplementen.

Trotzdem haben viele Leute, die zu mir kommen, niedrige Vitamin-D-Werte, selbst wenn sie in Gegenden mit viel Sonnenschein leben und viel Zeit in der Sonne verbringen. Vertiefen wir uns also etwas in dieses Thema, um zu sehen, *warum* so viele von uns niedrige Vitamin-D-Spiegel haben. Studien deuten darauf hin, dass die Hauptursache hohe Kalziumwerte sind, da sie die Vitamin-D-Produktion hemmen. Es gibt einige mögliche Ursachen für einen hohen Kalziumspiegel:

- Regelmäßige Einnahme von synthetischem Kalzium
- Magnesiummangel (sehr verbreitet)
- Saurer pH-Wert (auch sehr verbreitet in einer Kultur mit hochgradig verarbeitetem Essen)
- Proteinmangel
- Leberfunktionsstörung
- Vitamin-K_2-Mangel (dieses Vitamin sichert den richtigen Einsatz von Kalzium in Ihrem Körper; siehe unten)

Wenn eine Vitamin-D-Ergänzung erforderlich ist, empfehlen wir transdermales Vitamin D aus Lebertran. Die transdermale Anwendung wird bevorzugt, weil Vitamin D, ein fetthaltiges Vitamin, Ihre Galle über einen längeren Zeitraum übersättigen und Gallengrieß erzeugen kann. Bei transdermalen Applikationen ist keine Überdosierung möglich; Ihr Körper nimmt einfach nur, was er braucht und schützt Sie vor den potenziell ernsten Folgen der sehr realen Möglichkeit einer Überdosierung, wenn man orale Ergänzungsmittel einnimmt.

Vitamin K_2

Es gibt vier fettlösliche Vitamine: A, D, E und K. Die Vitamine A, D und E werden in Ihrem Körperfett gespeichert, Vitamin K aber nicht, weswegen ein Mangel häufig vorkommt. Vitamin K_2 steuert das Kalzium aus Ihren Arterien in Ihre Knochen. Dadurch verhindert es gefährliche Kalziumablagerungen in den Arterien und Osteoporose.

Vitamin K_2 ist extrem selten in unserer Ernährungsweise. Man findet es allerdings in Ghee, das aus der Milch von Weidekühen hergestellt wurde.

Asthi shrinkala

Asthi shrinkala (*Cissus quadrangularis*) nährt und entgiftet da Knochengewebe. Es wird im Ayurveda weithin verwendet, um die Knochenmasse zu erhöhen und kann sogar die Heilung von Brüchen beschleunigen.

Man kann Asthi shrinkala in Kapselform kaufen und nach dem Frühstück und Abendessen einnehmen oder es täglich als Tee zubereiten: ½ Teelöffel des pulverisierten Heilkrauts in einen großen Becher heißes Wasser einrühren, 10 Minuten ziehen lassen und langsam trinken.

Guduchi

Guduchi satwa (*Tinospora cordifolia*) wird gewonnen, indem die stärkehaltigen Stängel der Guduchi-Pflanze entsaftet und getrocknet werden, sodass ein Pulver entsteht. Dieses einmalige Heilkraut hat die Fähigkeit, ins Knochenmark zu gelangen, es zu reinigen und eine Entzündung auf dieser sehr tiefen Ebene der Knochen zu verringern, wo die Knochenzellen, die Osteoblasten und Osteoklasten, entstehen. Die Osteoblasten bauen das Knochengewebe auf, während die Osteoklasten verantwortlich für den Knochenabbau sind. Somit ist das Knochengewebe ständig im Fluss, baut alte Knochen ab und ersetzt sie durch neue, gesunde Knochen.

Doch wenn im Knochenmark Toxine oder eine Entzündung vorhanden sind, lenken die Stammzellen dort ihre Osteoklasten-Produktion um und erhöhen sie fälschlicherweise, wodurch zu viel Knochenmasse abgebaut wird, was zu Osteopenie und Osteoporose führen kann.

Das ist ein weiteres Beispiel der weitreichenden und vielfältigen Einsatzmöglichkeiten von Guduchi satwa, weshalb die alten Seher es als eines der heilsamsten Kräuter zum Schutz unserer Gesundheit ansahen. Vergessen Sie nicht, dass im Knochenmark das Immunsystem und die Knochenzellen entstehen. Daher kann dieses sehr markante Heilkraut ein wirkungsvolles Mittel zur Behandlung von Autoimmunerkrankungen, Krebs und Osteoporose sein, alles Probleme, die durch Toxine im Knochenmark entstehen.

HOHE CHOLESTERINWERTE

Wenn die Schilddrüse versagt, wie zuvor erläutert, hat der Sphinkter Oddi in der Gallenblase es schwer, Gallensaft auszuschütten. Die Galle enthält reinigungsmittelartige Verbindungen, die Fette aus der Nahrung zur Resorption und Aufnahme in die Zellen in sehr kleine Tröpfchen zerlegen. Wenn die Schilddrüse schwach ist und die Galle nicht fließt, können Ihre Cholesterinwerte steigen. Diese Fette können dann frei durch ihr Blut zirkulieren, statt in die Zellen aufgenommen zu werden, wo sie verbrannt und in Energie umgewandelt werden.

Das Ayurveda verwendet zahlreiche Kräuter, um den Gallenfluss zu unterstützen. Ich empfehle im Allgemeinen die folgenden.

Triphala

Wie bereits erwähnt, ist Triphala eine populäre ayurvedische Rezeptur, die aus drei Früchten – Haritaki, Amalaki und Bibhitaki – besteht, deren Eigenschaften ausgleichend für alle drei Körpertypen, also Vata, Pitta und Kapha, sind. Die Kombination der drei Früchte arbeitet zusammen und liefert eine Vielfalt gesundheitlicher Vorteile. Es ist ein natürliches Antioxidans, stärkt das Immunsystem und nährt und verjüngt die Gewebe.

Es sorgt für regelmäßigen Stuhlgang und reinigt und tonisiert den Darm auf natürliche Weise. Unter anderem ist es ein großartiges Tonikum für die Gallenblase, denn es begünstigt die Ausschüttung von Gallenflüssigkeit. Wenn die Galle zu fließen beginnt, kann Triphala bei einigen Leuten den Drang steigern, zur Toilette zu gehen.

Man kann es als Tee trinken oder in Tablettenform einnehmen, entweder zur Schlafenszeit oder nach den Mahlzeiten. Wenn Sie zu oft zur Toilette gehen müssen, können Sie die Dosis reduzieren. Andererseits können Sie die Dosis erhöhen, falls eine niedrige Dosis Ihre Verstopfung nicht beseitigt.

Niem

Niem (*Azadirachta indica*) ist ein berühmtes ayurvedisches Heilkraut, das primär für Hauterkrankungen eingesetzt wird, denn es säubert ölige, akneanfällige Haut und besitzt antimykotische und antibakterielle Eigenschaften. Sein extrem bitterer Geschmack reinigt die Leber und fördert den Gallenfluss, die beide notwendig sind, damit die Cholesterinwerte niedrig bleiben. Dieses Heilkraut enthält ein wenig Hitze, wenn Sie also ein Brennen im Magen spüren, sollten Sie die Dosis verringern.

Indische Sarsaparilla

Dieses Heilkraut hilft bei der Verdauung und Ausscheidung von Fetten und hilft so, das Cholesterin zu senken, das in der Blutbahn unterwegs ist. Wenn der Gallensaft nicht fließt, werden die Fette aus der Nahrung nicht in Ihre Zellen aufgenommen und bleiben deshalb in der Blutbahn (weswegen das Cholesterin ansteigt) und im Darm, wo sie ranzig werden. In seinen Bemühungen, sich dieser ranzigen Fette zu entledigen, lädt der Körper diese dann in den Fettzellen ab, was zur Bildung von toxischem Fettgewebe (Meda Dhatu) führt. Das indische Sarsaparilla (*Hemidesmus indicus*) ist das beste Heilkraut, um das Fettgewebe zu reinigen.

Dieses Heilkraut ist auch angezeigt, wenn Ihre Fette nicht verdaut und richtig absorbiert werden und stattdessen in Ihren Stuhl gelangen, wo Sie sie als kleine Fettkügelchen erkennen können. Das ist das beste Heilkraut zur Behandlung dieser Störung. Dieses Heilkraut ist insofern einmalig, als es zwar bei der Verbrennung von Fetten und Cholesterin hilft, aber gleichzeitig eine kühlende Eigenschaft besitzt. Dadurch kann es eingesetzt werden, falls im Körper überschüssiges Pitta vorhanden ist (im Gegensatz zu Niem und Bockshornklee).

Bockshornkleesamen

Forschungen haben die Wirksamkeit von Bockshornkleesamen, oder auch *Methi*, in unserer Ernährung (oder in Tee) gezeigt, um das Cholesterin zu senken. Da sie jedoch eine erhitzende Tendenz haben, empfehlen wir ihre Verwendung in Maßen, falls Sie wissen, dass Sie zu viel Pitta besitzen.

❧ *Tee zur Senkung von Cholesterin*

1 Liter Wasser für 5 Minuten kochen und das heiße Wasser in eine Thermoskanne aus Edelstahl füllen. Je 1/4 Teelöffel ganze Koriandersamen, Bockshornkleesamen, Niem und indische Sarsaparillawurzel dazugeben.

Die Thermoskanne zuschrauben und 20 Minuten ziehen lassen, dann im Verlauf der nächsten 4 Stunden langsam trinken.

Dieser Tee senkt nicht nur das Cholesterin, sondern reinigt auch Leber, Blut und Fettgewebe.

Guduchi

Durch seine Fähigkeit zur Leberreinigung und Unterstützung der Leberfunktion, werden Guduchiblätter und -stängel allgemein in der ayurvedischen Praxis zur Cholesterinsenkung eingesetzt. Die Blätter können allerdings erwärmend wirken, daher sollte man diesen Teil der Pflanze vermeiden, wenn man an übermäßigem Pitta oder Symptomen überschüssiger Hitze leidet wie an Kopfschmerzen, Ausschlägen oder Durchfall, um nur einige zu nennen. Benutzen Sie stattdessen den stärkehaltigen Stängel der Pflanze (Guduchi sattwa).

Wenn Sie einfache Guduchi-Tabletten nehmen, ist die empfohlene Dosis eine Tablette nach dem Frühstück und eine nach dem Abendessen. Falls Sie Guduchi-sattwa-Pulver bekommen, verrühren Sie ¼ Teelöffel mit ¼ Tasse zimmerwarmem Quellwasser und trinken Sie es zwei- oder dreimal pro Tag nach den Mahlzeiten.

VERSTOPFUNG

Es gibt viele Gründe für Verstopfung:

Mangelnder Gallenfluss aufgrund von Schilddrüsenschwäche: Verwenden Sie Triphala oder Haritaki, die den Gallenfluss anregen und den Stuhlgang weicher machen können. Triphala und Haritaki gelten nicht als Abführmittel und machen daher auch nicht abhängig wie Senna und Cascara sagrada, bekannte Kräuter-Abführmittel, die kontraindiziert sind.

Vata-Störung: Da Vata in der Apana-Region angesiedelt ist, wo sich unser Darm befindet und Vata das Element von Luft und Trockenheit ist, wird unser Verdauungstrakt manchmal zu trocken, was Verstopfung verursacht. Versuchen Sie, eine Tasse Milch zu kochen und einen Teelöffel Ghee dazuzugeben. Trinken Sie das langsam am Abend, um Ihren Darm am nächsten Tag zu befeuchten.

Dehydrierung: Trinken Sie viel basisches Quellwasser, nehmen Sie es über den ganzen Tag verteilt in kleinen Schlucken zu sich. Trinken Sie nicht zu viel vor, während oder nach den Mahlzeiten, denn zu viel Wasser kann Ihre Verdauungsenzyme verdünnen.

Bestimmte Speisen sind zur Behandlung von Verstopfung indiziert: gekochte Trockenpflaumen, Okra, Rote Bete, Blaubeeren, Mangos, gekochter Kohl und süße und saftige Birnen. Probieren Sie diese Nahrungsmittel aus, ob Sie bei Ihnen wirken. Essen Sie frisches Obst immer zwischen den Mahlzeiten auf leeren Magen, denn sie werden schnell verdaut und könnten im Magen fermentieren, wenn sie darauf warten, dass andere Lebensmittel verdaut werden.

Trockenfrüchte wie Trockenpflaumen sollten entweder über Nacht zugedeckt in einer Schale Quellwasser eingeweicht oder gekocht werden, damit sie wieder mit Wasser aufgefüllt werden. Sie sollten getrocknete Nahrung immer vermeiden, denn sie führt zu einem trockenen Stuhlgang. Dazu gehören Trockenfrüchte und austrocknende Lebensmittel wie Reiswaffeln, Salzstangen und Kräcker. Vermeiden Sie auch zu viel Getreide, Nudeln und Brot, da sie ebenfalls flüssigkeitsbindend sind. (Erinnern Sie sich, Vata ist das Element der Trockenheit, zu viele trockene Nahrungsmittel sorgen daher für Verstopfung.)

SCHLAFLOSIGKEIT UND ANGST

Die meisten Heilmittel, um den Geist zu beruhigen, können synonym auch gegen Schlaflosigkeit und Angst eingesetzt werden.

Ashwagandha

Ashwagandha ist eines der besten Kräuter zur Behandlung der Schilddrüse und verhindert die Ausschüttung von zu viel Cortisol aus den Nebennieren, wenn wir unter Stress stehen, was Probleme verursachen kann, ein- oder durchzuschlafen. Darüber hinaus fördert der sedative Effekt von Ashwagandha einen erholsamen Schlaf und ist daher Bestandteil vieler ayurvedischer Schlafrezepturen.

Gekochte Milch mit Gewürzen

Eine Tasse Milch mit je einer Prise Kardamom, Zimt, Muskatnuss und Kurkuma vermischen. Die Milch mit diesen Gewürzen für drei Minuten kochen, dann abseihen (falls Sie ganze Gewürze verwenden) und langsam vor dem Schlafengehen trinken. Dies wird den Schlaf fördern und Ihnen helfen, die Nacht durchzuschlafen.

Kalmuswurzel

Kalmuswurzel ist ein natürliches Sedativum, das allgemein zur Nervenberuhigung und Beseitigung von Schlaflosigkeit benutzt wird.

Jatamansi

Jatamansi (*Nardostachys jatamansi*) gleicht die Neurotransmitter im Gehirn aus und fördert den Schlaf. Es ist ein starkes Beruhigungsmittel und mit Baldrian verwandt. Es kann eine Überreizung des Verstands lindern und für tiefen Schlaf sorgen. Dieses wunderbare Heilkraut ist bei Schlaflosigkeit eine bessere Medizin als Melantonin-Ergänzungsmittel. Ihre Zirbeldrüse produziert Melantonin. Wenn man es oral einnimmt, stellt Ihre Zirbeldrüse prompt dessen Produktion ein. Eine gute Faustregel ist, nichts einzunehmen, was Ihr Körper bereits selbst herstellt, sondern stattdessen Ihrem Körper bei der Heilung zu helfen, damit er diese Substanz wieder selbst produzieren kann.

Baldrianwurzel

Baldrianwurzel (*Valeriana officinalis*) wird von ayurvedischen und westlichen Ärzten gleichermaßen eingesetzt, denn es unterstützt Entspannung und Schlaf und vermindert Stress. Es hilft Ihnen, schneller einzuschlafen, liefert eine bessere Schlafqualität und bietet Erleichterung bei Unruhe und anderen angstbedingten Symptomen.

Weiße Mohnsamen

Diese Saaten sind weniger bekannt als schwarze Sesamsamen und können Vata im Geist (Prana Vata) beruhigen. Wenn das Denken überaktiv ist, kann das einem guten Schlaf im Weg stehen. Sie können tagsüber weiße Mohnsamen zu Getreide und Haferflocken geben oder eine Portion Chutney mit weißen Mohnsamen (siehe das Rezept unten) direkt vor dem Schlafengehen probieren.

Chutney mit weißen Mohnsamen

1 Teelöffel weiße Mohnsamen mit 1 Teelöffel Kokosnuss (geraspelte frische Kokosnuss ist am besten, aber getrocknete geht auch) mischen. ½ Teelöffel Ghee bei mittlerer Hitze in einem Pfännchen schmelzen, bis es klar ist, dann je eine Prise gemahlenen Kreuzkümmel und gemahlene Kurkuma hinzufügen. Sofort vom Herd nehmen, zur Mohnsamenmischung geben und gut verrühren. 5 Minuten stehen lassen, dann eine Prise Salz hinzufügen und essen.

Hinweis: Weiße Mohnsamen enthalten geringe Mengen an psychoaktiven Opiaten, primär Morphin. Forschungen haben gezeigt, dass Morphin und Kodein manchmal bis zu 48 Stunden nach der Aufnahme von Mohnsamen im Urin nachweisbar sind. Falls Sie also am Arbeitsplatz oder aus anderen Gründen einen Urintest machen lassen müssen, sollten Sie keine Mohnsamen zu sich nehmen.

Ölbehandlungen

Abhyanga oder tägliche Ölmassage wird häufig zur Entgiftung und zur Nährung und Verjüngung von Körper und Geist empfohlen und ist auch ein wunderbares Heilmittel gegen Angst und Schlaflosigkeit. Anleitungen dazu finden Sie auf Seite 52. Besonders zur Behandlung von Angst und Schlaflosigkeit sollten Sie ein Vata-ausgleichendes Öl nehmen, das noch zusätzlich die Nerven beruhigt. Reibt man ein Vata-ausgleichendes Öl auf die Kopfhaut und/oder auf die Fußsohlen, ist dies auch äußerst wirksam bei der Behandlung von Schlaflosigkeit.

Nasya

Nasya ist die Praxis, ein mediziniertes Öl in die Nasenöffnungen zu träufeln. Wie in Kapitel 1 erwähnt, sind die Nasenlöcher ein Kanal, durch den Prana in den Körper gelangt, weshalb die Nasenlöcher in Sanskrit als „Pforten zum Kopf" (*Shirodwar*) bezeichnet werden. Nasya wird eingesetzt, um diese sehr wichtigen Bahnen offen zu halten, was den ungehinderten Fluss des Prana in unseren Körper erlaubt.

Heilende Kräuter werden in Nasya-Öle infundiert und verwendet, um den Verstand zu fördern, zu nähren und zu beruhigen, die Nasengänge zu reinigen und zu befeuchten und vieles mehr, je nachdem, welche Kräuter benutzt werden. Die meisten Anbieter von Ayurveda-Produkten haben unterschiedliche Arten von Nasya-Ölen im Sortiment. Zur Befreiung von Angst und Schlaflosigkeit probieren Sie solche, die zwei Arten von Brahmi enthalten (nämlich Gotu Kola und *Bacopa monneiri*), sowie Helmkraut, Jatamansi, Kalmuswurzel und andere beruhigende Kräuter. Geben Sie drei bis fünf Tropfen Öl in jedes Nasenloch, reiben Sie das Öl mit dem Finger gegen die Nasenscheidewand, dann inhalieren Sie es ein. Bleiben Sie ein paar Minuten auf dem Rücken liegen, damit das Öl einziehen kann.

Shirodhara

Shirodhara, dessen Name aus den Sanskritwörtern *Shiro* (Kopf) und *Dhara* (Fluss) gebildet wird, ist eine traditionelle ayurvedische Technik, bei der erwärmtes mediziniertes Öl (wie Sesam- und anderes Öl, das Vata-beruhigende Kräuter enthält) über den *Ajna* oder *Sthapani Marma* gegossen wird, den Bereich zwischen den Augenbrauen, der direkt auf das Nervensystem wirkt. Wenn das Öl in Ihre Nerven eindringt, können Sie einen tiefen Zustand der Ruhe erleben, ähnlich wie durch eine tiefe Meditation.

Marmapunkte sind die Kombination aller drei Aspekte des Prana: Soma, Agni und Marut. Wie früher erwähnt, lassen sich diese Punkte aktivieren, um Prana an bestimmte Organe, Drüsen, Systeme und den Geist zu befördern.

Der Ajna-Marmapunkt gilt als ein sehr wirkungsvolles Energiezentrum des Körpers. Gießt man an diesem Punkt kontinuierlich warmes Öl aus, kann dies den Gehirnkreislauf anregen und für eine optimale Funktion der Hypophyse und Zirbeldrüse sorgen. Dies verbessert Konzentration und Gedächtnis, gleicht die Emotionen aus, beruhigt den Geist und fördert so einen tiefen und erholsamen Schlaf.

Das Ayurveda empfiehlt Shirodhara vor allem, um Vata, das sich als Angst, Unsicherheit, Sorgen und rasende Gedanken äußert und Pitta, das Ärger, Reizbarkeit, Frustration und Voreingenommenheit hervorrufen mag, ins Gleichgewicht zu bringen.

Suchen Sie einen qualifizierten ayurvedischen Arzt auf, um eine wirksame Shirodhara-Behandlung zu erhalten.

GELENKSCHMERZEN

Beeinträchtigtes (aus dem Gleichgewicht geratenes) Vata ist die Hauptursache von Schilddrüsenproblemen und Gelenk- und Knochenschmerzen. Vergessen Sie nie, Vata durch eine gesunde Ernährung und frühe Schlafenszeit im Gleichgewicht zu halten, und vermeiden Sie Stress, wann immer dies möglich ist. Auf Seite 12 finden Sie dazu weitere Details.

Gelenksteifheit und Schmerzen können ebenfalls auftreten, wenn sich Ama in den Gelenken festsetzt. Sie erinnern sich: Ama entsteht, wenn Essen schwer und schwer verdaulich ist; nähere Details dazu finden Sie ab Seite 70. Sorgen Sie also dafür, dass Ihre Ernährungsweise nahrhaft und leicht verdaulich ist. Sie sollten beispielsweise warme, gekochte Mahlzeiten kalten, rohen Speisen vorziehen. Regelmäßige Reinigungen beseitigen das Ama, das in den Gelenken festsitzt. Sie können auch die folgenden Heilmittel ausprobieren.

Boswellia

Der Baum *Boswellia serrata* produziert ein Harz, das man auch Weihrauch nennt und das eine ähnliche Wirkung entfaltet wie Steroide, z. B. Prednison. Boswellia kann Schmerzen lindern und die Beweglichkeit in schmerzhaften Gelenken in nur ein oder zwei Wochen erhöhen. Aufgrund seiner außerordentlichen, entzündungshemmenden Eigenschaften wird es auch eingesetzt, um Durchfall, Bronchitis, Asthma, Husten, Hämorrhoiden und entzündliche Darmerkrankung zu therapieren. Es ist so sicher, dass man es sogar während der Schwangerschaft verwenden kann.

Mahanarayana-Öl

Diese uralte Kräuterrezeptur wird in der Abhyangamassage für die Behandlung von schmerzenden und steifen Gelenken eingesetzt. Es enthält wirkungsvolle Kräuter, die man zur Behandlung von Muskeln und Gelenken gebraucht, und wird in Sesamöl infundiert. Kräuter und Öl werden direkt in die betroffenen Gelenke und Muskeln aufgenommen, sie heilen und schmieren dort die schmerzhaften Bereiche. Neben Mahanarayana-Öl haben viele Ayurveda-Anbieter unterschiedliche Arten von Kräuterölen und transdermale Cremes zur Linderung von Gelenk- und Muskelschmerzen im Sortiment.

Nirgundi

Nirgundi (*Vitex negundo*) ist vielleicht das beste Heilkraut, um wirksam die Knorpel in den Gelenken und Wirbel der Wirbelsäule zu heilen. Es reduziert zudem den Schmerz und eine Entzündung der Muskeln und Gelenke. Ich kann die enormen Heilkräfte dieses Heilkrauts problemlos bestätigen. Von allen Kräutern, die ich für die Behandlung von Gelenkschmerzen benutze, scheint dieses den Schmerz am schnellsten zu lindern. Es mindert nicht nur den Schmerz, sondern heilt tatsächlich Knorpel und Gelenke so deutlich, dass man die Wirkungen noch Jahre nach Anwendung des Heilkrauts erkennen kann.

Shringa Bhasma

Dieses Heilmittel wird aus Hirschhornbast hergestellt, der gemahlen und dann wiederholt verbrannt wird, um ein Bhasma herzustellen. Shringa Bhasma enthält Kalzium, Zink, Magnesium und einige Aminosäuren. Es wird in erster Linie zur Behandlung von Atemwegserkrankungen wie Husten, Giemen, Bronchialanschoppung und Enge in der Brust benutzt. Es ist großartig bei Bronchitis, Lungenentzündung und Husten wegen Erkältungen.

Aber wie viele Kräuterheilmittel hat Shringa Bhasma noch eine zusätzliche Heilwirkung (im Gegensatz zu Pharmazeutika, die Nebenwirkungen haben!). Der Vorteil ist, dass es Wunder wirkt, um die Knorpel in unseren Bandscheiben und Gelenken zu heilen, dabei ist es besonders hilfreich bei geschwollenen Bandscheiben und Osteoarthritis. Viele meiner Patienten haben eine rasche und anhaltende Erleichterung ihrer Gelenkschmerzen durch Shringa Bhasma erfahren.

Yoga

Die meisten Formen sanfter Dehnung und insbesondere Yoga sind großartig für Gelenkschmerzen, denn der Fluss des Prana durch den Körper wird angeregt und unterstützt bei Ausscheidung und Transport von Toxinen aus den Gelenken.

RESTLESS-LEGS-SYNDROM

Das Restless-Legs-Syndrom (RLS) ist eine Nervenstörung, die unangenehme Gefühle in den Beinen hervorruft und in Zeiten der Ruhe oder Inaktivität schlimmer wird, also beim Sitzen oder Liegen. Diese unbehaglichen Gefühle erfahren durch Bewegungen wie Laufen oder Dehnen Erleichterung. Die Symptome von RLS treten gewöhnlich abends oder in der Nacht auf.

Neurologen führen RLS immer auf eine Fehlfunktion beim Neurotransmitter Dopamin zurück, einer Chemikalie, die von den Gehirnzellen benutzt wird, um Aktivität und Bewegung der Muskeln zu kommunizieren und zu produzieren. Verringerte Dopaminspiegel stören diese neurochemischen Signale zu den Muskeln und lösen unwillkürliche Bewegungen aus.

Die jüngsten Studien haben ergeben, dass Eisenmangel der beständigste Befund und der stärkste Risikofaktor in Zusammenhang mit RLS ist. Wenn in Stresszeiten niedrige Eisenwerte mit Hyperthyreose (hohen Schilddrüsenhormonen) oder erhöhtem TSH einhergehen, trägt dies erheblich zu einem Restless-Legs-Syndrom bei.

Doch nur etwa 15 Prozent der Bevölkerung mit RLS zeigen einen Eisenmangel im Blutbild. Das führte zu der Entdeckung, dass das Gehirn zu wenig Eisen haben kann, selbst wenn das Blutbild normale Serum-Eisenwerte aufweist, was durch die Analyse von Hirn-Rückenmarksflüssigkeit bewiesen wurde, die in einer Lumbalpunktion entnommen wurde. MRT-Studien und Untersuchungen aus der Gehirnbank der RLS Foundation (wo RLS-Patienten ihr Gehirn für Studienzwecke spenden) haben niedrige Eisenwerte in der Substantia nigra (dem Gehirnbereich, in dem Dopamin produziert wird) und Eisenmangel in den dopaminproduzierenden Zellen gezeigt.

Es gibt noch Wissenslücken und die Forscher hoffen, genau herauszufinden, wie das Hirn wenig Eisen enthalten kann, während andere Teile des Körpers normale Werte haben.

Der Rhythmus der Symptome bei einem Patienten, der an RLS leidet, folgt dem Rhythmus der Ausschüttung des thyreoidea-stimulierenden Hormons (TSH). Während der TSH-Spiegel also am Abend ansteigt, gilt dies ebenso für die Schwere der RLS-Symptome. Wir wissen jetzt, dass Dopamin die TSH-Sekretion inhibiert und auch die Schilddrüsenhormone abbaut. Die Enzyme, die diese Aufgaben durchführen, basieren auf Eisen. Falls Ihre Eisenwerte erschöpft sind, kann sich das Schilddrüsenhormon aufbauen, ebenso wie TSH, was RLS auslöst. Bis heute gelten Therapien, die die Dopamin-Produktion erhöhen können, als beste Behandlung für RLS-Störungen.

Wir empfehlen unseren RLS-Patienten, eisenreiche Speisen zu essen, z. B. Franziskanerfeigen, Medjoul-Datteln, Rosinen, Trockenpflaumen, Zuckerrohrmelasse, gekochte Blattgemüse und gekochte Rote Bete. Falls die Eisenwerte eines Patienten extrem niedrig sind, geben wir Eisen-Bhasma.

Wir verabreichen den RLS-Patienten Mucuna, ein Heilkraut, das dopaminartige Qualitäten besitzt ohne die Nebenwirkungen von synthetisch hergestelltem Dopamin. Zusätzlich geben wir unseren Patienten transdermale Magnesiumcremes oder -öle, mit denen sie ihre Beine vor dem Zubettgehen eincremen, was dabei hilft, die richtigen Nervenimpulse zu übertragen.

8
Ernährung und Alltag für eine gesunde Schilddrüse

Der Doktor der Zukunft verabreicht keine Medizin, sondern weckt das Interesse seiner Patienten an der Pflege der menschlichen Gestalt, an der Ernährungsweise und an der Ursache und Prävention von Krankheit.

THOMAS EDISON

Die Shastras, die alten Texte des Ayurveda, erklären, dass die ersten Schritte zu schlechter Gesundheit durch minderwertige Ernährung und tägliche Gewohnheiten entstehen. Um Krankheiten zu verhindern, empfehlen wir in unseren Behandlungsprotokollen zuallererst eine gesunde Diät und frühe Schlafenszeit.

Das richtige Essen ist extrem wichtig für die einwandfreie Funktion Ihrer Schilddrüse. Mangelernährung, sei es durch zu wenig oder minderwertiges Essen, verhindert, dass Sie Schilddrüsenhormone produzieren und verwenden. Die Schilddrüse reagiert auch sehr empfindlich auf jede Art von Stress: Sie verwelkt, wenn Sie zu viele Stunden arbeiten, es beim Workout im Fitnessstudio übertreiben oder zu lange wach sind, um sich endlos Netflix-Serien anzusehen.

Es gibt viele Stressfaktoren, die wir nicht kontrollieren können – Unfälle und Verletzungen, Rechnungen, die wir bezahlen müssen, Bewerbungsgespräche, die nicht täglichen Aufgaben, die uns keine Zeit lassen, einfach dazusitzen und zu entspannen. Doch ich gebe meinen Patienten immer diesen Rat: Kontrollieren Sie, was Sie können, also in erster Linie Ihre Ernährungsweise und Ihren Tagesablauf. Falls Sie eine einigermaßen gesunde Ernährung haben, ungefähr 80 Prozent der Richtlinien in diesem Buch befolgen, die auch ab und zu einen Rieseneisbecher oder den Sturm auf die Schokokeksdose erlauben, und Sie sich dazu bewegen lassen, nicht später als 22 Uhr ins Bett zu gehen, wird Ihnen das Ihre Schilddrüse in der nächsten Stresssituation danken – z. B. wenn Ihr Hund ein Schlammbad genommen hat, Sie ihn unzählige Male baden und ausbürsten müssen und gleichzeitig Ihr Achtjähriger mit Kopfläusen nach Hause kommt.

Wenn Sie sich an diese Richtlinien halten, besitzen Sie eine solide Basis, wodurch es für den Körper schwieriger ist, aus dem Gleichgewicht zu geraten. Viele der Patienten, die ich im Laufe der Jahre gesehen habe, die gesund essen und früh ins Bett gehen, besitzen eine robuste Gesundheit, während diejenigen, die keine nährenden Lebensmittel zu sich nehmen oder erst in den frühen Morgenstunden schlafen, immer über Erschöpfung und zahlreiche andere Symptome klagen.

VERDAUUNG AUS AYURVEDISCHER PERSPEKTIVE: EIN KURZÜBERBLICK

Wie wir in diesem Buch bereits detaillierter besprochen haben, bewegt sich Essen, das wir geschluckt haben, durch einen Körperkanal: Speiseröhre, Magen, Dünn- und Dickdarm und von dort über das Rektum und den Anus wieder hinaus. Während das Essen durch diesen Kanal transportiert wird, muss es in immer kleinere Partikel aufgespalten werden, damit es schließlich durch die feinen Zellenwände und in die Zellen gelangen kann. Sobald die Nahrung richtig verdaut und aufgenommen ist, sollten Sie sich leicht, beschwingt, zufrieden und erfrischt, voller Energie und Freude fühlen.

Doch wenn das Essen nicht vollständig verarbeitet wird, kann es im Kanal festsitzen und Ama bilden. Während die Nahrung dort sitzt, beginnt sie zu fermentieren und bildet säurehaltige Toxine, was zu Ama visha führt. Diese säurehaltigen Toxine tragen zu einer Entzündung bei, die neben anderen Erkrankungen auch die Basis für Krebs und Autoimmunerkrankungen ist.

Sobald das Essen richtig verdaut und aus dem Verdauungstrakt resorbiert ist, tritt es ins Blut ein. Es geht durch mehrere Körperkanäle (Arterien, Arteriolen, Kapillaren, Venen) und wird dann umgewandelt, um unter anderem Teil von Urin (es passiert die Nierenröhrchen, Harnleiter und Blase), Schweiß (es geht durch die Schweißporen), Lymphe (es passiert die Lymphgefäße) und Atem (es durchläuft die Lungenkanäle oder Bronchien) zu werden. Die Sache ist die: Sobald Sie Essen schlucken, macht es seinen Weg durch Tausende von Mikrokanäle. Die alten Ärzte sagten, dass es so viele Kanäle gäbe, dass man sie wohl nicht zählen könne.

Mehrere Dinge können mit diesen Kanälen geschehen: Sie können schrumpfen, verstopft werden oder sich entzünden. All das behindert ihr normales Fließen. Wenn der Fluss beeinträchtigt ist, beginnt eine Krankheit. Deshalb bitten wir unsere Patienten, Nahrung zu vermeiden, die ihre Kanäle schrumpft, verstopft und entzündet.

ZU VERMEIDENDE LEBENSMITTEL

Folgende Lebensmittel haben die Tendenz, die Kanäle des Körpers zu schrumpfen, zu verstopfen und zu entzünden.

Nachtschatten: Nachtschatten-Gemüse enthalten Nikotin, was die Kanäle schrumpfen lässt. Vermeiden Sie Aubergine, Paprikaschoten (kleine Chilis sind okay), Tomaten und weiße Kartoffeln (Süßkartoffeln sind erlaubt).

Zwiebeln und Knoblauch: Zwiebeln und Knoblauch wirken wie Antibiotika im Körper und ihre anhaltende Verwendung kann die nützlichen Darmbakterien vermindern und die Grundlage für Lebensmittelallergien und Autoimmunerkrankungen legen.

Essig: Essig ist zu säurehaltig und sauer für den Konsum. Benutzen Sie stattdessen frisch gepressten Limettensaft – er hat einen sauren Geschmack, aber wird schnell basisch. Zitrone kann auch genommen werden, doch sie braucht länger, um basisch zu werden.

Saaten: Vermeiden Sie Chiasamen, Hanfsamen und Kürbiskerne, die die Kanäle verstopfen. Andere Saaten können problemlos verzehrt werden; weitere Details finden Sie auf Seite 208.

Rotes Fleisch, Schweinefleisch und verarbeitetes Fleisch: Vermeiden Sie Rindfleisch, Schweinefleisch (auch Schinken, Wurst und Speck) und anderes rotes Fleisch sowie alle verarbeiteten Fleischprodukte.

Pilze: Pilze blockieren die Kanäle und werden am besten vom Speiseplan gestrichen.

Winterkürbisse: Vermeiden Sie alle Winterkürbisse (einschließlich Eichelkürbis, Moschuskürbis, Spaghetti-Kürbis und Speisekürbis) denn sie behindern die Kanäle.

Gereifte Hartkäsesorten: Cheddar, Edamer, Blauschimmelkäse, Gorgonzola, Brie, Gouda, Camembert, Provolone, Asiago, Gruyere, Havarti, Stilton, Taleggio, Schweizer, Boursin, Fontina, Roquefort, Emmentaler, Jarlsberg, Münster und viele andere Käsesorten, die gereift sind und ihren Wasseranteil verloren haben, verstopfen die Kanäle.

Sojaprodukte: Vermeiden Sie alle unfermentierten Sojaprodukte – auch Tofu, Edamame und Sojamilch – denn das Fett in der Sojabohne kann nicht durch die zarten Zellenwände gehen und wird daher die Kanäle blockieren.

Große Bohnen: Dazu zählen Kidneybohnen, weiße Bohnen, schwarze Bohnen, Kichererbsen (einschließlich Hummus) und Pinto-Bohnen. Diese großen Bohnen sind etwas schwer und schwer verdaulich, weshalb diejenigen, die sie verzehren, Gas zu spüren bekommen. Gas wird gebildet, wenn das Essen im Darm (oder in den Kanälen) festsitzt und beginnt, zu fermentieren und Toxine zu bilden.

Nussmuse: Die meisten Nüsse sind gut zu essen (siehe Seite 208), doch vermeiden Sie Nussmuse wie Erdnussbutter, Mandelmus und Cashewmus. Nussmilcharten, wie Mandel- und Cashewmilch, sind einfacher zu verdauen und zu absorbieren. Beobachten Sie mal, wie schwierig es ist, ein Nussmus wie Mandelmus zu schlucken. Und die Kehle ist einer der größten Kanäle im Körper! Jetzt überlegen Sie, wie blockiert die kleineren, feinen Mikrokanäle werden, wenn diese schweren Nussmuse durch sie hindurchgehen.

Tahini: Vermeiden Sie auch Tahini. Es ist zwar dünner als ein Nussmus, gilt jedoch trotzdem als kanalblockierend. Die beste Art, um Sesamsamen zu essen, ist, sie trocken zu rösten und dann zu mahlen. Dies ermöglicht die beste Resorption in die Zellen. Man kann sie über Salatdressings, Haferflocken, Getreide und andere Speisen streuen.

Kalte Milchprodukte: Kalte Kuhmilchprodukte verschließen die Kanäle. Vermeiden Sie kalte Milch, Eiscreme, Frozen Yogurt usw. Milchprodukte enthalten eine Menge Fett, das verhärtet, wenn es kalt ist. Deshalb empfiehlt das Ayurveda, Milchprodukte zu kochen und zu erhitzen: Milch kochen, frischen Mozzarella-Käse schmelzen, Ricotta-Käse im Ofen backen und allgemein jedem Kuhmilchprodukt Hitze zufügen, macht es besser verdaulich, denn der Kochprozess baut das schwere Fett im Milchprodukt ab.

WAS KANN ICH ESSEN?

Die besten Proteinquellen

Versuchen Sie Huhn, Pute, Fisch, Lamm und Kaninchen. Bei pflanzlichen Proteinquellen sollten Sie kleinere Linsen, wie grüne Linsen, Puy-Linsen und Dals (halber Mung-Dal und rote Linsen) bevorzugen, statt der oben angeführten großen Bohnen.

Getreide

Vermeiden Sie braunen Reis, denn er ist schwer und schwer verdaulich. Bevorzugen Sie weißen Basmatireis, der von allen weißen Reissorten am wenigsten verarbeitet ist. Sie können auch andere weiße Reisarten essen. Probieren Sie auch Hirse, Buchweizen, Hafer, Quinoa und Amaranth. Falls Sie nicht empfindlich auf Gluten reagieren, können Sie auch Bio-Weizen (Dinkel, Farro, Kamut und Einkorn sind ein paar gute Sorten), Gerste und Roggen essen.

Gemüse

Sie können alle Gemüse essen, außer diejenigen, die im Abschnitt „Zu vermeidende Lebensmittel“ oben aufgeführt sind. Die alten Ärzte sagten, dass jedes Gemüse ein dazugehöriges Problem hat – dass es Zutaten enthält, die potenziell schlecht für Ihre Gesundheit sind. Doch wenn das Gemüse gekocht wird, würde es die störende Substanz freisetzen. Und sie hatten in der Tat Recht damit. Wir wissen z. B., dass die Kohlgemüse (wie Brokkoli, Rosenkohl, Kohl, Blumenkohl, Grünkohl und Rüben) Schwefel enthalten und potenziell strumigene Substanzen oder Nahrungsmittel sind, die die Schilddrüsenfunktion stören können. Wir wissen auch, dass die dunklen Blattgemüse (wie Mangold, Spinat und Grünkohl) Oxalsäure enthalten, die dem Körper Mineralien entzieht, speziell Kalzium und Magnesium. Wenn man das Gemüse jedoch kocht, werden diese schädlichen Substanzen freigesetzt oder deaktiviert.

Die Mehrheit der Gemüse in Ihrer Ernährung sollte auf jeden Fall gekocht werden, denn der Kauprozess allein genügt nicht, um die Fasern aufzuschließen. Der Kochprozess verbessert demgegenüber die Aufnahme der Nährstoffe in die Zellen: Wenn man Gemüse kocht, macht dies die Fasern weicher und erlaubt eine größere Resorption. Noch besser kocht man das Gemüse und umhüllt es mit Ghee oder Olivenöl. Das Fett, vor allem in Ghee, verstärkt die Resorption, indem es die Nährstoffe durch die Zellenwand transportiert, die aus Cholesterin besteht.

Sie müssen rohes Gemüse nicht völlig vermeiden, aber es sollte nur einen kleinen Prozentsatz des Gemüses ausmachen, das Sie im Laufe der Woche essen.

Obst

Alle Früchte sind erlaubt, außer Bananen, die ein bisschen kanalverstopfend sind und für den Aufbau von Schleim und Stauung sorgen können, vor allem, wenn Sie einen Schnupfen oder Lungenentzündungen haben. Die kleineren Bananensorten, die in Asialäden angeboten werden, kann man aber essen.

Früchte werden rasch verdaut und absorbiert, daher sollte man sie am besten allein essen, zwischen Mahlzeiten als Snack. Vermeiden Sie rohes Obst, bevor die Sonne aufgeht, denn Ihr Verdauungsfeuer ist um diese Zeit noch nicht angefacht. Aus dem gleichen Grund sollten Sie rohe Früchte vermeiden, wenn die Sonne untergegangen ist, da Ihr inneres Verdauungsfeuer jetzt schlafen geht. Beachten Sie, dass alles, was roh ist, immer auch schwerer verdaulich ist. Daher sollte man rohes Obst in der Früh und abends am besten vermeiden.

Das Ayurveda empfiehlt, am Morgen als Erstes einen Apfel oder eine Birne zu essen, um die Beseitigung von Toxinen zur richtigen Zeit anzuregen und Ojas oder die Immunität zu fördern. Da unser Verdauungsfeuer zu dieser Zeit schwach ist, ist es wichtig, das Obst zu kochen. Hier ist das Rezept.

Apfel oder Birne gekocht

Apfel oder Birne schälen und Kerngehäuse entfernen, dann in Viertel schneiden. Die Stücke mit 2 ganzen Nelken (optional) in einen kleinen Topf geben und mit ausreichend Wasser bedecken. Einige Minuten bei mittlerer Hitze kochen, bis das Obst weich ist (verschiedene Apfel- und Birnensorten haben unterschiedlich lange Kochzeiten).

Fette und Öle

Pflanzenöle

Bis vor kurzem dachte man, dass Cholesterin die Arterien verstopft. Deswegen sagte man den Leuten, sie sollten Pflanzenöle benutzen statt tierische Fette (wie Schmalz und Butter), da sie kein Cholesterin enthalten. Aber diese Öle besitzen oftmals große Mengen an biologisch aktiven Fetten, nämlich mehrfach ungesättigte Omega-6-Fettsäuren, die extrem nachteilig für unsere Gesundheit sind. Mehrfach ungesättigte Fettsäuren reagieren mit Sauerstoff, was eine Oxidation des Fetts hervorruft und zur Bildung von freien Radikalen und Entzündungen führt.

Deswegen vermeiden viele Menschen hochgradig verarbeitete Pflanzenöle, die reich an mehrfach ungesättigten Omega-6-Fettsäuren sind (genmanipuliertes Rapsöl, Maiskeim-, Färberdistel-, Sonnenblumen-, Sojaöl usw.) und verwenden wieder verstärkt Öle mit mehr einfach ungesättigten Fettsäuren – wie hochwertiges Olivenöl – und gesättigte Fette – wie Kokos- und Avocadoöl. Allerdings sind Kokos- und Avocadoöl schwer verdaulich und sollten am besten vermieden werden, es sei denn, Sie haben eine ausgezeichnete Verdauung. Eine bessere Alternative für ein stärker gesättigtes Fett ist Ghee.

Die alten Ärzte erkannten, dass Butter ein wenig kanalhemmend ist, und empfahlen, sie zu klären, um Ghee herzustellen. Bei diesem Prozess wird die Milchtrockenmasse und das Wasser entfernt, wodurch ein Fett übrig bleibt, das leicht in unsere Zellen aufgenommen werden kann. Ghee ist das Geschenk der Natur an uns – es ist eine Cholesterinquelle, die leichter verdaulich ist als jedes Öl, aber nicht die Arterien verstopft. Wenn wir mehr über Ghee wüssten, hätte es den Ruf, der ihm zusteht. Es ist eine besondere Form von Cholesterin, die Kokos- und Avocadoöl nicht erreichen. Der Körper braucht dringend eine Quelle von Cholesterin, die leicht verdaulich ist, jedoch nicht die Arterien blockiert.

Die gesundheitlichen Vorteile von Ghee

Die Charaka Samhita, der führende ayurvedische Text, erklärt in Sutra 27, Vers 232 Folgendes: „Von allen Ölen, die sich für den menschlichen Verzehr eignen, ist Ghee am besten."

Ghee ist reich an Omega-3-Fettsäuren, die dabei helfen, die Menge an ungesundem Cholesterin im Körper abzubauen. Es ist eines der besten Quellen von Buttersäure, die wiederum eine der heilsamsten kurzkettigen Fettsäuren ist. Jüngste Forschungen haben gezeigt, dass Buttersäure eine Entzündung, insbesondere im Verdauungstrakt, verringert. Buttersäure erzeugt eine fruchtbare Umgebung, in der nützliche Bakterien gedeihen und blockiert das Wachstum schlechter Bakterien im Darm. Es vermindert zudem das Aussickern unverdauter Nahrungspartikel durch die Darmwände (Leaky Gut) und repariert die Darmschleimhäute.

Ghee besteht zu 65 Prozent aus gesättigtem Fett, zu 25 Prozent einfach ungesättigtem und zu 5 Prozent aus mehrfach ungesättigtem Fett. Der Gehalt an gesättigtem Fett besteht zum Großteil aus leicht verdaulichen kurzkettigen Fettsäuren. Kurzkettige Fettsäuren können von der Leber verarbeitet und als Energie verbrannt werden, statt ins Fettgewebe überzugehen oder zur Gewichtszunahme beizutragen.

Zudem enthält Ghee konjugierte Linolsäure (CLA), die eine Entzündung in den Arterienwänden und eine Verhärtung der Arterien (Plaquebildung) verhindert. Es erhöht die Stoffwechselrate, verbessert das Muskelwachstum und trägt zur Gewichtsreduktion bei, senkt das Cholesterin und die Triglyceride, setzt die Insulinresistenz herab und verhindert damit Diabetes. Es verbessert das Verhältnis zwischen fettfreier Körpermasse zu Körperfett, verringert Fettablagerungen, besonders im Bauch und verhindert Herzerkrankungen und Krebs. In den USA verkaufen sogar Bioläden CLA an Bodybuilder. Wir raten von diesen synthetischen Quellen jedoch ab, da sie für Nebenwirkungen wie Magenverstimmung, Übelkeit,

Durchfall, Erschöpfung, Insulinresistenz und Fettleber bekannt sind. Es zeigt sich, dass Ghee eines der besten natürlichen Quellen von CLA ist.

Die alten Ärzte erklärten, dass Kinder, die in der Wachstumsphase Ghee essen, sehr intelligent und Frauen durch Ghee sehr fruchtbar werden. Diese Assage trafen sie vor 5.000 Jahren, bevor es Mikroskope gab! Wir wissen jetzt, dass das Gehirn und die weiblichen Hormone aus Cholesterin bestehen. Daher wird Ghee als das beste Lebensmittel beschrieben, um das Gedächtnis und die geistigen Funktionen zu verbessern und gleichzeitig die Langlebigkeit zu begünstigen.

Ghee verleiht der Haut nicht nur einen schönen Glanz, sondern liefert auch Cholesterin, wodurch die Haut Sonnenlicht in Vitamin D umwandeln kann. Es gilt als eines der besten Fette, um das Fettgewebe zu nähren, was wiederum für gesunde Knochen und glänzendes Haar sorgt.

Viele Bäckereien, auch solche, die Bioläden beliefern, verwenden weiterhin Pflanzenöle in ihren Backwaren, da sie meinen, dies sei eine bessere Alternative als Butter. Viele dieser Öle besitzen jedoch einen recht niedrigen Rauchpunkt. Der Rauch- oder Siedepunkt ist erreicht, wenn das Öl in der Pfanne anfängt zu rauchen und einen beißenden Geruch entwickelt. Der Rauch ist ein Zeichen der Oxidation, was bedeutet, dass sich gefährliche freie Radikale gebildet haben. Ghee hat einen der höchsten Rauchpunkte (251,7 Grad Celsius) aller Öle zum Kochen, weshalb es zum Backen und allen Zubereitungsarten bei hoher Temperatur empfohlen wird.

Sie können fertig hergestelltes Ghee kaufen, doch achten Sie darauf, dass es aus der Butter von Weidekühen stammt. Ghee von getreidefressenden Kühen besitzt nicht die gleichen gesundheitlichen Vorteile. Falls Sie Zeit und Muße haben, können Sie auch Ihr eigenes Ghee herstellen, indem Sie die beiden Rezepte unten befolgen. Das erste ist einfach und erfordert weniger als eine halbe Stunde zur Herstellung, während das andere ein Prozess ist, der über zwei Tage geht.

Sie fragen sich wahrscheinlich, warum Sie Ghee herstellen sollten, das drei Tage in Anspruch nimmt – mit all dem dazugehörigen Aufwand –, wenn Sie es einfach in einer halben Stunde machen können? Gute Frage!

Das zweite und schwierigere Rezept macht es erforderlich, dass Sie aus Doppelrahm Joghurt herstellen, diesen buttern und dann aus dieser Butter Ghee gewinnen (statt das Ghee aus fertiger Butter herzustellen). In den alten Texten wurde dringend empfohlen, die Sahne zu fermentieren, denn dies überträgt eine höhere Ebene von Prana als Ghee ohne Kulturen. Überdies schließen die nützlichen Bakterien in den Joghurtkulturen die Fette in noch kleinere Partikel auf und erlauben so eine bessere Resorption. Außerdem macht Joghurt, der die Qualitäten der Fermentation (Feuer) besitzt, das Ghee leichter und so auch leichter verdaulich. Das Element des Feuers ist transformativ und besitzt eine leichte Qualität. Diese Eigenschaften bleiben im Ghee, das aus Joghurt hergestellt wurde, bestehen. Mit anderen Worten werden die Qualitäten des Joghurts so auf die Butter übertragen.

Ein Artikel von K. S. Joshi, der 2014 im *Journal of Ayurveda and Integrative Medicine* veröffentlicht wurde, demonstrierte, dass der Anteil an Docosahexaensäure (DHA) in Ghee deutlich höher ist, das gemäß der traditionellen ayurvedischen Methode mit fermentierter Sahne hergestellt wurde. Joshi kam zu dem Schluss: „Die Ergebnisse legen nahe, dass Ghee, das mithilfe traditioneller ayurvedischer Methoden hergestellt wurde, höhere Mengen an DHA und langkettigen ungesättigten Omega-3-Fettsäuren enthält, die wichtige Bestandteile des Netzhaut- und Hirngewebes sind und wichtig zur Vorbeugung verschiedener Krankheiten bleiben."

Fermentiertes Ghee lässt sich von Menschen mit Laktoseintoleranz leichter verdauen. Milch enthält einen natürlichen Zucker namens Laktose. Im Körper muss Laktose in Glukose und Galaktose aufgespalten werden, wofür das Enzym Laktase erforderlich ist. Vielen Leuten fehlt dieses Enzym, wodurch Milch schwer verdaulich wird, daher der Name „Laktoseintoleranz." Bei der Fermentierung der Milch wird die Laktose in Milchsäure umgewandelt und dadurch für diejenigen leichter verdaulich, denen dieses Enzym fehlt.

Fermentiertes Ghee hat außerdem zweimal so viel konjugierte Linolsäure wie normales Ghee, was mehr Muskel und weniger Fett aufbaut und so beim Abnehmen hilft.

Ich bin sicher, dass wir bei künftigen Studien zum Vergleich der beiden Ghee-Typen weitere bedeutende Heilwirkungen in fermentiertem Ghee finden werden.

Ghee-Herstellung: Das einfache Rezept

Für dieses Rezept benötigt man nur ungesalzene Bio-Butter von Weidekühen. Schmelzen Sie so viel Butter, wie Sie möchten, bei niedriger

Hitze. (Ich arbeite normalerweise mit 500 g oder 1 kg auf einmal.) Lassen Sie die Butter sehr leicht köcheln, aber nicht mehr, sonst riskiert man, dass sie anbrennt. Es bildet sich ein weißer Schaum an der Oberfläche und einige Feststoffe sinken nach unten. Ab und zu den weißen Schaum abschöpfen und entfernen. Nach einiger Zeit (etwa eine halbe Stunde für 1 kg Butter, etwas weniger für 500 g Butter und etwas mehr für 1,5 kg Butter), fängt die Butter an, zu knistern und man kann den Boden des Topfes sehen. Die Butter ist nun geklärt. Schöpfen Sie erneut die festen Bestandteile von oben ab. Legen Sie ein Sieb mit einigen Schichten Mulltuch aus, hängen Sie es über ein Glasgefäß und gießen Sie die Butter durch das Sieb. Falls das Ghee im Gefäß noch Milchfeststoffe enthält, filtern sie es erneut.

Bewahren Sie Ghee bei Zimmertemperatur auf. Durch seinen geringen Feuchtigkeitsgehalt und die fehlende Milchtrockenmasse wird es bei Zimmertemperatur nicht ranzig wie Butter und behält seine Frische für etwa 1 Monat.

Ghee-Herstellung: Das aufwändige Rezept

8 Tassen Bio-Doppelrahm
2 Tassen Naturjoghurt (am besten selbstgemacht)
1½ TL Joghurtstarter (siehe Seite 68)

Die Sahne in einen Topf gießen. Zum Kochen bringen und dann vom Herd nehmen. Auf 36–40 Grad Celsius abkühlen lassen.

Wenn die Sahne auf die richtige Temperatur abgekühlt hat, den Naturjoghurt und den Joghurtstarter hinzufügen und gründlich verquirlen. Den Topf fest zudecken und in den Ofen stellen. Schalten Sie den Ofen leicht ein. Lassen Sie die Mischung 8–10 Stunden lang im leicht erwärmten Ofen stehen. Dann aus dem Ofen holen und für mehrere Stunden oder über Nacht in den Kühlschrank stellen, bis sie kalt ist.

Die Hälfte der Joghurt-Sahne in eine Küchenmaschine geben und etwa 5 Minuten mixen oder bis sich Butterstücke bilden. (Hinweis: Diese Bruchstücke bilden sich nicht, wenn die Joghurt-Sahne warm ist. Sie muss einige Stunden gekühlt sein, damit das Fett gerinnen kann.) Dann die andere Hälfte der Joghurt-Sahne hinzufügen und ebenfalls mixen, bis sich Butterstücke bilden.

Die Flüssigkeit (das ist gesunde Buttermilch oder *lakra*) durch ein Sieb in ein Gefäß gießen. Geben Sie nun 1 Tasse Eiswasser in Ihre Küchenmaschine und mixen Sie erneut 1 Minute lang. Auch diesmal trennt sich die Buttermilch von der Butter, daher auch dies durch das Sieb gießen.

Gießen Sie noch eine 1 Tasse Eiswasser zur Butter in der Küchenmaschine, mixen Sie das eine weitere Minute und gießen Sie die Buttermilch ab.

Die Buttermilch können Sie 3 Tage lang im Kühlschrank aufbewahren. Sie enthält viele nützliche Bakterien und ist ein ausgezeichnetes Probiotikum. Sie können täglich 1 Tasse zum Mittagessen trinken, in kleinen Schlucken zwischen zwei Bissen. Sie können sie auch zum Backen verwenden.

Schaben Sie die gerade hergestellte Butter aus der Küchenmaschine und geben sie in ein Gefäß. Drücken Sie die Butter entweder mit den Händen aus oder in einem sauberen Küchentuch oder Butter-Mulltuch, um möglichst viel Flüssigkeit zu gewinnen. (Sie müssen das wahrscheinlich auf zweimal machen, denn es ist ja recht viel Butter.)

Die Butter schließlich in einen Topf geben, bei niedriger Hitze schmelzen lassen und sehr leicht köcheln. Genauso kochen wie im Rezept oben angegeben und den Schaum abschöpfen. Sie brauchen nicht umzurühren. Wenn die Butter zu knistern anfängt und klar genug ist, dass man den Topfboden sehen kann, vom Herd nehmen und durch mehrere Schichten Mulltuch in ein Glasgefäß abseihen. Falls das Ghee im Gefäß noch Milchfeststoffe enthält, filtern sie es erneut. Dann sollte das Ghee klar sein. Bei Zimmertemperatur aufbewahren, es bleibt etwa 1 Monat frisch.

Olivenöl

Olivenöl ist ein einfach ungesättigtes Fett, das wir empfehlen, weil es gut fürs Herz ist. Aber mindestens 80 Prozent des Öls, das in den Vereinigten Staaten verkauft wird, entspricht nicht dem gesetzlichen Standard für natives Olivenöl extra. Der Journalist Tom Mueller, der in der Branche recherchiert hat, erklärt, dass bei der Herstellung und Etikettierung viel betrogen wird. Die Abfüller verdünnen allzu oft hochwertiges natives Olivenöl extra mit Ölen minderer Qualität. Was noch schlimmer ist: Flaschen, auf denen „natives Olivenöl extra“ steht, enthalten vielleicht gar kein Olivenöl, sondern ein Samenöl wie Sonnenblumenöl, das mithilfe von einigen Tropfen Chlorophyll und Beta-Carotin so verändert wird, dass es wie Olivenöl riecht und aussieht. Reporter der ARD kamen bei ihren Recherchen zu einem ähnlichen Ergebnis bezüglich der Produkte auf dem deutschen Markt.

Die folgenden Marken entsprachen laut veröffentlichten Berichten nicht den Branchenstandards: Bertolli, Carapelli, Colavita, Filippo Berio, Mazola, Mezzetta, Newman's Own, Pompeian, Safeway, Star und Whole Foods.

Eine gute Faustregel: Wenn Ihr Olivenöl im Kühlschrank fest wird, ist es echt. Falls es flüssig bleibt, wurde es mit Pflanzenölen verdünnt.

Olivenöl ist am besten zum „Abschluss" eines Gerichts, denn es kann hydrieren, wenn es erhitzt wird. Manche Menschen empfehlen, mit halb Ghee und halb Olivenöl zu kochen oder etwas Wasser zum Olivenöl zu geben, wenn man damit kocht, um die Temperatur niedrig zu halten.

Sesamöl

Bio-Sesamöl ist das einzige andere Öl, das wir zum Kochen empfehlen. Es kann eine höhere Hitze aushalten als Olivenöl. Von den drei Fetten (Sesamöl, Olivenöl und Ghee) kann Ghee die höchste Hitze aushalten und ist am leichtesten zu verdauen.

Milch und Milchprodukte

Milchprodukte sind vielleicht die am meisten missverstandenen aller Nahrungsgruppen. Die alten Ärzte erklärten, dass jede Nahrung, die wir zu uns nehmen, drei bis fünf Tage in jedem Gewebe verbringt, ehe es ins nächste übergeht. Es gibt wie gesagt sieben Gewebe (Blutplasma, Blut, Muskel, Fett, Knochen, Knochenmark und reproduktive Flüssigkeiten). Das heißt, dass die Nahrung, die Sie heute essen, das siebte Gewebe, die reproduktiven Flüssigkeiten, ab jetzt gerechnet erst in etwa einem Monat nährt. Die einzige Ausnahme zu dieser Regel ist Milch. Sie nährt alle sieben Gewebe in einem Tag! Daher wird Milch als eines der am besten nährenden Lebensmittel angesehen. Deswegen können Babys während ihrem ersten Lebensjahr ausschließlich von Milch leben.

Nachdem ich in den letzten dreißig Jahren Tausende von Patienten gesehen habe, kann ich aber bestätigen, dass mir nur ein- oder zweimal im Jahr Patienten berichten, dass sie Vollmilch trinken. Sehen wir uns einmal an, warum das so ist und betrachten wir all die verbreiteten Probleme, die Leute mit Milch haben.

Ich werde verschleimt, wenn ich Milch trinke

Die alten Texte sahen Milch als kanalbehindernd und schleimproduzierend an, wenn sie falsch eingenommen wurde, daher gaben sie strenge Anweisungen für ihre Einnahme.

- Die Milch immer kochen, damit das Fett zur besseren Verdauung und Aufnahme in die Zellen verdünnt wird. Darüber hinaus wird eine mögliche Infektion in der Milch abgetötet, wenn man sie kocht, insbesondere im Falle von Rohmilch. Dies zerstört jedoch nicht das Prana und die Enzyme, die notwendig sind, um die Milch zu verdauen auf die Art, wie eine industrielle Pasteurisierung der Milch dies tut. Pasteurisierte Milch braucht man nur kurz zum Kochen zu bringen und kann die Hitze ausschalten, wenn sie schäumt. Allerdings ist es am besten, Rohmilch zum Kochen zu bringen und dann ein oder zwei Minuten bei niedriger Hitze köcheln zu lassen, damit potenzielle Pathogene in der Milch richtig abgetötet werden.
- Konsumieren Sie Milch nie zusammen mit Obst, Gemüse oder Proteinen, nur mit Getreide, Trockenfrüchten, Nüssen und Gewürzen, denn sie vermischt sich im Magen nicht gut mit anderer Nahrung.
- Bevorzugen Sie Rohmilch, denn sie ist leichter verdaulich als verarbeitete Milch.
- Bevorzugen Sie nicht homogenisierte Milch (sehen Sie nach, ob sich eine Schicht Sahne oben drauf befindet) statt homogenisierte Milch.
- Trinken Sie Vollmilch, nicht fettarme oder Magermilch.
- Kochen Sie die Milch mit Kardamomkapseln, denn dies hilft, das Protein in der Milch zu verdauen sowie mit einem Stück Zimtstange, was die Verdauung der Kohlenhydrate in der Milch unterstützt.

Befolgen Sie diese Richtlinien, verhindert dies bei der Aufnahme von Milch die Verschleimung.

Warum nicht homogenisiert?

Wenn Milch homogenisiert ist, wurde ihr Fett in kleinere Partikel aufgespalten, sodass sie sich gleichmäßig auf die ganze Milch verteilen, statt sich abzusondern und als Sahne obenauf zu schwimmen. Die Homogenisierung ist eine Standardbehandlung der meisten kommerziellen Milch.

Doch die kleinen Fettkügelchen, die sich während des Homogenisierungsprozesses bilden, heften sich an Xanthinoxidase, ein Proteinenzym in Kuhmilch. Normalerweise würde dieses Enzym den Verdauungsprozess nicht intakt überleben. Doch wenn Milch homogenisiert wird, wird die Xanthinoxidase intakt in Ihren Blutstrom aufgenommen und gelangt schließlich zu Ihrem Herzen, wo sie in den Geweben Schaden anrichtet und zu einer Herzerkrankung beiträgt. Aus diesem Grund sollte man unbedingt nicht homogenisierte Vollmilch kaufen, bei der eine Schicht Sahne oben schwimmt. Sie können die Milch schütteln, um das Fett vor dem Erhitzen zu verteilen oder damit kochen.

Ich bin laktoseintolerant

Meine neuen Patienten sagen mir häufig, dass sie infolge einer Milcheiweißempfindlichkeit, -allergie oder -intoleranz Milch vermeiden. Generell haben sie sie schon seit Jahren vermieden und trinken stattdessen Mandel- oder andere Nussmilcharten, Reismilch, Sojamilch, oder Ziegenmilch.

Die meisten Leute sind überrascht zu erfahren, dass wenn sie ihre Verdauung in Ordnung bringen und die Richtlinien oben befolgen, um eine Verschleimung durch Milchkonsum zu beseitigen, ihre Milchempfindlichkeit oder -allergie verschwinden wird.

Falls Sie jedoch mit einer genetischen Laktoseintoleranz geboren wurden (was viel seltener ist als eine erworbene Milchallergie aufgrund einer Störung im Verdauungstrakt), müssen Sie Kuhmilch wohl wirklich von Ihrem Speiseplan streichen. In diesem Fall erklärten die Ärzte von einst, dass Ziegenmilch die zweitbeste nährende Milch neben Kuhmilch sei. Sie können auch Mandelmilch probieren, aber stellen Sie sie selbst her. Wenn sie im Regal im Supermarkt steht, verliert sie Prana und Nährwert. Unten ist mein Rezept, das Sie so verändern können, wie Sie möchten. Nehmen Sie mehr Mandeln und weniger Wasser, wenn Sie eine dickflüssigere Milch wollen oder weniger Mandeln und mehr Wasser für eine dünnere Milch.

Selbstgemachte Mandelmilch

¾ Tasse Mandeln mit Haut über Nacht in Quellwasser einweichen. Die Mandeln am Morgen waschen und dann schälen. In einen Standmixer geben und genügend Wasser hinzufügen, damit sie etwa 2 cm hoch damit bedeckt sind. 3 Minuten lang mixen. Durch einen Nussmilchbeutel gießen. Sofort trinken. Sie können die Milch bei Bedarf auch mit einem natürlichen Süßungsmittel süßen, z. B. mit rohem Honig, Ahornsirup oder Bio-Rohrzucker.

Andere Nussmilcharten können auf ähnliche Art hergestellt werden. Die verarbeitete Reismilch auf dem Markt ist weniger nährend als die Nussmilcharten, vermeiden Sie sie. Sie sollten keine Sojamilch trinken, denn Soja unterdrückt die Schilddrüsenfunktion.

A1- versus A2-Milch

Kuhmilch enthält eine Art von Protein namens Beta-Casein. Seit ein paar Jahren weiß man, dass es in zwei Formen vorkommt, die als A1 und A2 bezeichnet werden und sich im Aufbau ihrer Aminosäureketten leicht unterscheiden. Ziegen-, Schaf-, Wasserbüffel- und menschliche Muttermilch enthalten nur A2-artige Beta-Casein-Proteine. Kuhmilch aber unterscheidet sich. Einige Kühe produzieren nur A1, manche nur A2 und andere besitzen beide Proteine. Im Allgemeinen findet man A1 in der Milch von Holsteinern und anderen westlichen Milchkühen mit hohem Ertrag, während A2 in Jersey, Guernsey und den meisten asiatischen und afrikanischen Rassen dominiert.

Studien bei Tier und Mensch zeigen, dass die A2-Milch leichter verdaulich ist als A1-Milch. Dies ist der Tatsache geschuldet, dass im Darm beim Abbau von A1 ein Peptidfragment (eine Kette von Aminosäuren) namens BCM-7 gebildet wird. Dieses Fragment verlangsamt die Verdauung und ruft Entzündungen und Blähungen, Gas, Bauchschmerz, Durchfall und Verstopfung hervor. Dieses Fragment wird bei A2-Milch nicht gebildet.

Infolgedessen sind viele Leute, die als „laktoseintolerant" diagnostiziert wurden, vielleicht einfach nur intolerant auf A1-Milch. Da die meiste Milch, die heute auf dem Markt ist, eine Mischung vieler verschiedener Kühe ist, enthält sie zumeist eine Mischung aus A1- und A2-Milch und wird daher bei fast jedem, der eine A1-Empfindlichkeit hat, Verdauungsprobleme hervorrufen.

Es gibt ein paar begrenzte Quellen reiner A2-Milch im Land. Falls Sie eine finden können, sollten Sie das versuchen, denn Milch gilt als eines der heilsamsten Lebensmittel für unsere Gesundheit. Viele unserer Patienten, die meinten, laktoseintolerant zu sein, waren überrascht, als sie feststellten, dass sie A2-Milch verdauen konnten. Wie in den Richtlinien oben angemerkt, sollten Sie jede Art von Milch immer kochen, selbst A2-Milch, um sie besser verdaulich zu machen.

Es muss noch mehr Forschung dazu stattfinden, um die gesundheitlichen Vorteile von A2-Milch zu bestätigen, obgleich die in der Literatur aufgeführten Studien bereits belegen, dass sie leichter verdaulich ist. Eine der spannendsten Untersuchungen, die bisher zitiert und 2016 von R. Deth et al. veröffentlich wurde, hat gezeigt, dass A2-Milch die Produktion des Antioxidans Glutathion beim Menschen fördert.

Ich möchte die Milchindustrie nicht unterstützen, weil sie die Kühe schlecht behandeln

Die gute Neuigkeit hier ist, dass es viele kleine Molkereien gibt, die sich gut um ihre Kühe kümmern, sie auf die Weide lassen und sie mit Gras füttern. Falls Sie eine kleine örtliche Molkerei finden, können Sie sich dort über deren Herdenmanagement erkundigen.

In den ersten Jahren meiner ayurvedischen Praxis hörte ich einen Vortrag von Dr. Brihaspati Dev Triguna, einem berühmten ayurvedischen Arzt, der für seine einzigartige Kompetenz in der Pulsdiagnose bekannt war. Er sagte uns, dass es schlechtes Karma bringt, wenn man Kühe tötet und ihr Fleisch isst. Wenn man dies tut, absorbiert man außerdem die Stresshormone (Adrenalin und Cortisol) der Kuh, die zum Zeitpunkt der Schlachtung sehr hoch sind. Im Gegensatz dazu, erklärte er weiter, enthalte die Milch der Kuh, die aus Liebe zu ihrem Kalb gegeben wird, eine liebende, nährende Schwingung, die der Milch eine zusätzliche Qualität verleiht, die über andere Nahrungsquellen hinausgeht.

Die meisten Patienten erzählen mir, wie genährt und ruhig sie sich fühlen, wenn sie warme Milch trinken und wie gut sie schlafen, wenn sie sie vor dem Zubettgehen trinken.

Milch verursacht Autoimmunkrankheiten, Krebs und Entzündungen

Wenn Sie minderwertige Milch trinken – hochgradig verarbeitet, von Kühen, die mit Getreide gefüttert und mit Antibiotika und Hormonen behandelt werden, pasteurisiert (lange Zeit auf eine hohe Temperatur erhitzt, was das Prana abtötet) und homogenisiert (wodurch sie noch weniger bioverfügbar wird) – und Sie die Milch infolge von ungeklärten Verdauungsproblemen nicht verdauen können, dann wird sich die Milch tatsächlich in Ama visha verwandeln. Dieses heiße Toxin kann die Grundursache für entzündliche Krankheiten, Autoimmunerkrankungen und Krebs sein.

Kaufen Sie allerdings hochwertige Milch, heilen Ihre Verdauung und trinken die Milch auf die richtige Art (siehe Seite 197), dann wird die Milch zu einem der nährendsten Nahrungsmittel, die Sie zu sich nehmen können. Und da sie Soma produziert und kühlend ist, hilft sie tatsächlich bei der Schwächung von Entzündungen und verringert die Tendenz zu Autoimmunerkrankungen und Krebs.

Ich mag das Fett nicht, also trinke ich nur fettarme Milch

Wir benötigen Fett, um Kalzium in unsere Knochen zu transportieren. Das Kalzium in fettarmen und Magermilchprodukten durchquert den Verdauungstrakt von einem Ende zum anderen und erreicht nie die Knochen. Vergessen Sie nicht, dass wir mit einer Epidemie an Osteopenie und Osteoporose konfrontiert sind, teilweise ausgelöst durch die Verwendung von fettarmen Milchprodukten zusammen mit Schilddrüsenschwäche.

Wenn Sie den Fettanteil oder die Schwere der Milch verringern wollen, trinken Sie statt verarbeiteter fettarmer Milch lieber Vollmilch, die mit Wasser verdünnt ist. Auf diese Weise vermeiden Sie, das Prana in der Milch zu zerstören.

Wie Sie nun gelernt haben, entwickeln sich die meisten oder vielleicht sogar alle Schilddrüsenbeschwerden, wenn Vata gestört ist (durch Stress, Umherhetzen, spät zu Bett gehen usw.). Warme Milch ist vielleicht das beste Vata-beruhigende Lebensmittel, mit Ghee an zweiter Stelle, wegen seiner schweren und ölhaltigen Natur. Daher ist es von größter Wichtigkeit, dass Sie versuchen, Milch wieder in Ihre Ernährung aufzunehmen.

Süßungsmittel

Viele Bücher wurden über die negativen Auswirkungen von weißem Kristallzucker auf unsere Gesundheit geschrieben und schilderten seinen Beitrag zu Diabetes, Karies, Adipositas, Herzkrankheiten, Krebs und schlechten kognitiven Funktionen. Zucker ist 50 Prozent Glukose, was zum Anstieg unseres Blutzuckers führt, und 50 Prozent Fruktose, die direkt in die Leber geht und dort Schaden anrichtet. Gary Taubes hat zahlreiche Artikel geschrieben, in denen er argumentiert, dass Zucker nicht einfach nur eine Quelle von zu viel Kalorien, sondern eine grundlegende Ursache von Adipositas und Typ-2-Diabetes ist. Er betont, dass „wir mehr tun müssen, um den Konsum einzudämmen und gleichzeitig unser Verständnis darüber erhöhen müssen, welche Rolle Zucker spielt."

Lisa Byrne beschreibt die süchtigmachenden Qualitäten von Zucker in ihrem Arbeitsbuch *Break the Sugar Habit:*

> Weißer Kristallzucker wirkt in unserem System eher wie eine Droge als wie ein Nahrungsmittel … doch es war einmal eine ganze Pflanze. Das Zuckerrohr und die Zuckerrübe in der Natur enthalten Vitamine, Mineralien, Ballaststoffe und sekundäre Pflanzenstoffe wie jede andere Pflanze. Und sie haben auch Kohlenhydrate wie jede andere Pflanze in Form von Saccharose. Wenn Zucker verfeinert wird, werden dem Zuckerrohr oder der Zuckerrübe alle natürlichen Bestandteile entzogen, außer der Saccharose. Die Saccharose wird zu dem konzentriert, was wir als Haushaltszucker kennen. Wenn Saccharose Teil des gesamten Lebensmittels ist, wirkt es in Ihrem Körper wie ein Nahrungsmittel, geht langsam in Ihr System und liefert außer Energie eine Reihe von Nährstoffen. Doch wenn die Saccharose isoliert wird, wirkt sie in Ihrem Körper wie eine Droge und erzeugt Zyklen intensiver Highs und Lows im Blutzucker.

In der Tat haben viele Leute Entzugserscheinungen, wenn sie versuchen, Zucker aus ihrer Ernährung zu verbannen.

In der ayurvedischen Terminologie können wir sagen, dass die Intelligenz oder das Prana in verarbeitetem weißem Zucker durch die Verarbeitung gestört wird. Statt unser System zu nähren, erzeugt sie Nebenwirkungen und Toxizität, wie jede verarbeitete Nahrung.

Es gibt zahlreiche Alternativen zu verarbeitetem weißem Zucker. Einige dieser Süßungsmittel sollten vermieden werden, während andere akzeptabel sind.

Süßungsmittel, die man meiden sollte

Agavendicksaft: Dr. Mishra hat Agavendicksaft nie empfohlen, da er seiner Ansicht nach zu viel Soma enthält und somit schwer ist. Wie viele Süßungsmittel in ihrem natürlichen Zustand besitzt auch die Agave ein paar Heilwirkungen. Und wie die meisten Zuckerarten ist Agavendicksaft eine ungesunde Version, weit entfernt von seinem ursprünglichen Zustand, sobald er verarbeitet und raffiniert wurde. Wenn die Agave in einen Sirup verarbeitet wird, bildet sich Fruktose. Tatsächlich enthalten die meisten Agavendicksäfte 70–90 Prozent Fruktose, mehr als Maissirup mit hohem Fruchtzuckergehalt. Der hohe Fruktoseanteil in der Agave geht direkt in die Leber zum weiteren Abbau. Hier können Fettablagerungen rund um die Leber entstehen, die zu einer nichtalkoholischen Fettleberkrankheit beitragen. Er baut zudem Triglyceride auf und erzeugt eine Insulinresistenz, ein Risikofaktor für Diabetes.

Künstliche Süßungsmittel: Sie sind vollkommen synthetisch und für den Körper giftig. Aspartam z. B. ist toxisch für die Gehirnzellen und verantwortlich für die Verbrennung der Markscheide, die Umhüllung der Nervengewebe, was zu Multipler Sklerose und anderen demyelinisierenden Erkrankungen führt.

Maissirup mit hohem Fruchtzuckergehalt: Dieses Süßungsmittel wird als Fett in der Leber gespeichert und macht Menschen resistent gegen Leptin (ein Hormon), was den Appetit verstärkt und zur Gewichtszunahme beiträgt.

Sucralose: Sucralose (Splenda) kann von Saccharose (Zucker) stammen, aber wird mithilfe von Chlor verarbeitet und ist ein anderer übermäßig verarbeiteter Zucker, der physiologische Störungen im ganzen Körper erzeugt.

Zuckeralkohole: Zu diesen Süßungsmitteln gehören Xylitol, Sorbitol und Erythritol und sie werden durch einen Fermentierungsprozess von Mais oder Zucker hergestellt. Ein Übermaß von diesen verarbeiteten Süßungsmitteln kann gastrointestinale Störungen hervorrufen: Gas, Blähungen und Bauchschmerz.

Süßungsmittel, die man verwenden kann

Zuckerrohrmelasse: Dieses Süßungsmittel ist reich an Eisen, Kupfer, Mangan, Selen, Vitamin B_6, Kalium und Kalzium. In der Tat liefert nur ein Esslöffel Zuckerrohrmelasse mehr Eisen als 85 g rotes Fleisch. Melasse ist das sirupartige Abfallprodukt aus der Verarbeitung von Zuckerrohr zu raffiniertem weißem Zucker. Zuckerrohrmelasse entsteht beim dritten Kochprozess des rohen Rohrzuckers, wobei seine Nährstoffe konzentriert werden.

Brauner Reissirup: Dieses Süßungsmittel wird aus braunem Reis extrahiert, der mit Enzymen fermentiert wird, um die Stärke aufzuspalten. Die Flüssigkeit wird dann eingekocht, bis sie ein dickflüssiger, bernsteinfarbener, süßer Sirup wird. Falls Sie eine glutenfreie Ernährungsweise befolgen, sollten Sie wissen, dass manche braunen Reissirupe mit Gerstenenzymen fermentiert sind. Sie können diesen Sirup als Ersatz für Maissirup nehmen. Er ist fruktosefrei und daher eine beliebte Möglichkeit für Menschen mit Reizdarmsyndrom, die ein Darmleiden bekommen, wenn sie Fruktose zu sich nehmen.

Kokoszucker: Kokoszucker ist voll von Polyphenolen, Eisen, Zink, Kalzium, Kalium, Antioxidantien, Phosphor und anderen Phytonährstoffen. Er wird aus dem Saft der Kokosnusspalmblüten gewonnen, dann erhitzt und verdampft, um Kokoszucker herzustellen. Er ist ein guter Ersatz für weißen Zucker.

Dattelzucker: Dattelzucker besteht aus getrockneten, pulverisierten Datteln. Er behält einige der Nährstoffe, die man in ganzen Datteln findet, wie kleine Mengen an Ballaststoffen, Kalzium, Kalium und Magnesium. In Getränken löst er sich nicht auf, daher streut man ihn am besten über

Gerichte. Er ist wirklich natürlich, weil er auf keinerlei Weise verfeinert wurde und enthält weniger Kalorien als Haushaltszucker.

Verdampfter Zuckerrohrsaft: Dies ist eine Art von Rohzucker, die aus frischem Zuckerrohrsaft hergestellt wird, der erst verdampft und dann kristallisiert wird. Dieses Süßungsmittel ist weniger verfeinert als weißer Zucker und enthält deshalb mehr Spurenelemente und andere Nährstoffe, die man in Zuckerrohr findet und erzeugt keinen so rapiden Blutzuckeranstieg. Er kann bei Rezepten, die Zucker enthalten, als Ersatz verwendet werden.

Ahornsirup: Reiner Ahornsirup aus dem gekochten Saft von Ahornbäumen enthält mehr Mineralien als Honig. Er besitzt zudem ein hohes Maß an Antioxidantien. Anders als Honig ist Ahornsirup hitzebeständig, man kann damit kochen. Sie sollten nur sichergehen, dass Sie auch 100 Prozent reinen Ahornsirup kaufen und nicht Maissirup mit hohem Fruchtzuckergehalt, der einen „natürlichen Ahorngeschmack" hat.

Natürlicher brauner Zucker und Rohzucker: Diese Zuckersorten enthalten etwas von der Melasse aus dem verdampften Zuckerrohrsaft. Brauner Zucker kann aus bis zu 70 Prozent weißem Zucker mit unterschiedlichen Melasseanteilen bestehen. Die Menge an Melasse hängt davon ab, wie viel herausgeschleudert wurden, als die Zuckerkristalle zentrifugiert wurden.

Turbinado, Demerara und so genannte „Rohzucker" werden in einer Zentrifuge lange genug geschleudert, um fast die gesamte Melasse zu entfernen.

Muscovado, Panela, Piloncillo, Chancaca, Jaggery und andere natürliche dunkelbraune Zuckersorten wurden nur etwas oder gar nicht zentrifugiert. Diese Zuckersorten werden im Allgemeinen in kleineren Betrieben in Entwicklungsländern hergestellt, wo sie mit traditionellen Verfahren produziert werden, die keine industrialisierten Vakuumverdampfer oder Zentrifugen verwenden. Sie werden gewöhnlich in offenen Kesseln über Holzfeuer gekocht, bis der Zuckerrohrsaft den Kristallisierungspunkt erreicht. Sie werden dann in Formen gegossen, um fest zu werden oder in Kühlgefäße, wo sie intensiv bearbeitet werden, um einen rieselfähigen braunen Zucker zu produzieren, der mehr Melasse bewahrt und entsprechend mehr Nährstoffe als der stärker verarbeitete braune Zucker auf dem Markt.

Roher Honig: Minimal verarbeiteter roher Honig hat einen niedrigen glykämischen Index, d. h. er erzeugt keine Höhen und Tiefen im Blutzuckerspiegel wie weißer Zucker – er wird langsam in die Blutbahn aufgenommen. Er enthält zahlreiche Antioxidantien, Enzyme, Eisen, Zink, Kalium, Kalzium, Phosphor, Vitamin B_6, Riboflavin und Niacin und ist enorm förderlich für Ihre Gesundheit. Forschungen belegen, dass er antimikrobielle Merkmale besitzt, die zur Bekämpfung von Erkältungssymptomen effektiv sind. (Pasteurisierter Honig, auf der anderen Seite, hat keine gesundheitlichen Vorteile.)

Das Ayurveda betrachtet alle Süßungsmittel als kühlend, außer Honig, der erwärmend ist. Honig ist demgemäß hilfreich, wenn man erkältet ist oder Ama aus den Kanälen verbrennen will. Daher trinken viele Leute heißen Tee mit Honig, wenn sie krank werden. (Der süße Geschmack anderer Süßungsmittel würde einfach nur mehr Kapha erzeugen und die Verschleimung erhöhen.) Achten Sie aber darauf, dass Sie den Honig erst in den Tee geben, wenn er bis zu dem Punkt abgekühlt ist, an dem man ihn trinken kann, ohne sich den Mund zu verbrennen. Hitze denaturiert Honig und bildet Verbindungen, die zu schlechter Gesundheit beitragen. Verwenden Sie Honig nicht zum Backen – träufeln Sie ihn einfach über das Essen, das ist am besten.

Stevia: Das Süßungsmittel Stevia wird aus den Blättern der Steviapflanze gewonnen. Es enthält keine Kalorien und ist eines der natürlicheren Süßungsmittel. Es ist keine bedeutende Quelle von Nährstoffen. Das Beste an Stevia ist, dass es keinen Einfluss auf den Blutzuckerspiegel hat, weshalb es eine tolle Zuckeralternative für Diabetiker ist. Aber Vorsicht vor Truvia. Dieses kommerzielle Süßungsmittel besteht zum Teil aus Steviaextrakt sowie aus Zuckeralkohol und enthält einige genmanipulierte Zutaten.

Sucanat: Sucanat wird gewonnen, indem man den Saft von frisch geschnittenem Zuckerrohr extrahiert, dann erhitzt und trocknet. Es ist ebenso süß wie Haushaltszucker, besitzt aber einen stärkeren Melassegeschmack. Es enthält die Nährstoffe aus dem Zuckerrohrsaft, anders als verarbeiteter Haushaltszucker und Turbinadozucker.

Nüsse und Saaten

Laut Ayurveda enthalten Nüsse und Saaten Hitze. Infolgedessen empfehlen wir, Nüsse und Saaten über Nacht in Quellwasser einzuweichen, um sie abzukühlen. Wenn sie das Wasser absorbieren, werden sie weicher, was für eine bessere Verdauung und Zellresorption sorgt.

Nüsse und Saaten, die man vermeiden sollte

Chia, Hanfsamen und Kürbiskerne: Vermeiden Sie diese Saaten, denn sie gelten als kanalblockierend.

Leinsamen: Leinsamen und Leinsamenöl werden als zu erhitzend für die Leber und Milz angesehen und nie in der Ernährung empfohlen.

Erdnüsse: Erdnüsse sind nicht zu empfehlen, denn sie können einen Schimmelpilz enthalten, der Aflatoxin produziert. Aflatoxin ist ein bekanntes Karzinogen, das mit Leberkrebs in Verbindung gebracht wird. Es sorgt nachweislich auch für gehemmtes Wachstum bei Kindern.

Empfehlungen für Nüsse und Saaten

Alle anderen Nüsse und Saaten werden empfohlen, mit diesen einfachen Vorsichtsmaßnahmen:

- Die Haut von Mandeln entfernen, nachdem Sie sie über Nacht eingeweicht haben, denn die Haut ist unverdaulich.
- Sesamsamen leicht rösten und danach mahlen, das sorgt für eine bessere Verdauung und Resorption.
- Nicht zu viele Cashewnüsse essen, denn sie sind von ihrer Natur her schwer.
- Nicht mehr als eine oder zwei Handvoll Nüsse und Saaten auf einmal essen, denn sie sind etwas schwer und schwer verdaulich.
- Nussmuse vermeiden, denn sie sind schwer verdaulich und verstopfen die Kanäle. Frisch zubereitete Nussmilcharten sind viel leichter, daher einfacher verdaulich und entsprechend nährender als Nussmuse.

Alle Nüsse und Saaten sind gute Quellen für Ballaststoffe und hochgradig nährend. Sie liefern B-Vitamine, einschließlich Folsäure, Vitamin E, Mineralien wie Kalzium, Eisen, Zink, Kalium und Magnesium, antioxidative Mineralien, einschließlich Selen, Mangan und Kupfer und andere sekundäre Pflanzenstoffe wie antioxidative Verbindungen (Flavonoide und Resveratrol) und Pflanzensterole. Sie bieten große Mengen an gesunden einfach ungesättigten und mehrfach ungesättigten Fetten und geringe Mengen Protein.

Da sie schwer verdaulich sind, wird empfohlen, Kindern in den ersten zwei Lebensjahren keine Nüsse zu geben.

TAGESABLAUF (DINACHARYA)

Dinacharya ist das Sanskritwort für die tägliche Routine: *Din* heißt „Tag" und *Charya* bedeutet „folgen". Dinacharya ist ein Konzept in der ayurvedischen Medizin, das die Zyklen der Natur berücksichtigt und unsere täglichen Aktivitäten um diese Zyklen herum anordnet. Das Ayurveda erklärt, dass falls wir unseren Körper an die grundlegenden Naturgesetze anpassen, wir die optimale Gesundheit erhalten können.

Um diese Konzepte zu verstehen, beginnen wir zunächst mit den Vata-, Pitta- und Kapha-Tageszeiten:

- Kapha-Zeiten: 6 bis 10 Uhr und 18 bis 22 Uhr
- Pitta-Zeiten: 10 bis 14 Uhr und 22 bis 2 Uhr
- Vata-Zeiten: 2 bis 6 Uhr und 14 bis 18 Uhr

Das bedeutet, dass die Elemente Vata, Pitta und Kapha während dieser Stunden vorherrschen. Sie können diese Informationen als Vorlage benutzen, um Ihre alltäglichen Tätigkeiten zu planen. Wenn Sie das tun, werden diese Elemente von Vata, Pitta und Kapha in Ihrem Körper ausgeglichen sein.

Der Körper braucht Routine. Um gesund zu bleiben, ist es viel einfacher, wenn man jeden Tag ungefähr zur selben Zeit aufsteht, seine Mahlzeiten einnimmt und ins Bett geht. Falls Ihr Tagesablauf planlos stattfindet, gerät Vata aus dem Gleichgewicht. Vata gilt als „führendes Dosha“, d. h. sobald es gestört ist, werden die beiden anderen Doshas Pitta und Kapha allmählich ebenfalls gestört werden.

Ein gutes Beispiel ist Folgendes: Sie gehen spät oder zu unterschiedlichen Zeiten ins Bett, lassen das Frühstück aus, essen hektisch und zu immer anderen Zeiten, während Sie mit einem sich ständig ändernden Ablauf durch Ihren Tag hetzen. Nun ist Vata aus dem Gleichgewicht. Als nächstes bemerken Sie, dass Ihre Verdauung nicht optimal ist – Sie beginnen mit Aufstoßen oder haben mehr Gas, weil Pitta gestört ist. Schließlich nehmen Sie zu, weil der Körper unverdautes Essen an Ihrem Bauch oder den Oberschenkeln ablagert, da Kapha jetzt gestört wird. Sehen wir uns nun einen synchronisierten Tag an, gemäß den Tageszeiten für Vata, Pitta and Kapha.

Vata-Zeit: 2 bis 6 Uhr

Dies ist die Tageszeit, wenn Vata im Körper aktiv wird. Es ist am besten, vor Sonnenaufgang aufzuwachen. Die Sonne geht zu verschiedenen Zeiten im Jahr um eine andere Zeit auf, doch ungefähr 6 Uhr gilt als optimale Zeit, um aufzustehen. Versuchen Sie, Ihren Körper so zu trainieren, dass Sie am Morgen als Erstes zur Toilette gehen und Stuhlgang haben, um Ihren Körper von den Abfällen des vorherigen Tages zu befreien.

Dies ist auch die Tageszeit für Meditation, Gebet oder spirituelle Praxis. Laut den alten Ärzten galt die Zeit eineinhalb Stunden vor Sonnenaufgang als *Brahma Muhurta* oder „Zeit von Brahma“. Zu dieser Tageszeit sind Soma, Agni und Marut perfekt ausgeglichen. Daher ist es förderlich für einen ausgeglichenen, gelassenen Geist, wenn man zu dieser Zeit erwacht. Einer der grundlegenden ayurvedischen Texte, die Astanga Hrdayam, erklärt, dass sich „ein gesunder Mensch in der Brahma Muhurta (aus dem Bett) erheben soll, um sein Leben zu schützen“ (Astanga Hrdayam, Bd. 1, 2:1). Es wird auch als ideale Zeit angesehen, um zu lernen und *Brahma* (Wissen) zu erwerben. Die alten Ärzte gingen sogar noch weiter und sagten, dass es die beste Zeit sei, um ein Kind zu zeugen – die Schwingungen in der Umwelt und in Ihrem Körper sind am ruhigsten und glücklichsten, was ein molliges, glückliches Baby hervorbringen kann.

Kapha-Zeit: 6 bis 10 Uhr

Dies ist die Tageszeit, wenn Kapha in der Umgebung und in unserem Körper aktiver ist. Da Kapha als langsam, dicht und ein bisschen schwer gilt, spüren Sie eine gewisse Lethargie und Depression für den Rest des Tages, falls Sie zu dieser Zeit schlafen. (Es sei denn, Sie sind krank und müssen im Bett sein, was erlaubt ist.) Wie gesagt: Am besten stehen Sie vor 6 Uhr auf. Das ist die beste Tageszeit, um Sport zu machen und die Schwere aus dem Körper zu vertreiben. Yoga, Dehnen, Laufen und verschiedene andere Formen von Sport werden regelmäßig empfohlen, um die Entspannung, Verdauung, Ausscheidung und einen gesunden Schlaf zu fördern. Dies ist auch die Zeit, um sich zu waschen.

Ihr inneres Agni oder Verdauungsfeuer erwacht nun allmählich, daher haben Sie im Allgemeinen beim Aufwachen keinen großen Hunger. Wenn die Sonne aufgeht, steigt auch Ihr Agni und Sie sind bereit, zu essen. Wir empfehlen warme, gekochte Speisen zum Frühstück, kein kaltes Essen, denn das löscht das Verdauungsfeuer, das versucht, sich zu entfachen. Probieren Sie es mit gekochtem Obst, gefolgt von gekochtem Getreide (mit Milch, falls Sie die verdauen können) und gekochten Eiern. Vermeiden Sie Joghurt und Smoothies.

Pitta-Zeit: 10 bis 14 Uhr

Wenn die Sonne im Zenit steht, ist auch das innere Agni am aktivsten. Das ist die Tageszeit, zu der man seine schwerste Mahlzeit einnehmen sollte, denn die Verdauung ist nun am stärksten. Umgekehrt ist das die Mahlzeit, deren Auslassen am schlimmsten ist (obwohl grundsätzlich nicht empfohlen wird, eine Mahlzeit auszulassen), da das starke Verdauungsfeuer nach Nahrung zum Verdauen sucht. Falls es kein Essen gibt, kann sich diese innere Hitze im Körper ausbreiten und Entzündungen, Kopfschmerzen, Reizbarkeit (denken Sie nur daran, wie sich Kinder verhalten, wenn sie enorm hungrig sind und Sie vergessen haben, ihre Snacks zu bringen!), Ausschläge und andere Pitta-aggravierte Leiden zur Folge haben. Das kann auch die zugrundeliegende Ursache von hohem Blutdruck sein, da heißes Blut gegen die Arterienwände pocht. Ich habe viele Fälle von Kopfschmerzen und hohem Blutdruck gelöst, indem ich den Patienten einfach erklärt habe, dass sie immer rechtzeitig essen und nie eine Mahlzeit auslassen oder verspätet essen sollten.

Vata-Zeit: 14 bis 18 Uhr

Diese Tageszeit ist gut für Studium und Arbeit, denn Vata, das geistige Tätigkeiten anregt, ist jetzt dominant.

Kapha-Zeit: 18 bis 22 Uhr

Es ist am besten, ein leichtes Abendessen einzunehmen, denn das Verdauungsfeuer wird nun wieder schwächer. Die langsame, träge Energie von Kapha erhält nun wieder die Oberhand, während wir unseren Körper darauf vorbereiten, schlafen zu gehen. Es ist am besten, anregende Aktivitäten wie lange Telefongespräche, Arbeit oder Computer- oder Handynutzung zu vermeiden. Versuchen Sie stattdessen, im Mondlicht spazieren zu gehen oder ein gutes Buch zu lesen, damit Sie der Schlaf überwältigen kann.

Pitta-Zeit: 22 bis 2 Uhr

Während der vorherigen Kapha-Zeit ist es von äußerster Wichtigkeit, beim ersten Impuls von Schläfrigkeit zu Bett zu gehen. Widerstehen Sie der Versuchung, wach zu bleiben, denn falls Sie das tun, sind Sie in der Pitta-Zeit und überwinden den toten Punkt. Dadurch regen Sie das Hormonsystem an, mehr Adrenalin und Cortisol zu produzieren. Jetzt können Sie länger wach bleiben, doch Sie befördern Ihren Körper ungewollt aus dem Gleichgewicht. Während das Adrenalin durch die Blutbahn strömt, wird es schwierig, in einen zufriedenen, ungestörten und regenerierenden Schlaf zu fallen. Dies ist eine der Grundursachen von Problemen mit der Schilddrüse (und anderen Drüsen).

ERINNERN SIE SICH AN JUDY?

Ich brauche keine Taschentücher mehr bereithalten, wenn Judy zweimal im Jahr zu ihrer Untersuchung kommt. Sie ist gelenkig und dynamisch, hat Gewicht abgenommen und wird von ihrem Yoga-Kurs beneidet. Viele ihrer Freunde bitten sie um Rat, wie sie fitter werden können. Sie hat keine Angst mehr, wenn sie abends ihre Herzrhythmen spürt, denn sie sind wieder normal. Ihr Haar ist voll und glänzend. Und das Beste ist, dass sie all dies geschafft hat, ohne pharmazeutische Arzneimittel oder Nahrungsergänzungsmittel einzunehmen.

SCHLUSSBEMERKUNG
Visionäre Medizin

Vor einigen Jahren war Siddhartha Mukherjee, ein Krebsforscher und mit dem Pulitzerpreis ausgezeichneter Autor, bei einem TED-Talk und sprach dabei über eine verlockende Vision, die auf ein neues Modell der Medizin hindeutet. Er sinnierte über die Möglichkeit, Stammzellen zur Produktion neuer Knochen und Knorpel zu verwenden, eine Entwicklung, die die Behandlung von Arthritis revolutionieren würde. Er deutete an, dass der Tag kommen werde, an dem wir Organe außerhalb des Körpers zur Implantation herstellen können.

Dieser medizinische Ausblick war gut am Platz. Am Horizont zeichnen sich eine Reihe inspirierender und lebensverändernder Technologien ab. Stellen Sie sich vor, Diabetiker könnten ihre Glukosewerte im Blut aus Tränenflüssigkeit messen. Stellen Sie sich eine bahnbrechende Entwicklung vor, bei der ein intelligentes chirurgisches Messer elektrischen Strom verwendet, um Gewebe zu erwärmen und Schnitte ohne Blutverlust durchzuführen. Malen Sie sich Fortschritte in der Radiologie aus, wodurch der Prozentsatz Ihrer Zellen sichtbar ist, der krebsfrei ist. Überlegen Sie, es gäbe einen tragbaren Sensor, der einen Schlaganfall in Echtzeit an medizinisches Fachpersonal melden und einen Krankenwagen für einen Patienten rufen kann, der dazu außerstande ist.

Es ist klar, dass wir am Anfang eines erstaunlichen Fortschritts in der Medizin stehen. Doch wie ich in diesem Buch argumentiert habe, kann nichts die über Jahrhunderte überlieferte Weisheit ersetzen. Denken Sie daran, dass das Ayurveda auf Grundprinzipien aufbaut. Es ist das ursprüngliche, auf reinem Wissen basierende Heilsystem, das unabhängig von der Epoche unwandelbar bleibt.

Was sich verändern kann und muss, ist die Interaktion zwischen ayurvedischen Ärzten (oder was das betrifft, Heilpraktikern, ganzheitlichen Heilern usw.) und der westlichen Schulmedizin. In meiner Vision der Zukunft gibt es Raum für die Zusammenarbeit und aufgeschlossene Recherche – immer im Hinblick darauf, den Patienten zu helfen, ihre Gesundheit zurückzugewinnen.

Die Ärzte der Zukunft werden sich endlich dem Ansturm der Patienten beugen, die eine ganzheitliche Betreuung suchen und den Wert von Ayurveda anerkennen und verstehen, dass es Lücken in der modernen Medizin füllt. Sie werden gerade genug über Ayurveda wissen, um Patienten mit gutem Gewissen an uns zu überweisen, und, was noch wichtiger ist, den Zeitpunkt kennen, an dem eine Überweisung notwendig ist. Sie werden uns als Mitglieder des Gesundheitsteams sehen, die imstande sind, mit Krankheiten umzugehen, ehe sie schwierig zu behandeln und zu managen sind. Sie werden anerkennen, dass eine systemische Herangehensweise, die über Pharmazeutika hinausgeht, in vielen Fällen notwendig und nutzbringend ist.

Die Ärzte der Zukunft werden auch auf ihre Patienten hören, denn sie kennen ihren Körper schließlich besser als jeder andere. Sie werden Patienten, die trotz des „normalen“ Blutbilds und der diagnostischen Tests zahlreiche Symptome haben, nicht einfach abqualifizieren. Welch ein Segen wäre es, wenn Patienten nicht mehr mit dem Gefühl die Praxis verlassen müssten, sie wären Hypochonder, die Antidepressiva brauchen, nur weil anscheinend alles in Ordnung ist.

So phantasievoll meine Vision auch klingen mag, so ist sie doch praxisorientiert. In meiner idealen Welt wird ein Modell, das auf frühzeitigem Eingreifen beruht, den Druck auf unser Gesundheitssystem z. T. abschwächen, wenn es durchführbar ist. Wenn die Prävention in Form von guter Ernährung, guter Tagesroutine und wirksamen Reinigungstechniken stärker gefördert würde, könnte dies die Ärzte von der erdrückenden Last befreien, so viele schwerkranke Patienten zu behandeln, deren Probleme zu lange unbewältigt blieben.

Ja, wir sollten weiterhin die Grenzen der Medizin erforschen. Es gibt viele lebensrettende Verfahren und Methoden, die noch kommen werden. Aber stellen Sie sich eine Welt vor, in der wir die Zahl kostspieliger Operationen, den Einsatz teurer pharmazeutischer Arzneimittel und die Häufigkeit von Arztbesuchen reduzieren könnten.

Das ist die wahre Reaktion auf unsere Krise im Gesundheitswesen – Patienten, die so gesund sind, dass sie das herkömmliche medizinische System kaum in Anspruch nehmen, was Milliarden von Dollars sparen und es ermöglichen würde, dass jeder eine Krankenversicherung hat.

Mit dieser hoffnungsvollen Schlussbemerkung möchte ich so schließen, wie ich begonnen habe: mit einer Fallgeschichte, die sich um das Jahr 2080 zuträgt.

Nach einem stressigen Jahr, in dem sie sich in ihren neuen Job als hochkarätige CEO in Manhattan eingearbeitet hatte, bemerkte Susan, dass sie sich nicht wie gewohnt fühlte. Sie war träge und hatte 9 Kilo zugenommen, obwohl sie nichts an ihrer Ernährung geändert hatte. Sie bemerkte auch mehr Haarausfall und war recht deprimiert, obgleich sie sich auf die Hochzeit ihres Sohnes in ein paar Monaten freute.

Sie wandte sich ihrer holographischen Tastatur zu, um Informationen über ihre Physiologie abzufragen. Susan konnte nichts Ungewöhnliches entdecken, alle Werte waren normal. Mit ihrem Supersmartphone konnte sie ein 3D-Bild ihrer Körperzellen sehen und fand schnell den Schuldigen – ihre Schilddrüsenzellen funktionierten nicht richtig.

Ihr Doktor lud das Bild sofort auf sein Supersmartphone und sagte ihr, sie solle zu ihm in die Praxis kommen. Er bot ihr drei mögliche Behandlungen an: Eine bestand darin, winzige Microchips in ihre Schilddrüse einzupflanzen, um mithilfe ihrer eigenen Stammzellen neue Schilddrüsenzellen zu bilden.

Die zweite war, die Zellen in ihrer Schilddrüse mit Licht zu kontrollieren. Susan würde ihre Neuronen dann gezielt mit lichtempfindlichen Ionenkanälen genetisch verändern und ihre Schilddrüsenzellen zumindest theoretisch wiederherstellen und normalisieren.

Seine dritte Option bestand darin, den ayurvedischen Arzt zu konsultieren, der Teil seiner breit gefächerten Praxis aus Endokrinologen, Heilpraktikern und Körpertherapeuten war.

Sie und ihr Arzt entschieden gemeinsam, mit dem ayurvedischen Konzept zu beginnen, denn es war am wenigsten invasiv und sie könnte ja bei

Bedarf immer noch auf die anderen Methoden zurückgreifen, falls diese Behandlung nicht zum Erfolg führte.

Nach ihrer Untersuchung empfahl der ayurvedische Arzt einen Behandlungsplan, der zur Heilung der Schilddrüse den gesamten Körper berücksichtigte. Sie würde früh zu Bett gehen, zu Hause gesundes Essen kochen und Kräuter einnehmen, um ihre Schilddrüse zu unterstützen und ihre Gallenblasenfunktion zu verbessern.

In kurzer Zeit gewann Susan wieder Energie zurück. Sie verlor problemlos Gewicht und ihre Schilddrüsenzellen begannen erneut normal zu funktionieren. Ihr Endokrinologe, der ayurvedische Arzt und natürlich Susan selbst waren sehr froh.

An alle Susans, die unnötig leiden müssen: Sie brauchen nicht bis 2080 oder zum nächsten Jahrhundert zu warten. Die Medizin der Zukunft ist schon da. Wir benötigen nur die Weitsicht, daraus Nutzen zu ziehen.

Bezugsquellen

Ayurveda Akademie
www.ayurveda-akademie.org
Ayurveda-Ausbildungen und -Seminare in Deutschland, Österreich und der Schweiz

Amla Natur
www.ayurveda-marktplatz.de
Ayurveda-Produkte, Nahrungsergänzungen und Naturkosmetik

Bhagavat Life
www.bvtlife.com (Englisch)
Ayurvedische Kochkurse und professionelle Kochausbildung (auch online), in der alle Aspekte der in diesem Buch empfohlenen Ernährungsweise gelehrt werden. Geleitet von Divya Alter, ayurvedische Ernährungsberaterin und Autorin von *Ayurvedische Wohlfühlküche*

Casida
www.casida.de
Transdermales Magnesium, Probiotika und ätherische Öle

Deutsche Gesellschaft für Ayurveda (DGA)
www.ayurveda.de
Die DGA ist ein unabhängiger Ärzteverband mit dem Ziel, die ayurvedische Medizin im westlichen Gesundheitssystem zu etablieren und wissenschaftliche Forschung in dieser Hinsicht zu unterstützen. Auf der Website finden Sie eine umfangreiche Liste ayurvedischer Ärzte und Kliniken in Deutschland.

Divya's Kitchen
www.divyaskitchen.com (Englisch)
25 First Avenue, New York, NY 10003
Würzige und einfallsreiche ayurvedische Küche basierend auf den in diesem Buch empfohlenen Ernährungsrichtlinien. Geleitet von Divya Alter, ayurvedische Ernährungsberaterin und Autorin von *Ayurvedische Wohlfühlküche*

Fairment
www.fairment.de
Joghurt-Starterkulturen und weitere Produkte für die Fermentation zu Hause

Kerala
www.keralaayurvedashop.at
Große Auswahl an Ayurveda-Produkten mit eigener Hausmarke

Maharishi Ayurveda
www.ayurveda-produkte.de
Lieferant für ayurvedische Kräuter-Ergänzungsmittel, Hautpflege und Anti-Aging-Produkte, Massageöle, Tees, Lebensmittel und Gewürze

Sat Nam
www.satnam.de
Bio-Gewürze und -Kräuter, ayurvedische Lebensmittel und Massageöle sowie ein umfangreiches Sortiment an Yoga-Produkten

Unimedica
www.narayana-verlag.de
Die meisten der im Buch erwähnten Produkte sind in gängigen Naturkostläden erhältlich.
Sie können sie auch direkt über unseren Online-Shop www.unimedica.de in der Kategorie „Naturkost - Ayurveda" erhalten.
Dort finden Sie ein großes Sortiment an ausgewählten Naturkostprodukten, u. a. auch seltene Produkte wie Sacha Inchi Öl. Auch Nahrungsergänzungsmittel unserer Eigenmarke „Unimedica" und viele Superfoods sind dort erhältlich.

Verband Europäischer Ayurveda-Mediziner und -Therapeuten (VEAT)
www.ayurveda-verband.eu
Der VEAT ist eine unabhängige und neutrale Vereinigung von Ayurveda-Praktizierenden in Deutschland und Europa. Die Mitglieder sind qualifiziert ausgebildete Ärzte, Heilpraktiker oder Therapeuten. Die Website beinhaltet auch ein Verzeichnis deutscher Ayurveda-Ärzte.

Literatur

VORWORT

Chaudhary, A. and N. Singh. „Contribution of World Health Organization in the Global Acceptance of Ayurveda." *Journal of Ayurveda and Integrative Medicine* 2 (2011): Oct–Dec, 179–86.

1. WAS IST AYURVEDA?

Frawley, David. *Das große Ayurveda-Heilungsbuch: Prinzipien und Praxis.* München: Knaur TB, 2005.

Lad, Vasant. *Selbstheilung mit Ayurveda: Das Standardwerk der indischen Heilkunde.* München: O.W. Barth, 2010.

Mishra, Rama Kant. *SVA Pulse and Marma Course Manual.* Los Angeles: Adishakti, 2014.

Morrison, Judith H. *Ayurveda: Ein Weg zu Gesundheit und Lebensfreude: Wie wir das Wissen der traditionellen indischen Medizin nutzen können.* Stuttgart: TRIAS, 1995.

Verma, Vinod. *Ayurveda: A Way of Life.* York Beach, Maine: Samuel Weiser, 1995.

2. DIE SCHILDDRÜSE UND DAS HORMONSYSTEM

Abdulkhaliq, M., et al. "Effects of Lactobacillus acidophilus on Pituitary-Thyroid Axis in Growing Rat." *Advances in Animal and Veterinary Sciences* 3 (2015): 269–76.

Adler, S. M., et al. „The Nonthyroidal Illness Syndrome." *Endocrinology and Metabolism Clinics of North America* 36 (2007): 657–72.

Albright, F. „The Effect of Vitamin D on Calcium and Phosphor Metabolism: Studies on Four Patients." *Journal of Clinical Investigation* 17 (1938): 305–15.

Asprey, D. „The Benefits of Vitamin D – Why It's the Sexiest Vitamin Around." Blog post on Dr. Sarah Gottfried, MD, April 8, 2014. www.saragottfriedmd.com/the-benefits-of-vitamin-d-why-its-the-sexiest-vitamin-around.

Baeke, F., et al. „Vitamin D: Modulator of the Immune System." *Current Opinion in Pharmacology* 10 (2010): 482–96.

Barnes, Broda O. *Hypothyroidism.* New York: HarperCollins, 1976.

Belenchia, A. M., et al. „Correcting Vitamin D Insufficiency Improves Insulin Sensitivity in Obese Adolescents.“ *American Journal of Clinical Nutrition* 97 (2013): 774–81.

Bertone-Jonson, E. R. „Vitamin D and the Occurrence of Depression: Causal Association or Circumstantial Evidence?“ *Nutrition Reviews* 67 (2009): 481–92.

Bowthorpe, Janie A. *Stop the Thyroid Madness.* 2nd ed. Fredericksburg, Tex.: Laughing Grape, 2014.

Caldwell, G., et al. „A New Strategy for Thyroid Function Testing“, *Lancet* 325 (1985): 1117–19.

Cantorna, M. T., et al. „Vitamin D Status, 1,25-dihydroxyvitamin D_3 and the Immune System.“ *American Journal of Clinical Nutrition* 80 (2004): 171S–720S.

Carter, J. N., et al. „Effect of Severe, Chronic Illness on Thyroid Function.“ *Lancet* 2, no. 7887 (1974): 971–74.

Chopra, I. J., et al. „Thyroid Function in Nonthyroidal Illnesses.“ *Annals of Internal Medicine* 98, no. 6 (1983): 946–57.

Cui, X., et al. „The Vitamin D Receptor in Dopamin Neurons; Its Presence in Human Substantia Nigra and Its Ontogenesis in Rat Midbrain.“ *Neuroscience* 236 (2013): 77–87.

Ebert, E. C. „The Thyroid and the Gut.“ *Journal of Clinical Gastroenterology* 44 (2010): 402–6.

Edlund, C. and C. E. Nord. „Effect on the Human Normal Microflora of Oral Antibiotics for Treatment of Urinary Tract Infections.“ *Journal of Antimicrobial Chemotherapy* 46 (2000): 41–48.

Fatourechi, V. „Subclinical Thyroid Disease.“ *Mayo Clinic Proceedings* 4 (2001): 413–17.

Finegold, S. M., et al. „Comparative Effects of Broad Spectrum Antibiotics on Non-Spore-Forming Anaerobes and Normal Bowel Flora.“ *Annals New York Academy of Sciences* 145 (1967): 269–81.

Friesema, E. C. H., et al. „Thyroid Hormone Transporters.“ *Biochemical Society Transactions: Transporters 2004: International Symposium on Membrane Transport and Transporter* 33 (2005): 228–32.

Goswami, R., et al. „Prevalence of Vitamin D Deficiency and Its Relationship with Thyroid Autoimmunity in Asian Indians: A Community-Based Survey.“ *British Journal of Nutrition* 102 (2009): 382–86.

Greenblatt, J. M. „Psychological Consequences of Vitamin D Deficiency.“ Blog post on the Psychology Today, November 14, 2011. www.psychologytoday.com/us/blog/the-breakthrough-depression-solution/201111/psychological-consequences-vitamin-d-deficiency.

Groves, N. J., et al. „Adult Vitamin D Deficiency Leads to Behavioural and Brain Neurochemical Alterations in C57BL/6J and BALB/c Mice.“ *Behavioural Brain Research* 241 (2013): 120–31.

Hanker, J. P. „Gastrointestinal Disease and Oral Contraception.“ *American Journal of Obstetrics and Gynecology* 163 (1990): 2204–7.

Harris, A. R. C., et al. „Effect of Starvation, Nutriment Replacement and Hypothyroidism on In Vitro Hepatic T4 to T3 Conversion in the Rat.“ *Metabolism* 27 (1978): 1680–90.

Hodgson, H., et al. „The Relationship between the Thyroid and the Liver.“ *Quarterly Journal of Medicine* 95 (2002): 559–69.

Holick, M. F. „Sunlight and Vitamin D for Bone Health and Prevention of Autoimmune Diseases, Cancers, and Cardiovascular Disease.“ *American Journal of Clinical Nutrition* 80 (2004): 1678S–88S.

Holick, M. F. „Vitamin D Deficiency.“ *New England Journal of Medicine* 3357 (2007): 266–81.

Holick, M. F., et al. „Vitamin D and Skin Physiology: A D-Lightful Story.“ *Journal of Bone and Mineral Research* 22 (2007): V28–33.

Holtorf, K. „Thyroid Hormone Transport into Cellular Tissue.“ *Journal of Restorative Medicine* 3 (2014): 53–68.

Huang, M. and Y. Liaw. „Clinical Associations between Thyroid and Liver Diseases.“ *Journal of Gastroenterology and Hepatology* 10 (1995): 344–50.

Ingarbar, S. H. and L. E. Braverman. „Active Form of the Thyroid Hormone.“ *Annual Review of Medicine* 26 (1975): 443–49.

Kamen, D. L., et al. „Vitamin D and Molecular Actions on the Immune System: Modulation of Innate and Autoimmunity.“ *Journal of Molecular Medicine* 88 (2010): 441–50.

Kesby, J. P., et al. „Developmental Vitamin D Deficiency Alters Dopamin Mediated Behaviors and Dopamin Transporter Function in Adult Female Rats.“ *Psychopharmacology* 208 (2010): 159–68.

Khalili, H., et al. „Hormone Therapy Increases Risk of Ulcerative Colitis but Not Crohn's Disease.“ *Gastroenterology* 143 (2012): 1199–206.

Khalili, H. et al. „Oral Contraceptives, Reproductive Factors and Risk of Inflammatory Bowel Disease.“ *Gut* 62 (2013): 1153–59.

Kharrazian, Datis. *Schilddrüsenunterfunktion und Hashimoto anders behandeln: Wenn Sie sich trotz normaler Blutwerte schlecht fühlen. Die 22 Muster der Schilddrüsenunterfunktion*, Kirchzarten: VAK, 2016.

Kilon, F. M., et al. „The Effect of Altered Thyroid Function on the Ultrastructure of the Human Liver.“ *American Journal of Medicine* 50 (1971): 317–24.

Kim, S., et al. „Relationship between Serum Vitamin D Levels and Symptoms of Depression in Stroke Patients.“ *Annals of Rehabilitative Medicine* 40 (2016): 120–25.

Kivity, S., et al. „Vitamin D and Autoimmune Thyroid Diseases.“ *Cellular & Molecular Immunology* 8 (2011): 243–48.

Klee, G. G., et al. „Biochemical Testing of Thyroid Function.“ *Endocrinology and Metabolism Clinics of North America* 26 (1997): 763–75.

Koulouri, O., et al. „Pitfalls in the Measurement and Interpretation of Thyroid Function Tests.“ *Best Practice & Research: Clinical Endocrinology & Metabolism* 27 (2013): 745–62.

Kunc, M., et al. „Microbiome Impact on Metabolism and Function of Sex, Thyroid, Growth and Parathyroid Hormones.“ *Acta Biochimica Polonica* 63, no. 2 (2016): 189–201.

Larsen, P. R., et al. „Relationships between Circulating and Intracellular Thyroid Hormones: Physiological and Clinical Implications.“ *Endocrine Reviews* 2 (1981): 87–102.

Madden, J. A. J., et al. „Effect of Probiotics on Preventing Disruption of the Intestinal Microflora Following Antibiotic Therapy.“ *International Immunopharmacology* 5 (2005): 1091–97.

Martin, I. S., et al. „Subclinical Thyroid Disease: Scientific Review and Guidelines for Diagnosis and Management“, *Journal of the American Medical Association* 291, no. 2 (2004): 228–38.

McDermott, M. T., et al. „Subclinical Hypothyroidism Is Mild Thyroid Failure and Should Be Treated.“ *Journal of Clinical Endocrinology & Metabolism* 86 (2001): 4585–90.

McGregor, B. „Extra-Thyroidal Factors Impacting Thyroid Hormone Homeostasis.“ *Journal of Restorative Medicine* 4 (2015): 40–49.

Mora, J. R., et al. „Vitamin Effects on the Immune System: Vitamins A and D Take Centre Stage.“ *Nature Reviews: Immunology* 8 (2008): 685–98.

Myers, S. P. „The Causes of Intestinal Dysbiosis.“ *Alternative Medicine Review* 9 (2004): 180–97.

Nicolaysen, R. „Studies upon the Mode of Action of Vitamin D: The Influence of Vitamin D on the Resorption of Calcium and Phosphor in the Rat.“ *Biochemistry Journal* 31 (1937): 122–29.

Patil, A. D. „Link between Hypothyroidism and Small Intestinal Bacterial Overgrowth." *Indian Journal of Endocrinological Metabolism* 18 (2014): 307–9.

Patrick, R. P., et al. „Vitamin D and the Omega-3 Fatty Acids Control Serotonin Synthesis and Action, Part 2: Relevance for ADHD, Bipolar Disorder, Schizophrenia and Impulsive Behavior." *Federation of American Societies for Experimental Biology* 29 (2015): 2207–22.

Piudowski, P., et al. „Vitamin D Effects on Musculoskeletal Health, Immunity, Autoimmunity, Cardiovascular Disease, Dementia, and Mortality." *Autoimmunity Reviews* 12 (2013): 976–89.

Ringel, M. D. and E. L. Mazzaferri. „Subclinical Thyroid Dysfunction – Can There Be a Consensus about the Consensus?" *Journal of Clinical Endocrinology & Metabolism* 90 (2005): 588–90.

Shafer, R. B., et al. „Gastrointestinal Transit in Thyroid Disease." *Gastroenterology* 86 (1984): 852–55.

Shimada, T., et al. „FGF-23 Is a Potent Regulator of Vitamin D Metabolism and Phosphate Homeostasis." *Journal of Bone and Mineral Research* 19 (2004): 429–35.

Simpson, S. J., et al. „Nutritional Impacts on Immunity, Microbiome and Metabolic Health: Lessons from Insects." *Australasian Medical Journal* 6 (2013): 580–685.

Smuts, Jan Christiaan. *Holism and Evolution.* Whitefish, Mont.: Kessinger Publishing, 1927.

Tompkins, Peter und Christopher Bird. *Das geheime Leben der Pflanzen: Pflanzen als Lebewesen mit Charakter und Seele und ihre Reaktionen in den physischen und emotionalen Beziehungen zum Menschen.* Frankfurt am Main: Fischer Taschenbuch Verlag, 1995.

Trinko, J. R., et al. „Vitamin D_3: A Role in Dopamin Circuit Regulation, Diet- Induced Obesity and Drug Consumption." *eNeuro* 3, no. 2 (2016): ii.

Van der Waaij, D., et al. „Colonization Resistance of the Digestive Tract in Conventional and Antibiotic-Treated Mice." *Epidemiology & Infection* 69 (1971): 405–11.

Williams, D. „Detox Naturally with Cilantro and Clay." Dr. David Williams, www.drdavidwilliams.com/cilantro-clay-for-detoxification.

Zhongjion, X., et al. „Lack of Vitamin D Receptor Is Associated with Reduced Epidermal Differentiation and Hair Growth." *Journal of Investigative Dermatology* 118 (2002): 11–16.

3. DIE GRUNDURSACHEN FÜR FEHLFUNKTIONEN DER SCHILDDRÜSE

Abascal, K. and E. Yarnell. „Cilantro – Culinary Herb or Miracle Medicinal Plant?" *Alternative and Complementary Therapies* 18, Published Online: October 12, 2012. https://doi.org/10.1089/act.2012.18507.

Agmon-Levin, N., et al. „Vitamin D in Systemic and Organ-Specific Autoimmune Diseases." *Clinical Reviews in Allergy & Immunology* 45 (2013): 256–66.

Albert, B. B., et al. „Supplementation with a Blend of Krill and Salmon Oil Is Associated with Increased Metabolic Risk in Overweight Men." *American Journal of Clinical Nutrition* 102, no. 1 (2015): 49–57.

Allred, C. D., et al. „Soy Diets Containing Varying Amounts of Genistein (isoflavone) Stimulate Growth of Estrogen-Dependent Tumors in a Dose-Dependent Manner." *Cancer Research* 61 (2001): 5045–50.

Andreeva, V. A., et al. „B Vitamin and/or Omega-3 Fatty Acid Supplementation and Cancer: Ancillary Findings from the Supplementation with Folate, Vitamins B_6 and B_{12}, and/or Omega-3 Fatty Acids Randomized Trial." *Archives of Internal Medicine* 172 (2012): 540–47.

Apfelby, P. N., et al. „The Oxford Vegetarian Study: An Overview.“ *American Journal of Clinical Nutrition* 70 (1999): 525s–31s.

Arit, W., et al. „Adrenal Insufficiency.“ *Lancet* 361 (2003): 1881–93.

Armario, A., et al. „Effect of Acute and Chronic Psychogenic Stress on Corticoadrenal and Pituitary-Thyroid Hormones in Male Rats.“ *Hormone Research in Paediatrics* 20 (1984): 241–45.

Armstrong, B. K., et al. „Diet and Reproductive Hormones: A Study of Vegetarian and Nonvegetarian Postmenopausal Women.“ *Journal of the National Cancer Institute* 67 (1981): 761–67.

Arthur, J. R., et al. „Selenium Deficiency, Thyroid Hormone Metabolism and Thyroid Hormone Deiodinases.“ *American Journal of Clinical Nutrition* 57 (1993): 236S–39S.

Astwood, E. B. „The Chemical Nature of Compounds Which Inhibit the Function of the Thyroid Gland.“ *Journal of Pharmacology and Experimental Therapeutics* 78 (1943): 79–89.

Azizi, F., et al. „Effect of Dietary Composition on Fasting-Induced Changes in Serum Thyroid Hormones and Thyrotropin.“ *Metabolism* 27 (1978): 935–42.

Balsam, A. „The Influence of Fasting, Diabetes, and Several Pharmacological Agents on the Pathways of Thyroxine Metabolism in Rat Liver.“ *Journal of Clinical Investigation* 62 (1978): 415–24.

Banfalvi, Gaspar. *Heavy Metals, Trace Elements and Their Cellular Effects.* Boston, Mass.: Springer, 2011.

Basha, P. M., et al. „Fluoride Toxicity and Status of Serum Thyroid Hormones, Brain Histopathology and Learning Memory in Rats: A Multigenerational Assessment.“ *Biological Trace Element Research* 144 (2011): 1083–94.

Beard, J. L., et al. „Impaired Thermoregulation and Thyroid Function in Iron-Deficiency Anemia.“ *American Journal of Clinical Nutrition* 52, no. 5 (1990): 813–19.

Becker, R. A., et al. „Free T4, Free T3 and Reverse T3 in Critically Ill, Thermally Injured Patients.“ *Journal of Trauma* 9 (1980).

Berson, S. A. and R. S. Yalow. „The Effect of Cortisone on the Iodine Accumulating Function of the Thyroid in Euthyroid Subjects.“ *Journal of Clinical Endocrinology & Metabolism* 12 (1952): 407–22.

Bhatia, J. and F. Greer. „Use of Soy Protein-Based Formulas in Infant Feeding.“ *Pediatrics* 121 (2008): 148.

Biondi, B. and D. S. Cooper. „The Clinical Significance of Subclinical Thyroid Dysfunction.“ *Endocrine Reviews* 29 (2008): 76–131.

Boas, M., et al. „Environmental Chemicals and Thyroid Function.“ *European Journal of Endocrinology* 154 (2006): 599–611.

Bobek, S., et al. „Effect of Long-Term Fluoride Administration on Thyroid Hormones Level Blood in Rats.“ *Endocrinologia Experimentalis* 10 (1976): 289–95.

Bogoroch, R. and P. Timiras. „The Response of the Thyroid Gland of the Rat to Severe Stress.“ *Endocrinology* 49 (1951): 548–56.

Bondy, P. K. and M. A. Hagewood. „The Effect of Stress and Cortisone on Plasma Protein-Bound Iodine and Thyroxine Metabolism in Rats.“ *Proceedings of the Society for Experimental Biology and Medicine* 81, no. 1 (1952): 328–31.

Bosch, J., et al. „N-3 Fatty Acids and Cardiovascular Outcomes in Patients with Dysglycemia.“ *New England Journal of Medicine* 367 (2012): 1760–61.

Bouaziz, H., et al. „Effect of Fluoride Ingested by Lactating Mice on the Thyroid Function and Bone Maturation of Their Suckling Pups.“ *Fluoride* 2 (2004): 133–42.

Bozkurt, N., et al. „The Association between the Severity of Vitamin D Deficiency and Hashimoto.“ *Endocrine Practice* 19 (2013): 479–84.

Brasky, T. M., et al. „Plasma Phospholipid Fatty Acids and Prostate Cancer Risk in the SELECT Trial.“ *Journal of the National Cancer Institute* 105 (2013): 1132–41.

Brown-Grant, K. „The Effect of Emotional and Physical Stress on Thyroid Activity in the Rabbit.“ *Journal of Physiology* 126 (1954): 29–40.

Brown-Grant, K. „The Influence of the Adrenal Cortex on Thyroid Activity in the Rabbit.“ *Journal of Physiology* 126 (1954): 41–51.

Brown-Grant, K. and G. Pethes. „The Response der Thyroid of the Guinea-Pig to Stress.“ *Journal of Physiology* 151 (1960): 40–50.

Brucker-Davis, F. „Effects of Environmental Synthetic Chemicals on Thyroid Function.“ *Thyroid* (1998): 827–56.

Burger, A., et al. „Reduced Active Thyroid Hormone Level in Acute Illness.“ *Lancet* 1, no. 7961 (1976): 653–55.

Burgi, H., et al. „Changes of Circulating Thyroxine, Triiodothyronine and Reverse Triiodothyronine after Radiographic Contrast Agents.“ *Journal of Clinical Endocrinology & Metabolism* 43 (1976): 1203–10.

Burman, K. D., et al. „The Effect of T3 and Reverse T3 Administration on Muscle Protein Catabolism during Fasting as Measured by 3-methylhistidine Excretion.“ *Metabolism* 28 (1979): 805–13.

Burman, K. D., et al. „A Radioimmunoassay for 3,3',5'-L-Triiodothyronine (Reverse T3): Assessment of Thyroid Content and Serum Measurements in Conditions of Normal and Altered Thyroidal Economy and Following Administration of Thyrotropin Releasing Hormone (TRH) and Thyrotropin (TSH).“ *Journal of Clinical Endocrinology & Metabolism* 44 (1977): 660–72.

Burr, M. L., et al. „Lack of Benefit of Dietary Advice to Men with Angina: Results of a Controlled Trial.“ *European Journal of Clinical Nutrition* 57 (2003): 193–200.

Carter, J. N., et al. „Effect of Severe, Chronic Illness on Thyroid Function.“ *Lancet* 304 (1974): 971–74.

Cavalieri, R. R. and B. Rapoport. „Impaired Peripheral Conversion of Thyroxine to Triiodothyronine.“ *Annual Review of Medicine* 28 (1977): 57–65.

Chappell, L. T. „Applications of EDTA Chelation Therapy.“ *Alternative Medicine Review* 2 (1997): 426.

Chopra, I. J. „Assessment of Daily Production and Significance of Thyroidal Secretion of Reverse T3 in Man.“ *Journal of Clinical Investigation* 58 (1976): 32–40.

Chopra, I. J. „Misleadingly Low Free Thyroxine Index and Usefulness of Reverse Triiodothyronine Measurement in Nonthyroidal Illnesses.“ *Annals of Internal Medicine* 990 (1979): 905–12.

Chuong, C. M., et al. „What Is the 'True' Function of the Skin?“ *Experimental Dermatology* 11 (2002): 159–87.

Cinemre, H., et al. „Hematologic Effects of Levothyroxin in Iron-Deficient Subclinical Hypothyroid Patients.“ *Journal of Clinical Endocrinology & Metabolism* 94 (2009): 151–56.

Cody, J. „Link between Fish Oil and Increased Risk of Colon Cancer in Mice.“ *MedicalNewsToday*, October 7, 2010. www.medicalnewstoday.com/releases/203683.php#post.

Collins, C. „Women with Type 1 Diabetes Receive No Heart Benefit from Omega-3.“ *MedicalNewsToday*, June 28, 2010. www.medicalnewstoday.com/releases/193107.php.

Contempre, B., et al. „Effects of Selenium Deficiency on Thyroid Necrosis, Fibrosis and Proliferation: A Possible Role in Myxoedematous Cretinism.“ *European Journal of Endocrinology* 133 (1995): 99–109.

Corvilain, B., et al. „Selenium and the Thyroid: How the Relationship Was Established.“ *American Journal of Clinical Nutrition* 57 (1993): 244S–48S.

D'Adamo, C. R. „Soy Foods and Supplementation: A Review of Commonly Perceived Health Benefits and Risks.“ *Alternative Therapies in Health Medicine* 20 (2014): 39–51.

D'Angelo, S. A. „Pituitary Regulation of Thyroid Function“ *Brookhaven Symposia in Biology* 7 (1955).

D'Aurizio, F., et al. „Is Vitamin D a Player or Not in the Pathophysiology of Autoimmune Thyroid Diseases?“ *Autoimmunity Reviews* 14 (2015): 363–69.

Danforth, E. and A. G. Burger. „The Impact of Nutrition on Thyroid Hormone Physiology and Action.“ *Annual Review of Nutrition* 9 (1989): 201–27.

Danforth, E., et al. „Dietary-Induced Alterations in Thyroid Hormone Metabolism during Overnutrition.“ *Journal of Clinical Investigation* 64 (1979): 1336–47.

DeLemos, M. L. „Effects of Soy Phytoestrogens Genistein and Daidzein on Breast Cancer Growth.“ *Annals of Pharmacotherapeutics* 35 (2001): 1118–21.

DeLuca, H. F. „Vitamin D: The Vitamin and the Hormone.“ *Federation Proceedings* 33 (1974): 2211–19.

Demole, V. „Toxic Effects on the Thyroid.“ In *Fluorides and Human Health, Monograph Series* no. 59. Geneva: World Health Organization, 1970.

Dimich, A., et al. „Magnesium Transport in Patients with Thyroid Disease.“ *Journal of Clinical Endocrinology & Metabolism* 26 (1966): 1081–92.

Divia, R. L., et al. „Anti-Thyroid Isoflavone from Soybean: Isolation, Characterization and Mechanisms of Action.“ *Biochemical Pharmacology* 54 (1997): 1087–96.

Doerge, D. and D. Sheehan. „New Findings on the Soy/Thyroid Connection“, *Thyroid-Info* 110, 3 (2002): 349–53.

Drutel, A., et al. „Selenium and the Thyroid: More Good News for Clinicians.“ *Clinical Endocrinology* 78 (2013): 155–64.

Duntas, L. H., et al. „Incidence of Sideropenia and Effects of Iron Repletion Treatment in Women with Subclinical Hypothyroidism.“ *Experimental and Clinical Endocrinology & Diabetes* 107 (1999): 356–60.

Eales, J. G. „The Influence of Nutritional State on Thyroid Function in Various Vertebrates.“ *Integrative & Comparative Biology* 28 (1988): 351–62.

Ebling, F. John. *Hormonal Control of Mammalian Skin Glands.* Boston, Mass.: Springer, 1977.

Eftekhari, M. H., et al. „The Relationship Between Iron Status and Thyroid Hormone Concentration in Iron-Deficient Adolescent Iranian Girls.“ *Asia Pacific Journal of Clinical Nutrition* 15 (2006): 50–55.

Engstrom, W. W. and B. Markardt. „The Effects of Serious Illness and Surgical Stress on the Circulating Thyroid Hormone.“ *Journal of Clinical Endocrinology & Metabolism* 15 (1955): 953–63.

Ericsson, U. B., et al. „Effects of Cigarette Smoking on Thyroid Function and the Prevalence of Goitre, Thyrotoxicosis and Autoimmune Thyroiditis.“ *Journal of Internal Medicine* 229 (1991): 67–71.

Faccini, J. M., et al. „Effect of Natrium Fluoride on the Ultrastructure of the Parathyroid Gland of Sheep.“ *Nature* 207 (1965): 1399–401.

Farbridge, K. J., et al. „Temporal Effects of Restricted Diet and Compensatory Increased Dietary Intake on Thyroid Function, Plasma Growth Hormone Levels and Tissue Lipid Reserves of Rainbow Trout.“ *Aquaculture* 104 (1992): 157–74.

Farquharson, A. L., et al. „Effect of Dietary Fish Oil on Atrial Fibrillation after Cardiac Surgery.“ *American Journal of Cardiology* (2011): 851–56.

Fein, H. G., et al. „Anemia in Autoimmune Thyroid Diseases.“ *Medical Clinics of North America* 59 (1975): 1133–45.

Fitzpatrick, M. „Soy Formulas and the Effects of Isoflavones on the Thyroid.“ *New Zealand Medical Journal* 113 (2000): 24–26.

Fontana, L., et al. „Effect of Long-Term Calorie Restriction with Adequate Protein and Micronutrients on Thyroid Hormones.“ *Journal of Clinical Endocrinology & Metabolism* 91 (2006): 3232–35.

Furr, M. O., et al. „The Effects of Stress on Gastric Ulceration, T3, T4, Reverse T3 and Cortisol in Neonatal Foals.“ *Equine Veterinary Journal* 24 (1992): 37–40.

Galan, P., et al. „Effects of B Vitamins and Omega 3 Fatty Acids on Cardiovascular Diseases.“ *British Medical Journal* 341 (2010): 6273.

Galetti, P. M. and G. Joyet. „Effect of Fluorine on Thyroidal Iodine Metabolism in Hyperthyroidism.“ *Journal of Clinical Endocrinology & Metabolism* 18, no. 10 (1958): 1102–10.

Gavin, L., et al. „ExtraThyroidal Conversion of Thyroxine to 3,3',5'-Triiodothyronine (Reverse T3) and to 3,5,3'- Triiodothyronine.“ *Journal of Clinical Endocrinology & Metabolism* 44 (1977): 733–42.

Gedalia, I., et al. „The Effects of Water Fluorination on Thyroid Function, Bone and Teeth of Rats on a Low Iodine Diet.“ *Archives of Internal Pharmacodynamics & Therapeutics* 129 (1960): 312–15.

Georgiou, G. J. „The Discovery of A Unique Natural Heavy Metal Chelator.“ *Explore!* 14 (2005): 1–8.

Gerwing, J., et al. „The Influence of Bacterial Exotoxins on the Activity of the Thyroid in Different Species.“ *Journal of Physiology* 144 (1958): 229–42.

Ginsberg, J., et al. „Cord Blood Reverse T3 in Normal, Premature, Euthyroid Low T4 and Hypothyroid Newborns.“ *Journal of Endocrinological Investigation* 1 (1978): 73–77.

Goswami, R., et al. „Prevalence of Vitamin D Deficiency and Its Relationship with Thyroid Autoimmunity in Asian Indians: A Community Based Survey.“ *British Journal of Nutrition* 102 (2009): 382–86.

Greenberg, N. and J. C. Wingfield. „Stress and Reproduction: Reciprocal Relationships.“ In *Hormone and Reproduction in Fish, Amphibians and Reptiles,* 461–503. Boston, Mass.: Springer, 1987.

Griffiths, R. S., et al. „Measurement of Serum 3,3'5'-(Reverse) T3, with Comments on Its Derivation.“ *Clinical Endocrinology* 5 (1976): 679–85.

Hall, R., et al. „The Thyrotropin-Releasing Hormone Test in Diseases of the Pituitary and Hypothalamus.“ *Lancet* 299 (1972): 759–63.

Harris, A. R. C. „Effect of Starvation, Nutriment Replacement and Hypothyroidism on In Vitro Hepatic T4 to T3 Conversion in the Rat.“ *Metabolism* 27 (1978): 1680–90.

Harwood, J. „The Adipocyte as an Endocrine Organ in the Regulation of Metabolic Homeostasis.“ *Neuropharmacology* 63 (2012): 57–75.

Heimreich, D. L., et al. „Relationship between the Hypothalamic-Pituitary-Thyroid (HPT) Axis and the Hypothalamic-Pituitary-Adrenal (HPA) Axis during Repeated Stress.“ *Neuroendocrinology* 81 (2005): 183–92.

Herlihy, J. T., et al. „Long Term Food Restriction Depresses Serum Thyroid Hormone Concentrations in the Rat.“ *Mechanisms of Ageing and Development* 53 (1990): 9–16.

Hesch, R. D., et al. „Conversion of Thyroxine (T4) and Triiodothyronine (T3) and the Subcellular Localisation of the Converting Enzyme.“ *Clinical Chimica Acta* 59 (1975): 209–13.

Hill, J. O., et al. „Environmental Contributions to the Obesity Epidemic.“ *Science* 280 (1998): 1371–74.

Hy, R. A., et al. „The Therapeutic Effect of Combined Aqueous Extract of Coriander Sativum L. and Allium Sativum L. on the Mercuric Chloride Induced Reproductive Toxicity in Adult Male Rats.“ *Basrah Journal of Veterinary Research* 12 (2013): 185–202.

Ingbar, S. H. and L. E. Braverman. „Active Form of the Thyroid Hormone.“ *Annual Review of Medicine* 26 (1975): 1–601.

Jabbar, A., et al. „Vitamin B_{12} Deficiency Common in Primary Hypothyroidism.“ *Journal of the Pakistan Medical Association* 58 (2008): 258–61.

Jabbar, M. A., et al. „Abnormal Thyroid Function Tests in Infants with Congenital Hypothyroidism: The Influence of Soy-Based Formula.“ *Journal of the American College of Nutrition* 16 (1997): 280–82.

James, P. T., et al. „The Worldwide Obesity Epidemic.“ *Obesity* 9 (2001): 2285–335.

Jennings, A. S., et al. „Regulation of the Conversion of Thyroxine to Triiodothyronine in the Perfused Rat Liver.“ *Journal of Clinical Investigation* 64 (1979): 1614–23.

Jones, J. E., et al. „Magnesium Metabolism in Hyperthyroidism and Hypothyroidism.“ *Journal of Clinical Investigation* 45 (1966): 891–900.

Kahn, Mara. *Vegan Betrayal.* Boulder, Colo.: Little Boat Press, 2016.

Kansal, L., et al. „Protective Role of Coriandrum sativum (Coriander) Extracts against Lead Nitrate Induced Oxidative Stress and Tissue Damage in the Liver and Kidney in Male Mice.“ *International Journal of Applied Biology and Pharmaceutical Technology* 2, no. 3 (2011).

Kaplan, M. M., et al. „Changes in Serum Reverse T3 Concentrations with Altered Thyroid Hormone Secretion and Metabolism.“ *Journal of Clinical Endocrinology & Metabolism* 45 (2016): 447–56.

Kaplan, M. M., et al. „Changes in Serum 3,3’,5’-Triiodothyronine (Reverse T3) Concentrations with Altered Thyroid Hormone Secretion and Metabolism.“ *Journal of Clinical Endocrinology & Metabolism* 45 (1977): 447–56.

Kaplan, M. M., et al. „Prevalence of Abnormal Thyroid Function Test Results in Patients with Acute Medical Illnesses.“ *American Journal of Medicine* 72 (1982): 9–16.

Kioukia-Fougia, N., et al. „The Effects of Stress Exposure on the Hypothalamic-Pituitary-Adrenal Axis, Thymus, Thyroid Hormones and Glucose Levels.“ *Progress in Neuro-Psychopharmacology and Biological Psychiatry* 26 (2002): 823–30.

Kivity, S., et al. „Vitamin D and Autoimmune Thyroid Diseases.“ *Cellular & Molecular Immunology* 8 (2011): 243–48.

Klein, A. H., et al. „Cord Blood Reverse T3 in Congenital Hypothyroidism.“ *Journal of Clinical Endocrinology & Metabolism* 46 (1978): 336–38.

Knobeloch, L., et al. „Methylmercury Exposure in Wisconsin: A Case Study Series.“ *Environmental Research* 101 (2006): 113–22.

Kowey, P. R., et al. „Efficacy and Safety of Prescription Omega-3 Fatty Acids for the Prevention of Recurrent Symptomatic Atrial Fibrillation.“ *Journal of the American Medical Association* 304 (2010): 2363–72.

Kromhout, D., et al. „N-3 Fatty Acids and Cardiovascular Events after Myocardial Infarction.“ *New England Journal of Medicine* 363 (2010): 2015–26.

Kvetny, J., et al. „Subclinical Hypothyroidism Is Associated with a Low-Grade Inflammation, Increased Triglyceride Levels and Predicts Cardiovascular Disease in Males below 50 Years.“ *Clinical Endocrinology* 61 (2004): 232–38.

Labib, M., et al. „Dietary Maladvice as a Cause of Hypothyroidism and Short Stature.“ *British Medical Journal* 298 (1989): 232–33.

Lands, W. E. M., et al. „Quantitative Effects of Dietary Polyunsaturated Fats on the Composition of Fatty Acids in Rat Tissue.“ *Lipids* (1990): 505–51.

Laurberg, P., et al. „Environmental Iodine Intake Affects the Type of Nonmalignant Thyroid Disease.“ *Thyroid* 11 (2001): 457–69.

Laurberg, P., et al. „High Incidence of Multinodular Toxic Goitre in the Elderly Population in a Low Iodine Intake Area vs. High Incidence of Graves' Disease in the Young in a High Iodine Intake Area: Comparative Surveys of Thyrotoxicosis Epidemiology in East-Jutland Denmark and Iceland.“ *Journal of Internal Medicine* 229 (1991): 415–20.

Leung, A. M., et al. „Iodine Status and Thyroid Function of Boston-Area Vegetarians and Vegans.“ *Journal of Clinical Endocrinology & Metabolism* 96 (2011): E1303–7.

Lightner, E. S., et al. „Intra-amniotic Injection of Thyroxine (T4) to a Human Fetus: Evidence for Conversion of T4 to Reverse T3.“ *American Journal of Obstetrics and Gynecology* 127 (1977): 487–90.

Mackawy, A. M. H., et al. „Vitamin D Deficiency and Its Association with Thyroid Disease.“ *International Journal of Health Sciences* 7 (2013): 267–75.

Makrides, M., et al. „Effect of DHA Supplementation during Pregnancy on Maternal Depression and Neurodevelopment of Young Children.“ *Journal of the American Medical Association* 304 (2010): 1675–83.

Malyszko, J., et al. „Thyroid Function, Endothelium and Inflammation in Hemodialyzed Patients: Possible Relations?“ *Journal of Renal Nutrition* 17 (2007): 30–37.

Mason, R. P., et al. „Omega-3 Fatty Acid Fish Oil Dietary Supplements Contain Saturated Fats and Oxidized Lipids That May Interfere with Their Intended Biological Benefits.“ *Biochemical and Biophysical Research Communications* 483 (2017): 425–29.

Mastorakos, G. and M. Paviatou. „Exercise as a Stress Model and the Interplay between the Hypothalamus-Pituitary-Adrenal and the Hypothalamus-Pituitary-Thyroid Axes.“ *Hormone and Metabolic Research* 37 (2005): 577–84.

McGown, C., et al. „Adipose Tissue as an Endocrine Organ.“ *Clinics in Liver Disease* 18 (2014): 41–58.

Mehmet, E., et al. „Characteristics of Anemia in Subclinical and Overt Hypothyroid Patients.“ *Endocrine Journal* 59 (2012): 213–20.

Messina, M. „Effects of Soy Protein and Soybean Isoflavone on Thyroid Function in Healthy Adults and Hypothyroid Patients.“ *Thyroid* 16 (2006): 249–58.

Michalaki, M. A., et al. „Thyroid Function in Humans with Morbid Obesity.“ *Thyroid* 16 (2006): 73–78.

Mizokami, T., et al. „Stress and Thyroid Autoimmunity.“ *Thyroid* 14 (2004): 1047–55.

Mokdad, A. H., et al. „The Spread of the Obesity Epidemic in the United States, 1991–1998.“ *Journal of the American Medical Association* 2892 (1999): 1519–22.

Morley, J. E., et al. „Zinc Deficiency, Chronic Starvation and Hypothalamic-Pituitary-Thyroid Function.“ *American Journal of Clinical Nutrition* 33 (1980): 1767–70.

Mozaffarian, D., et al. „Fish Oil and Postoperative Atrial Fibrillation: The Omega-3 Fatty Acids for Prevention of Post-Operative Atrial Fibrillation (OPERA) Randomized Trial.“ *Journal of the American Medical Association* 308 (2012): 2001–11.

Neustaedter, R. „Soy Unsafe for Children.“ In *Child Health Guide: Pediatrics for Parents,* 51–53. Berkeley, Calif.: North Atlantic Books, 2005.

Ober, Clinton, Stephen T. Sinatra and Martin Zucker. *Earthing.* Columbus, Ohio: Basic Health Publications, 2014.

Olney, R. S., et al. „Prevalence of Congenital Hypothyroidism – Current Trends and Future Directions.“ Workshop Summary. *Pediatrics* 125 (2010).

Pandey, S. „Chelation Therapy and Chelating Agents of Ayurveda.“ International *Journal of Green Pharmacy* 10, no. 3 (2016): 143–50.

Passos, M. C. F., et al. „Long-Term Effects of Malnutrition during Lactation on the Thyroid Function of Offspring.“ *Hormone and Metabolic Research* 34 (2002): 40–43.

Pearce, E. N., et al. „Environmental Pollutants and the Thyroid.“ *Best Practice & Research: Clinical Endocrinology & Metabolism* 23 (2009): 801–13.

Pinchera, A., et al. „Thyroid Refractoriness in an Athyreotic Cretin Fed Soybean Formula.“ *New England Journal of Medicine* 273 (1965): 83–87.

Poncin, S., et al. „Oxidative Stress in the Thyroid Gland: From Harmlessness to Hazard Depending on the Iodine Content.“ *Endocrinology* 149 (2008): 424–33.

Pot, G. K. „No Effects of Fish Oil Supplementation on Serum Inflammatory Markers and Their Interrelationships.“ *European Journal of Clinical Nutrition* 62 (2009): 1353–50.

Potter, S. „Soy Protein and Cardiovascular Disease: The Impact of Bioactive Components in Soy.“ *Nutrition Reviews* 56 (2014): 231–35.

Redding, J. M., et al. „Cortisol and Its Effects on Plasma Thyroid Hormone and Electrolyte Concentrations in Fresh Water and During Seawater Acclimation in Yearling Coho Salmon.“ *General and Comparative Endocrinology* 56 (1984): 146–55.

Rizos, E. C., et al. „Association between Omega-3 Fatty Acid Supplementation and Risk of Major Cardiovascular Disease Events.“ *Journal of the American Medical Association* 308 (2012): 1024–33.

Robbins, J. „Factors Altering Thyroid Hormone Metabolism.“ *Environmental Health Perspectives* 38 (1981): 65–70.

Rolland, R. M. „A Review of Chemically-Induced Alterations in Thyroid and Vitamin A Status from Field Studies of Wildlife and Fish.“ *Journal of Wildlife Diseases* 36 (2000): 615–35.

Roosterman, D., et al. „Neuronal Control of Skin Function: The Skin as a Neuroimmunoendocrine Organ.“ *Physiological Reviews* 86 (2006): 1309–79.

Sacks, F., et al. „Controlled Trial of Fish Oil for Regression of Coronary Atherosclerosis.“ *Journal of the American College of Cardiology* 25 (1995): 1492–98.

Sathyapalan, T., et al. „The Effect of Soy Phytoestrogen Supplementation on Thyroid Status and Cardiovascular Risk Markers in Patients with Subclinical Hypothyroidism.“ *Journal of Clinical Endocrinology & Metabolism* 96 (2011): 1442–49.

Sears, M. E. „Chelation: Harnessing and Enhancing Heavy Metal Detoxification." *Scientific World Journal* 2013 (2013).

Shin, D. Y., et al. „Low Serum Vitamin D Is Associated with Anti-thyroid Peroxidase Antibody in Autoimmune Thyroiditis." *Yonsei Medical Journal* 55 (2014): 476–81.

Simao, A. N., et al. „[Effect of n-3 Fatty Acids in Glycemic and Lipid Profiles, Oxidative Stress and Total Antioxidant Capacity in Patients with the Metabolic Syndrome]" (article in Portuguese). *Arquivos Brasileiros de Endocrinologia & Metabologia* 54, no. 5(2010): 463–69.

Simao, A. N., et al. „Effect of Soy Product Kinako and Fish Oil on Serum Lipids and Glucose Metabolism in Women with Metabolic Syndrome." *Nutrition* 30 (2014): 112–15.

Singh, A., et al. „Reduction of Heavy Metal Load in Food Chain: Technology Assessment." *Reviews in Environmental Science and Bio/Technology* 10 (2011): 199.

Slominski, A., et al. „Skin as an Endocrine Organ: Implications for Its Function." *Drug Discovery Today: Disease Mechanisms* 5 (2008): 137–44.

Soslc-Jurjevic, B., et al. „Soy Isoflavones Interfere with Thyroid Hormone Homeostasis." *Toxicology and Applied Pharmacology* 278 (2014): 124–34.

Spaulding, S. W., et al. „Effect of Caloric Restriction and Dietary Composition on Serum T3 and Reverse T3 in Man." *Journal of Clinical Endocrinology & Metabolism* 42 (2016): 197–200.

Stacpoole, P., et al. „Effects of Dietary Marine Oil on Carbohydrate and Lipid Metabolism in Normal Subjects and Patients with Hypertriglyceridemia." *Metabolism* 38 (1989): 946–56.

Surks, M. I., et al. „Subclinical Thyroid Disease: Scientific Review and Guidelines for Diagnosis and Management." *Journal of the American Medical Association* 291 (2004): 228–38.

Susheela, A. K., et al. „Excess Fluoride Ingestion and Thyroid Hormone Derangements in Children Living in Delhi, India." *Fluoride* 38 (2005): 98–108.

Szkudelska, K., et al. „Genistein – A Dietary Compound Inducing Hormonal and Metabolic Changes." *Journal of Steroid Biochemistry and Molecular Biology* 105 (2007): 37–45.

Tamer, G., et al. „Relative Vitamin D Insufficiency in Hashimoto's Thyroiditis." *Thyroid* 21 (2011): 891–96.

Teng, W., et al. „Effect of Iodine Intake on Autoimmune Thyroid Diseases in China." *New England Journal of Medicine* 354 (2006): 2783–93.

Thiboutot, D., et al. „Human Skin Is a Steroidogenic Tissue: Steroidogenic Enzyme and Cofactors Are Expressed in Epidermis, Normal Sebocytes and an Immortalized Sebocyte Cell Line." *Journal of Investigative Dermatology* 120 (2003): 905–14.

Thuppil, V., et al. „Treating Lead Toxicity: Possibilities beyond Synthetic Chelation." *Journal of Krishna Institute of Medical Sciences University* 2 (2013): 4–31.

Tilg, H., et al. „Evolution of Inflammation in Nonalcoholic Fatty Liver Disease: The Multiple Parallel Hits Hypothesis." *Hepatology* 52 (2010): 1836–46.

Tilg, H., et al. „Insulin Resistance, Inflammation and Non-Alkoholic Fatty Liver Disease." *Trends in Endocrinology & Metabolism* 19 (2008): 371–79.

Tomimori, E., et al. „Prevalence of Incidental Thyroid Disease in a Relatively Low Iodine Intake Area." *Thyroid* 5 (1995): 273–76.

Trabelsi, M., et al. „Effect of Fluoride on Thyroid Function and Cerebellar Development in Mice." *Fluoride* 34 (2001): 165–73.

Trenev, N. *Probiotics: Nature's Internal Healer.* New York: Avery, 1998.

Tsatsoulis, A. „The Role of Stress in the Clinical Expression of Thyroid Autoimmunity." *Neuroendocrine and Immune Crosstalk* 1088 (2006): 382–95.

Tudhope, G. R., et al. „Deficiency of Vitamin B_{12} in Hypothyroidism." *Lancet* 7 (1962): 703–6.

Turker, O., et al. „Selenium Treatment in Autoimmune Thyroiditis: 9-Month Follow-up with Variable Doses." *Journal of Endocrinology* 190 (2006): 151–56.

Vazquez-Vela, Maria Eugenia Frigolet, et al. „White Adipose Tissue as Endocrine Organ and Its Role in Obesity." *Archives of Medical Research* 39 (2008): 715–28.

Veirord, M. B., et al. „Diet and Risk of Cutaneous Malignant Melanoma: A Prospective Study of 50,757 Norwegian Men and Women." *International Journal of Cancer* 71 (1997): 600–604.

Von Schacky, C., et al. „The Effect of Dietary-3 Fatty Acids on Coronary Atherosclerosis." *Annals of Internal Medicine* 130 (1999): 554–62.

Wainwright, P. E., et al. „The Effects of Dietary n-3/n-6 Ratio on Brain Development in the Mouse: A Dose Response Study with Long Chain n-3 Fatty Acids." *Lipids* 27 (1992): 98–103.

Walz, C. P., et al. „Omega-3 polyunsaturated Fatty Acid Supplementation in the Prevention of Cardiovascular Disease." *Canadian Pharmaceutical Journal* 149 (2016): 166–73.

Wang, H., et al. „Fluoride-Induced Thyroid Dysfunction in Rats: Roles of Dietary Protein and Calcium Level." *Toxicology and Industrial Health* 9 (2009): 105–16.

Wang, Y. and M. A. Beydoun. „The Obesity Epidemic in the United States – Gender, Age, Socioeconomic, Racial/Ethnic and Geographic Characteristics." *Epidemiologic Reviews* 29 (2007): 6–28.

Williams, R. H., et al. „Effect of Severe Stress upon Thyroid Function." *American Journal of Physiology* 159 (1949): 291–97.

Woodworth, H. L., et al. „Dietary Fish Oil Alters T-lymphocyte Cell Populations and Exacerbates Disease in a Mouse Model of Inflammatory Colitis." *Cancer Research* 70 (2010): 7960–69.

Wozniak, S. E., et al. „Adipose Tissue: The New Endocrine Organ?" *Digestive Diseases and Sciences* 54 (2009): 1847–56.

Yasuda, T., et al. „Serum Vitamin D Levels Are Decreased and Associated with Thyroid Volume in Female Patients with Newly Onset Graves' Disease." *Endocrine* 42 (2012): 739–41.

Zhan, X., et al. „Effects of Fluoride on Growth and Thyroid Function in Young Pigs." *Fluoride* 39 (2006): 95–100.

Zimmermann, M. B., et al. „Iron Deficiency Predicts Poor Maternal Thyroid Status during Pregnancy." *Journal of Clinical Endocrinology & Metabolism* 92 (2007): 3436–40.

Zimmermann, M. B. and J. Kohrle. „The Impact of Iron and Selenium Deficiencies on Iodine and Thyroid Metabolism: Biochemistry and Relevance to Public Health." *Thyroid* 12 (2002): 867–78.

Zouboulis, C. C. „The Human Skin as a Hormone Target and an Endocrine Gland." *Hormone* 3 (2004): 9–26.

Zouboulis, C. C. „The Skin as an Endocrine Organ." *Journal of Dermato-Endocrinology* 1 (2009): 250–52.

Zouboulis, C. C., et al. „Human Skin: An Independent Peripheral Endocrine Organ." *Hormone Research in Paediatrics* 54 (2000): 230–42.

Zouboulis, C. C., et al. „Sexual Hormone in Human Skin." *Hormone and Metabolic Research* 39 (2007): 85–95.

4. WECHSELWIRKUNGEN ZWISCHEN SCHILDDRÜSE UND NEBENNIEREN

Abalovich, M., et al. „Overt and Subclinical Hypothyroidism Complicating Pregnancy." *Thyroid* 12 (2002): 63–68.

Abrams, J. J. and S. M. Grundy. „Cholesterol Metabolism in Hypothyroidism and Hyperthyroidism in Man." *Journal of Lipid Research* 22 (1981): 323–38.

Abramson, J., „Thyroid Antibodies and Fetal Loss: An Evolving Story." *Thyroid* 11 (2001): 57–63.

Agarwal, R., et al. „Studies on Immunomodulatory Activity of Withania somnifera (Ashwagandha) Extracts in Experimental Immune Inflammation." *Journal of Ethnopharmacology* 67 (1999): 27–35.

Agdeppa, D., et al. „Plasma High Density Lipoprotein Cholesterol in Thyroid Disease." *Journal of Clinical Endocrinology & Metabolism* 49 (1979): 726–29.

Akpinar, S. „Restless Legs Syndrome Treatment with Dopaminergic Drugs." *Clinical Neuropharmacology* 10 (1987): 69–79.

Albright, F., et al. „Postmenopausal Osteoporosis: Its Clinical Features." *Journal of the American Medical Association* 116 (1941): 2465–74.

Allen, R. „Dopamin and Iron in the Pathophysiology of Restless Legs Syndrome." *Sleep Medicine* 4 (2004): 385–91.

Alnouti, Y. „Bile Acid Sulfation: A Pathway of Bile Acid Elimination and Detoxification." *Toxicology Science* 108 (2009): 225–46.

Althaus, B. U., et al. „LDL/HDL Changes in Subclinical Hypothyroidism: Possible Risk Factors for Coronary Heart Disease." *Clinical Endocrinology* 28 (1988): 157–63.

Baliram, R., et al. „Hyperthyroid-Associated Osteoporosis Is Exacerbated by the Loss of TSH Signaling." *Journal of Clinical Investigation* 10, no. 22 (2012): 3737–41.

Bartalena, L., et al. „Relationship of the Increased Serum Interleukin-6 Concentration to Changes of Thyroid Function in Nonthyroidal Illness." *Journal of Endocrinological Investigation* 17 (1994): 269–74.

Bartalena, L., et al. „Role of Cytokines in the Pathogenesis of the Euthyroid Sick Syndrome." *European Journal of Endocrinology* 138 (1998): 603–614.

Benhadi, N., et al. „Higher Maternal TSH Levels in Pregnancy Are Associated with Increased Risk for Miscarriage, Fetal or Neonatal Death." *European Journal of Endocrinology* 160 (2009): 985–91.

Bharucha, A. E., et al. „Slow Transit Constipation." *Gastroenterology Clinics of North America* 30 (2001): 77–96.

Bindels, A. J. G. H., et al. „The Prevalence of Subclinical Hypothyroidism at Different Total Plasma Levels in Middle Aged Men and Women: A Need for Case-Finding?" *Clinical Endocrinology* 50 (1999): 217–20.

Biondi, B., et al. „Hypothyroidism as a Risk Factor for Cardiovascular Disease." *Endocrine* 24 (2004): 1–13.

Birch, M. P., et al. „Female Pattern Hair Loss." *Clinical and Experimental Dermatology* 27 (2002): 383–88.

Boelen, A., et al. „Association between Serum Interleukin-6 and Serum 3,5,3'-Triiodothyronine in Nonthyroidal Illness." *Journal of Clinical & Endocrinological Metabolism* 77 (1993): 1695–99.

Boonstra, R. „Reality as the Leading Cause of Stress: Rethinking the Impact of Chronic Stress in Nature.“ *Functional Ecology* 27 (2013): 11–23.

Bopana, N. and S. Saxena. „In Vitro Propagation of High Value Medicinal Plant: Asparagus racemosus Willd.“ *Plant* 44 (2008): 525–32.

Brabant, G., et al. „Physiological Regulation of Circadian and Pulsatile Thyrotropin Secretion in Normal Man and Woman.“ *Journal of Clinical Endocrinology & Metabolism* 70 (1990): 403–9.

Braverman, L. E. „Iodine and the Thyroid: 33 Years of Study.“ *Thyroid* 4 (1994): 351–56.

Buysse, D. J. „Chronic Insomnia.“ *American Journal of Psychiatry* 165 (2008): 678–86.

Cann, S. A., et al. „Hypothesis: Iodine, Selenium and the Development of Breast Cancer.“ *Cancer Causes & Control* 11 (2000): 121–27.

Cappola, A. R., et al. „Hypothyroidism and Atherosclerosis.“ *Journal of Clinical Endocrinology & Metabolism* 88 (2003): 2438–44.

Casey, B. M., et al. „Subclinical Hypothyroidism and Pregnancy Outcomes.“ *Obstetrics & Gynecology* 105 (2005): 239–45.

Chahal, H. S. and W. M. Drake. „The Endocrine System and Ageing.“ *Journal of Pathology* 211 (2007): 173–80.

Chen, C. H., et al. „Congenital Hypothyroidism with Multiple Ovarian Cysts.“ *European Journal of Pediatrics* 158 (1999): 851–52.

Choksi, N. Y., et al. „Role of Thyroid Hormones in Human and Laboratory Animal Reproductive Health.“ *Developmental and Reproductive Toxicology* 68 (2003): 479–91.

Ciocon, J. O., et al. „Leg Edema: Clinical Clues to the Differential Diagnosis.“ *Geriatrics* 48 (1993): 34–45.

Cowan, L. D., et al. „Breast Cancer Incidence in Women with a History of Progesterone Deficiency.“ *American Journal of Epidemiology* 114 (1981): 209–17.

Das, S. K. „Tulsi: The Indian Holy Power Plant.“ *Indian Journal of Natural Products and Ressourcen* 5 (2006): 279–83.

Davis, S. R., et al. „Endocrine Aspekte of Female Sexual Dysfunction.“ *Journal of Sexual Medicine* 1 (2004): 82–86.

Dayan, C., et al. „Interpretation of Thyroid Function Tests.“ *Lancet* 357 (2001): 619–24.

Delitala, G. „Dopamin and TSH Secretion in Man.“ *Lancet* 310 (1977): 760–61.

Dendrinos, S., et al. „Thyroid Autoimmunity in Patients with Recurrent Spontaneous Miscarriages.“ *Gynecological Endocrinology* 14 (2000): 270–74.

Devasagayam, T. P. A. and K. B. Sainis. „Immune System and Antioxidants, Especially Those Derived from Indian Medicinal Plants.“ *Indian Journal of Experimental Biology* 40 (2002): 639–55.

Diekman, T., et al. „Prevalence and Correction of Hypothyroidism in a Large Cohort of Patients Referred for Dyslipidemia.“ *Archives of Internal Medicine* 155 (1995): 1490–95.

Dimich, A., et al. „Magnesium Transport in Patients with Thyroid Disease.“ *Journal of Clinical Endocrinology & Metabolism* 26 (2016): 1081–92.

Dittrich, Ralf, et al. „Thyroid Hormone Receptors and Reproduction.“ *Journal of Reproductive Immunology* 90 (2011): 58–66.

Douillard, J. „Shilajit.“ John Douillard’s LifeSpa, http://lifespa.com/ayurvedic-supplement-facts/Shilajit. Accessed September 2018.

Eastwood, G. L., et al. „Reversal of Lower Esophageal Sphincter Hypotension and Esophageal Aperistalsis after Treatment for Hypothyroidism.“ *Journal of Clinical Gastroenterology* 4, no. 4 (1982): 307–10.

Ebert, E. C. „The Thyroid and the Gut.“ *Journal of Clinical Gastroenterology* 44 (2010): 402–6.
Einarsson, K., et al. „Influence of Age on Secretion of Cholesterol and Synthesis of Bile Acids by the Liver.“ *New England Journal of Medicine* 313 (1985): 277–82.
Elder, J., et al. „The Relationship between Serum Cholesterol and Serum Thyrotropin, Thyroxine and Triiodothyronine Concentrations in Suspected Hypothyroidism.“ *Annals of Clinical Biochemistry: International Journal of Laboratory Medicine* 27 (1990): 110–13.
Ely, J. W., et al. „Approach to Leg Edema of Unclear Etiology.“ *Journal of the American Board of Family Medicine* 19 (2006): 148–60.
Fajer, A. B., et al. „The Contribution of the Adrenal Gland to the Total Amount of Progesterone Produced in the Female Rate.“ *Journal of Physiology* 214 (1971): 115–26.
Feek, C. M., et al. „Influence of Thyroid Status on Dopaminergic Inhibition of Thyrotropin and Prolaktin Secretion: Evidence for an Additional Feedback Mechanism in the Control of Thyroid Hormone Secretion.“ *Journal of Clinical Endocrinology & Metabolism* 51 (1980): 585–89.
Field, T. and M. Diego. „Cortisol: The Culprit Prenatal Stress Variable.“ *International Journal of Neuroscience* 118 (2008): 1181–205.
Ford, H. B. and D. J. Schust. „Recurrent Pregnancy Loss: Etiology, Diagnosis and Therapy.“ *Review of Obstetrics and Gynecology* 2 (2009): 76–83.
Fredlund, B. and S. B. Olsson. „Long QT Interval and Ventricular Tachycardia of 'Torsade de Pointe' Type in Hypothyroidism.“ *Journal of Internal Medicine* 213 (1983): 231–35.
Freedberg, A. S., et al. „The Effect of Altered Thyroid State on Atrial Intracellular Potentials.“ *Journal of Physiology* 207 (1970): 357–69.
Freinkel, R. K. and N. Freinkel. „Hair Growth and Alopecia in Hypothyroidism.“ *Archives of Dermatology* 106 (1972): 349–52.
Frizel, D., et al. „Plasma Levels of Ionised Calcium and Magnesium in Thyroid Disease.“ *Lancet* 1, no. 7504 (1967): 1360–61.
Fudge, J. R., et al. „Medical Evaluation for Exposure Extremes: Cold.“ *Clinical Journal of Sport Medicine* 26 (2015): 63–68.
Fukuda, K., et al. „The Chronic Fatigue Syndrome: A Comprehensive Approach to Its Definition and Study.“ *Annals of Internal Medicine* 121 (1994): 953–59.
Ghaemi, N., et al. „Delayed Diagnosis of Hypothyroidism in Children.“ *Iranian Red Crescent Medical Journal* 17 (2015): e20306.
Gidley-Baird, A., et al. „Failure of Implantation in Human In Vitro Fertilization and Embryo Transfer Patients: The Effects of Altered Progesterone/Estrogen Ratios in Humans and Mice.“ *Fruchtbarkeit and Sterility* 45 (1986): 69–74.
Glinoer, D., et al. „Risk of Subclinical Hypothyroidism in Pregnant Women with Asymptomatic Autoimmune Thyroid Disorders.“ *Journal of Clinical Endocrinology & Metabolism* 79 (1994): 197–204.
Gold, M. S., et al. „Hypothyroidism and Depression: Evidence from Complete Thyroid Function Evaluation.“ *Journal of the American Medical Association* 245 (1981): 1919–22.
Goyal, R. K., et al. „Asparagus racemosus – An Update.“ *Indian Journal of Medical Sciences* 57, no. 9 (2003): 408–13.
Grandhi, A., et al. „A Comparative Pharmacological Investigation of Ashwagandha and Ginseng.“ *Journal of Ethnopharmacology* 44 (1994): 131–35.
Gurkan, S., et al. „A Case of Autoimmune Thyroiditis and Mebranoproliferative Glomerulonephritis.“ *Pediatric Nephrology* 24 (2009): 193–97.

Gussekloo, J., et al. „Thyroid Status, Disability and Cognitive Function and Survival in Old Age." *Journal of the American Medical Association* 292 (2004): 2591–99.

Hage, M., et al. „Thyroid Disorders and Diabetes Mellitus." *Journal of Thyroid Research* 2011 (2011). doi:10.4061/2011/439463.

Hakkim, F. L., et al. „Chemical Composition and Antioxidant Property of Holy Basil (Ocimum sanctum L.) Leaves, Stems and Inflorescence and Their In Vitro Callus Cultures." *Journal of Agricultural and Food Chemistry* 55 (2007): 9109–17.

Hall, D. C. „Nutritional Influences on Estrogen Metabolism." *Applied Nutritional Science Reports* 1 (2001).

Harbison, J. „Sleep Disorders in Older People." *Age and Ageing* 31, suppl. 2 (2002): 6–9.

Hecht, A., et al. „Diabetes Mellitus and Primary Hypothyroidism." *Metabolism* 17 (1968): 108–13.

Heeringa, J., et al. „High-Normal Thyroid Function and Risk of Atrial Fibrillation." *Archives of Internal Medicine* 168 (2008): 2219–24.

Hein, M. D., et al. „Thyroid Function in Psychiatric Illness." *General Hospital Psychiatry* 12 (1990): 232–44.

Hermann, P. T., et al. „Forskolin: From an Ayurvedic Remedy to a Modern Agent." *Planta Medica* 51 (1989). 473 77.

Hodgson, H. and R. Malik. „The Relationship between the Thyroid and the Liver." *Quarterly Journal of Medicine* 95 (2002): 559–69.

Idzikowski, C. and C. M. Shapiro. „ABC of Sleep Disorders. Non-Psychotropic Drugs and Sleep." *British Medical Journal* 306 (1993): 1118–21.

Iglesias, P. and J. J. Diez. „Thyroid Dysfunction and Kidney Disease." *Endocrinology* 160 (2009): 503–15.

Jackson, M. D. „The Thyroid Axis and Depression." Thyroid 8 (1998): 951–56.

Jain, S. and G. S. Jogad. „Role of Ayurvedic Management in Post Natal Hypothyroidism." *Journal of Indian System of Medicine* 3, no. 4 (2015): 209–13.

Joffe, B. I. and L. A. Distiller. „Diabetes Mellitus and Hypothyroidism: Strange Bedfellows or Mutual Companions?" *World Journal of Diabetes* 5 (2014): 901–4.

Jones, J. E., et al. „Magnesium Metabolism in Hyperthyroidism and Hypothyroidism." *Journal of Clinical Investigation* 45 (1966): 891–900.

Joshi, H., et al. „Pharmacological Evidences for Antiamnesic Potentials of Phyllanthus Amarus in Mice." *African Journal Biomedical Research* 10, no. 2 (2009). doi:10.4314/ajbr.v10i2.50622.

Joyce, J., et al. „The Prognosis of Chronic Fatigue and Chronic Fatigue Syndrome." *Q JM: An International Journal of Medicine* 90 (1997): 223–33.

Kahraman, H., et al. „Gastric Leering Time in Patients with Primary Hypothyroidism." *European Journal of Gastroenterology & Hepatology* 9, no. 9 (1997): 901–4.

Kapoor, L. D. *CRC Handbook of Ayurvedic Medicinal Plants.* Boca Raton, Fla.: CRC Press, 2000.

Kavitha, C., et al. „Coleus forskohlii: A Comprehensive Review on Morphology, Phytochemistry and Pharmacological Aspekte." *Journal of Medicinal Plants Research* 4, no. 4 (2010).

Kilon, F. M., et al. „The Effect of Altered Thyroid Function on the Ultrastructure of the Human Liver." *American Journal of Medicine* 50 (1971): 317–24.

Knudsen, N., et al. „Small Differences in Thyroid Function May Be Important for Body Mass Index and the Occurrence of Obesity in the Population." *Journal of Clinical Endocrinology and Metabolism* 90 (2005): 4019–24.

Kordonouri, O., et al. „Thyroid Autoimmunity in Children and Adolescents with Type 1 Diabetes.“ *Diabetes Care* 25 (2002): 1346–50.

Kraiem, Z., et al. „Effects of Gamma-Interferon on DR Antigen Expression, Growth, 3,5,3'-Triiodothyronine Secretion, Iodide Uptake and Cyclic Adenosine 3',5'-Monophosphate Accumulation in Cultured Human Thyroid Cells.“ *Journal of Clinical & Endocrinological Metabolism* 71 (1990): 817–24.

Krassas, G. E. and P. Perros. „Thyroid Disease and Male Reproductive Function.“ *Journal of Endocrinological Investigation* 26 (2003): 372–80.

Krassas, G. E., K. Poppe and D. Glinoer. „Thyroid Function and Human Reproductive Health.“ *Endocrine Reviews* 31 (2010): 702–55.

Krieger, J. and C. Schroeder. „Iron Status and Restless Legs Syndrome.“ *Sleep Medicine Reviews* 5 (2001): 277–86.

Kvetny, J., et al. „Subclinical Hypothyroidism Is Associated with a Low-Grade Inflammation, Increased Triglyceride Levels and Predicts Cardiovascular Disease in Males Below 50 Years.“ *Clinical Endocrinology* 61 (2004): 232–38.

Laires, M. J., et al. „Role of Cellular Magnesium in Health and Human Disease.“ *Frontiers in Bioscience* 9 (2004): 262–76.

Landing, B. H., et al. „Antithyroid Antibody and Chronic Thyroiditis in Diabetes.“ *Journal of Clinical Endocrinology & Metabolism* 23 (1963): 119–20.

Laurberg, P. „Forskolin Stimulation of Thyroid Secretion of T4 and T3.“ *Federation of European Biochemical Societies,* 170 (1984): 273–76.

Lavie, P. „Sleep-Wake as a Biological Rhythm.“ *Annual Review of Psychology* (2001): 277.

Luthra, D. „Ocimum sanctum (Tulsi): A Potent Medicinal Herb.“ *WebmedCentral Pharmacology* 1, no. 11 (2010): WMC001210. doi:10.9754/journal.wmc.2010.001210.

Maggi, M., et al. „Hormonal Causes of Male Sexual Dysfunctions and Their Management (Hyperprolactinemia, Thyroid Disorders, GH Disorders, and DHEA).“ *Journal of Sexual Medicine* 10 (2013): 661–77.

Maheshwari, R., et al. „Herbal Antioxidant: An Emerging Health Protector“, *Journal of Pharmacy Research* 2 (2009): 569–73.

Mason, R. L., et al. „Blood Cholesterol Values in Hyperthyroidism and Hypothyroidism – Their Significance.“ *New England Journal of Medicine* 203 (1930): 1273–78.

Mazor, M., et al. „Human Preterm Birth Is Associated with Systemic and Local Changes in Progesterone/17B-estradiol Ratios.“ *American Journal of Obstetrics and Gynecology* 171 (1994): 231–36.

McCaffey, C. and G. A. Quamme. „Effects of Thyroid Status on Renal Calcium and Magnesium Handline.“ *Canadian Journal of Comparative Medicine* 48 (1984): 51–57.

McDermott, M. T., et al. „Subclinical Hypothyroidism Is Mild Thyroid Failure and Should Be Treated.“ *Journal of Clinical Endocrinology & Metabolism* 86 (2001): 4585–90.

Meena, A. K., et al. „Plants – Herbal Wealth as a Potential Source of Ayurvedic Drugs.“ *Asian Journal of Traditional Medicines* 4 (2009).

Meletis, C. D. and W. A. Centrone. „Adrenal Fatigue: Enhancing Quality of Life for Patients with a Functional Disorder.“ *Alternative & Complementary Therapies* 8 (2002): 267–72.

Messarah, M., et al. „Influence of Thyroid Dysfunction on Liver Lipid Peroxidation and Antioxidant Status in Experimental Rats.“ *Experimental and Toxicologic Pathology* 62 (2010): 301–10.

Michalopoulou, G., et al. „High Serum Cholesterol Levels in Persons with 'High-Normal' TSH Levels: Should One Extend the Definition of Subclinical Hypothyroidism?" *European Journal of Endocrinology* 138 (1998): 141–45.

Middleton, W. R. „Thyroid Hormones and the Gut." *Gut* 12 (1971): 172–77.

Miller, T. M. and R. B. Layzer. „Muscle Cramps." *Muscle & Nerve* 32 (2005): 431–42.

Mishra, L., et al. „Scientific Basis for the Therapeutic Use of Withania somnifera (Ashwagandha)." *Alternative Medicine Review* 5, no. 4 (2000): 334–46.

Monti, J. M. „Primary and Secondary Insomnia: Prevalence, Causes and Current Therapeutics." *Current Medicinal Chemistry – Central Nervous System Agents* 4 (2004): 119–37.

Mounsey, A. L. and S. W. Reed. „Diagnosing and Treating Hair Loss." *American Family Physician* 80 (2009): 356–62.

Negro, R., et al. „Increased Pregnancy Loss Rate in Thyroid Antibody Negative Women with TSH Levels between 2.5 and 5.0 in the First Trimester of Pregnancy." *Journal of Clinical Endocrinology & Metabolism* 95 (2010): E44–48.

Norris, F. H. and B. J. Fanner. „Hypothyroid Myopathy: Clinical, Electromyographical and Ultrastructural Observations." *Archives of Neurology* 14 (1966): 574–89.

Panda, S. „Changes in Thyroid Hormone Concentrations after Administration of Ashwagandha Root Extract to Adult Male Mice." *Journal of Pharmacy and Pharmacology* 50 (1998): 1065–68.

Panda, S., et al. „Ocimum sanctum Leaf Extract in the Regulation of Thyroid Function in the Male Mouse." *Pharmacological Research* 38 (1998): 107–10.

Pannain, S. and E. Van Cauter. „Modulation of Endocrine Function by Sleep-Wake Homeostasis and Circadian Rhythmicity." *Sleep Medicine Clinics* 2 (2007): 147–59.

Parker, D. C., et al. „Effect of 64-Hour Sleep Deprivation on the Circadian Waveform of Thyrotropin (TSH): Further Evidence of Sleep-Related Inhibition of TSH Release." *Journal of Clinical Endocrinology & Metabolism* 64 (1987): 157–61.

Pereira, J. C., et al. „Imbalance between Thyroid Hormones and the Dopaminergic System Might Be Central to the Pathophysiology of Restless Legs Syndrome: A Hypothesis." *Clinics* 65 (2010): 548–54.

Petajan, J. H. „Pathophysiological Aspects of Human Adjustment to Cold." *Archives of Environmental Health: An International Journal* 17 (1968): 595–98.

Poncin, S., et al. „Oxidative Stress in the Thyroid: From Harmlessness to Hazard Depending on the Iodine Content." *Endocrinology* 149 (2007): 424–33.

Poppe, K., et al. „The Role of Thyroid Autoimmunity in Fertility and Pregnancy."*Nature Clinical Practice: Endocrinology & Metabolism* 4 (2008): 394–405.

Poppe, K., et al. „Thyroid Autoimmunity and Hypothyroidism before and during Pregnancy." *Human Reproduction Update* 9 (2003): 149–61.

Poppe, K., et al. „Thyroid Disease and Female Reproduction." *Clinical Endocrinology* 66 (2007): 309–21.

Prange, A. J., et al. „Effects of Thyrotropin-Releasing hormone in Depression." *Lancet* 300 (1972): 999–1002.

Prummel, M. F. and W. M. Wiersinga. „Thyroid Autoimmunity and Miscarriage." *European Journal of Endocrinology* 150 (2004): 751–55.

Pucci, E., et al. „Thyroid and Lipid Metabolism." *International Journal of Obesity* 24 (2000): S109–12.

Raftogianis, R., et al. „Estrogen Metabolism by Conjugation.“ *Journal of the National Cancer Institute Monographs* 27 (2000): 113–24.

Rami, B., et al. „Primary Hypothyroidism, Central Diabetes Insipidus and Growth Hormone Deficiency in Multisystem Langerhans Cell Histiocytosis: A Case Report.“ *Acta Peaediatrica* 87 (1998): 112–14.

Rando, G. and W. Wahli. „Sex Differences in Nuclear Receptor-Regulated Liver Metabolic Pathways.“ *Biochemica et Biophysica Acta* 3 (2011): 964–73.

Redmond, G. P. „Thyroid Dysfunction and Women's Reproductive Health.“ *Thyroid* 14 (2004): 5–15.

Reinehr, T. „Obesity and Thyroid Function.“ *Molecular and Cellular Endocrinology* 316 (2010): 165–71.

Reinehr, T., et al. „Thyroid Hormones and Their Relation to Weight Status.“ *Hormone Research* 70 (2008): 51–57.

Riddlesberger, M. M., et al. „The Association of Juvenile Hypothyroidism and Cystic Ovaries.“ *Radiology* 139 (1981): 77–80.

Riley, W. J., et al. „Thyroid Autoimmunity in Insulin-Dependent Diabetes Mellitus: The Case for Routine Screening.“ *Journal of Pediatrics* 99 (1981): 350–54.

Rizner, T. L., et al. „AKR1C1 and AKR1C3 May Determine Progesterone and Estrogen Ratios in Endometrial Cancer.“ *Molecular and Cellular Endocrinology* 248 (2006): 126–35.

Rodondi, N., et al. „Subclinical Hypothyroidism and the Risk of Coronary Heart Disease and Mortality.“ *Journal of the American Medical Association* 304 (2010): 1365–74.

Rosen, R. C. „Correlates of Sexually Related Personal Distress in Women with Low Sexual Desire.“ *Journal of Sexual Medicine* 6 (2009): 1549–60.

Rox, C. S., et al. „Relations of Thyroid Function to Body Weight.“ *Archives of Internal Medicine* 1668 (2008): 587–92.

Runahashi, H., et al. „Seaweed Prevents Breast Cancer?“ *Cancer Science* 92 (2002): 438–87.

Rupp, J. J. „Hypothyroidism and Diabetes Mellitus.“ *Diabetes* 4 (1955): 393–97.

Ryuzo, S. and S. Nishiyama. „Alopecia in Hypothyroidism.“ *Hair Research: Status and Future Aspects; Proceedings of the First International Congress on Hair Research,* Conference Paper, Hamburg, March 13–16, 1979.

Sato, I., et al. „Inhibition of 1251 Organification and Thyroid Hormone Release by Interleukin-1, Tumor Necrosis Factor-Alpha and Interferon-Gamma in Human Thymocytes in Suspension Culture.“ *Journal of Clinical & Endocrinological Metabolism* 70 (1990): 1735–43.

Savoie, J. C., et al. „Iodine-Induced Thyrotoxicosis in Apparently Normal Thyroid Glands.“ *Journal of Clinical Endocrinology & Metabolism* 41 (2016): 685–91.

Scanlon, M. F., et al. „Dopaminergic Modulation of Circadian Thyrotropin Rhythm and Thyroid Hormone Level in Euthyroid Subjects.“ *Journal of Clinical Endocrinology & Metabolism* 51 (1980): 1251–56.

Selye, Hans. *The Stress of Life.* New York: McGraw-Hill Education, 1978.

Shapiro, J. „Hair Loss in Women.“ *New England Journal of Medicine* 357 (2007): 1620–30.

Shapiro, J., et al. „Practical Management of Hair Loss.“ *Canadian Family Physician* 46 (2000): 1469–77.

Sharma, K. „Asparagus racemosus (Shatavari).“ *International Journal of Pharmaceutical & Biological Archives* 2 (2011).

Shilo, S. and H. J. Hirsch. „Iodine-Induced Hyperthyroidism in a Patient with a Normal Thyroid Gland.“ *Postgraduate Medical Journal* 62 (1986): 661–62.

Shu, J., et al. „Ignored Adult Primary Hypothyroidism Presenting Chiefly with Persistent Ovarian Cysts: A Need for Increased Awareness.“ *Reproductive Biology and Endocrinology* 9 (2011). doi:10.1186/1477-7827-9-119.

Sinaii, N., et al. „High Rates of Autoimmune and Endocrine Disorders, Fibromyalgia, Chronic Fatigue Syndrome and Atopic Diseases among Women with Endometriosis: A Survey Analysis.“ *Human Reproduction* 17 (2002): 2715–24.

Singh, B. M., et al. „Ovarian Cyst in Juvenile Hypothyroidism.“ *Archives of Gynecology and Obstetrics* 271 (2005): 263–64.

Singh, S. K. and K. Rajoria. „Evaluation of Vardhamana Pipali, Kanchanar Guggulu and Lekhana Basti in the Management of Hypothyroidism.“ *Indian Journal of Traditional Knowledge* 14 (2015).

Slok, S., et al. „Plant Profile, Phytochemistry and Pharmacology of Asparagus racemosus (Shatavari).“ *Asian Pacific Journal of Tropical Disease* 3 (2013): 242–51.

Smithson, M. J. „Screening for Thyroid Dysfunction in a Community Population of Diabetic Patients.“ *Diabetic Medicine* 15 (1998): 148–50.

Smyth, P. P. A. „Thyroid Disease and Breast Cancer.“ *Journal of Endocrinological Investigation* 16 (1993): 396–401.

Stagnaro-Green, A., et al. „Guidelines of the American Thyroid Association for the Diagnosis and Management of Thyroid Disease during Pregnancy and Postpartum.“ *Thyroid* 21 (2011): 1081–125.

Stagnaro-Green, A., et al. „The Thyroid and Pregnancy: A Novel Risk Factor for Very Preterm Delivery.“ *Thyroid* 4 (2005): 351–57.

Stagnaro-Green, A., et al. „Thyroid Autoimmunity and the Risk of Miscarriage.“ *Best Practice & Research: Clinical Endocrinology & Metabolism* 18 (2004): 167–81.

Stanbury, J. B. „Iodine-Induced Hyperthyroidism: Occurrence and Epidemiology.“ *Thyroid* 8 (1998): 83–100.

Sternbach, H. „Age-Associated Testosteron Decline in Males: Clinical Issues for Psychiatry.“ *American Journal of Psychiatry* 155 (1998): 1310–18.

Streeten, D. H. P. „Idiopathic Edema: Pathogenesis, Clinical Features and Treatment.“ *Metabolism* 27 (1978): 353–83.

Suraj, P., et al. „Shilajit: A Review.“ *Psychotherapy Research* 21 (2007): 401–5.

Surapaneni, D., et al. „Shilajit Attenuates Behavioral Symptoms of Chronic Fatigue Syndrome by Modulating the Hypothalamic-Pituitary-Adrenal Axis and Mitochondrial Bioenergetics in Rats.“ *Journal of Ethnopharmacology* 143 (2012): 91–99.

Surks, M. I., et al. „Subclinical Thyroid Disease.“ *Journal of the American Medical Association* 291 (2004): 228–38.

Takeuchi, K., et al. „A Case of Multiple Ovarian Cysts in a Prepubertal Girl with Severe Hypothyroidism Due to Autoimmune Thyroiditis.“ *International Journal Gynecological Cancer* 14 (2004): 543–45.

Thangaratinam, S., et al. „Association between Thyroid Autoantibodies and Miscarriage and Preterm Birth.“ *British Medical Journal* 342 (2011): 2616.

Thompson, W. G., et al. „Functional Bowel Disorders and Functional Abdominal Pain.“ *Gut* 45 (1999): 1143–47.

Tobin, M. V., et al. „Orocaecal Transit Time in Health and in Thyroid Disease." *Gut* 30 (1989): 26–29.

Tory D. J., et al. „Acute and Delayed Effects of a Single-Dose Injection of Interleukin-6 on Thyroid Function in Healthy Humans." *Metabolism* 47 (1998): 1289–93.

Tribulova, N., et al. „Thyroid Hormones and Cardiac Arrhythmias." *Vascular Pharmacology* 52 (2010): 102–12.

Trokoudes, K. M., et al. „Infertility and Thyroid Disorders." *Current Opinion in Obstetrics and Gynecology* 18 (2006): 446–51.

Tsigos, C., et al. „Hypothalamic-Pituitary-Adrenal Axis, Neuroendocrine Factors and Stress." *Journal of Psychosomatic Research* 53 (2002): 865–71.

Turnbridge, W. M. G., et al. „The Spectrum of Thyroid Disease in a Community: The Whickham Survey." *Clinical Endocrinology* 7 (1977): 481–93.

Van Been, N., et al. „Thyroid Hormones Directly Alter Human Hair Follicle Functions." *Journal of Clinical Endocrinology & Metabolism* 93 (2008): 4381–88.

Van den Berghe, G., et al. „Dopamin and the Sick Euthyroid Syndrome in Critical Illness." *Clinical Endocrinology* 41 (1994): 731–37.

Van den Boogaard, E., et al. „Significance of (Sub)clinical Thyroid Dysfunction and Thyroid Autoimmunity before Conception and in Early Pregnancy." *Human Reproduction Update* 17 (2011): 605–19.

Van Sande, J., et al. „Stimulation by Forskolin of the Thyroid Adenylate Cyclase, Cyclic AMP Accumulation and Iodine Metabolism." *Molecular & Cellular Endocrinology* 29 (1983): 109–19.

Vaquero, E., et al. „Mild Thyroid Anomalien and Recurrent Spontaneous Abortion: Diagnostic and Therapeutical Approach." *American Journal of Reproductive Immunology* 43 (2000): 204–8.

Veronelli, A., et al. „Sexual Dysfunction Is Frequent In Premenopausal Women with Diabetes, Obesity and Hypothyroidism and Correlates with Markers of Increased Cardiovascular Risk. A Preliminary Report." *Journal of Sexual Medicine* 6 (2009): 1561–68.

Volzke, H., et al. „Association between Thyroid Function and Gallstone Disease." *World Journal of Gastroenterology* 11, no. 35 (2005): 5530–34.

Vondra, K., et al. „Autoimmune Thyroid Diseases in Adult Patients with Diabetes Mellitus." *Minerva Endocrinologica* 30 (2005): 217–36.

Wajner, S. M. „IL-6 Promotes Nonthyroidal Illness Syndrome by Blocking Thyroxine Activation while Promoting Thyroid Hormone Inactivation in Human Cells." *Journal of Clinical Investigation* 121 (2011): 1834–45.

Wajner, S. M., et al. „Clinical Implications of Altered Thyroid Status in Male Testicular Function." *Arquivos Brasileiros de Endocrinologia e Metabologia* 53, no. 8 (2009): 976–82.

Wassen, F. W., et al. „Effects of Interleukin-1 Beta on Thyrotropin Secretion and Thyroid Hormone Uptake in Cultured Rat Anterior Pituitary Cells." *Endocrinology* 137 (1996): 1591–98.

Weisskopf, A. „Reflux Esophagitis: A Cause of Globus." *Otolaryngology – Head and Neck Surgery* 89, no. 5 (1981): 780–82.

Whiting, D. A. „Chronic Telogen Effluvium: Increased Scalp Hair Shedding in Middle-Aged Women." *Journal of the American Academy of Dermatology* 35 (1996): 899–906.

Whybrow, P. C., et al. „Mental Changes Accompanying Thyroid Dysfunction: A Reappraisal Using Objective Psychological Measurement." *Archives of General Psychiatry* 20 (1969): 48–63.

Wilson, E., et al. „Review of Shilajit Used in Traditional Indian Medicine." *Journal of Ethnopharmacology* 136 (2011): 1–9.

Yun, K., et al. „Effects of Forskolin on the Morphology and Function of the Rat Thyroid Cell Strain.“ *Journal of Endocrinology* 111 (1986): 397–405.

Ziauddin, M., et al. „Studies on the Immunomodulatory Effects of Ashwagandha.“ *Journal of Ethnopharmacology* 50 (1996): 69–76.

5. HASHIMOTO-THYREOIDITIS: AUTOIMMUNERKRANKUNG DER SCHILDDRÜSE

Abdei-Rahman, S. Z., et al. „A Multiplex PCR Procedure for Polymorphic Analysis of GSTM1 and GSTT1 Genes in Population Studies.“ *Cancer Letters* 107 (1996): 229–33.

Abenavoli, L., et al. „Milk Thistle in Liver Diseases: Past, Present, Future.“ *Phytotherapy Research* 24 (2010): 1423–32.

Abrahamsson, T. R., et al. „Gut Microbiota and Allergy: The Importance of the Pregnancy Period.“ *Pediatric Research* 77 (2015): 214–19.

Aher, V. D. and A. Wahi. „Pharmacological Study of Tinospora cordifolia as an Immunomodulator.“ *International Journal of Current Pharmaceutical Research* 2 (2010): 52–54.

Ahmed, A. A., et al. „Gender and Risk of Autoimmune Diseases: Possible Role of Estrogen Compounds.“ *Environmental Health Perspectives* 107 (1999): 681–86.

Ait-Beignaoui, A., et al. „Prevention of Gut Leakiness by a Probiotic Treatment Leads to Attenuated HPA Response to an Acute Psychological Stress in Rats.“ *Psychoneuroendocrinology* 37 (2012): 1885–95.

Al-Asmakh, M., et al. „Gut Microbial Communities Modulating Brain Development and Function.“ *Journal of Gut Microbes* 3 (2012): 366–73.

Andre, C. „Food Allergy: Objective Diagnosis and Test of Therapeutic Efficacy by Measuring Intestinal Permeability.“ *Presse Medicine* 15 (1986): 105–8.

Arnson, Y., et al. „Vitamin D and Autoimmunity.“ *Annals of the Rheumatic Diseases* 66 (2007): 1137–42.

Arora, R. B., et al. „Anti-inflammatory Studies on Curcuma longa (Kurkuma).“ *Indian Journal of Medical Research* 59 (1971): 1289–95.

Babb, R. R. „Associations between Diseases of the Thyroid and the Liver.“ *American Journal of Gastroenterology* 79 (1984): 421–23.

Baliga, M. S., et al. „Amla, a Wonder Berry in the Treatment and Prevention of Cancer.“ *European Journal of Cancer Prevention* 20 (2011): 225–39.

Barile, D., et al. „Human Milk and Related Oligosaccharides as Prebiotics.“ *Current Opinion in Biotechnology* 24 (2013): 214–19.

Battersby, A. J. and D. L. Gibbons. „The Gut Mucosal Immune System in the Neonatal Period.“ *Pediatria Allergy and Immunology* 24 (2013): 414–21.

Behrens, R. H., et al. „Factors Affecting the Integrity of the Intestinal Mucosa of Gambian Children.“ *American Journal of Clinical Nutrition* 45 (1987): 1433–41.

Berti, Irene, et al. „Usefulness of Screening Program for Celiac Disease in Autoimmune Thyroiditis.“ *Digestive Diseases and Sciences* 45 (2000): 403–6.

Bhandari, P., et al. „Emblica officinalis (Amla): A Review of Potential Therapeutic Applications.“ *International Journal of Green Pharmacy* 6 (2012): 257–69.

Bhattacharyya, C. and G. Bhattacharyya. „Therapeutic Potential of Tinospora cordifolia: The Magical Herb of Ayurveda.“ *International Journal of Pharmaceutical & Biological Archives* 4 (2013): 558–84.

Bischoff, S. C. „Gut Health: A New Objective in Medicine?“ *Biomedical Central Medicine* 9 (2011): 24.

Bjarnason, I., et al. „Effect of Non-steroidal Anti-inflammatory Drugs on the Human Small Intestine.“ *Drugs* 1 (1986): 35–41.

Brattstrom, L., et al. „A Common Methylenetetrahydrofolate Reductase Genmutation and Longevity.“ *Atherosclerosis* 141 (1998): 315–19.

Burton, G. W., et al. „Human Plasma and Tissue Alpha-Tocopherol Concentrations in Response to Supplementation with Deuterated Natural and Synthetic Vitamin E.“ *American Journal of Clinical Nutrition* 67 (1998): 669–84.

Carlson, A. L., et al. „Infant Gut Microbiome Associated with Cognitive Development.“ *Biological Psychiatry* 83, no. 2 (2017): 148–59.

Cerf-Bensussan, N. and V. Gaboriau-Routhiau. „The Immune System and the Gut Microbiota: Friends or Foes?“ *Nature Reviews: Immunology* 10 (2010): 735–44.

Charmkar, N. K. and R. Singh. „Emblica officinalis (Amla): A Wonder Gift of Nature to Humans.“ *International Journal of Current Microbiology and Applied Sciences* 6 (2017): 4267–80.

Chatterjee, S., et al. „Pesticide Induced Marrow Toxicity and Effects on Marrow Cell Population and on Hematopoietic Stroma.“ *Experimental and Toxicologic Pathology* 65 (2013): 287–95.

Chattopadhyay, I., et al. „Turmeric and Curcumin: Biological Actions and Medicinal Applications.“ *Current Science* 87 (2004): 44–50.

Chervonsky, A. V. „Influence of Microbial Environment on Autoimmunity.“ *Nature Immunology* 11 (2010): 28–35.

Clavel, T., et al. „Deciphering Interactions between the Gut Microbiota and the Immune System via Microbial Cultivation and Minimal Microbiomes.“ *Immunological Reviews* 279 (2017): 8–22.

Clement, B. „Nutri-Con: The Truth about Vitamins & Supplements.“ Organic Consumers Association, December 31, 2006. www.organicconsumers.org/news/nutri-con-truth-about-vitamins-supplements.

Cosnes, J., et al. „Incidence of Autoimmune Diseases in Celiac Disease.“ *Clinical Gastroenterology and Hepatology* 6 (2008): 753–58.

Crissinger, K. D., et al. „Pathophysiology of Gastrointestinal Mucosal Permeability.“ *Journal of Internal Medicine Supplement* 732 (1990): 145–54.

Deloughery, T. G., et al. „Common Mutation in Methylenetetrahydrofolate Reductase.“ *Circulation* 94 (1996): 3074–78.

Deluca, H. F. and M. T. Cantorna. „Vitamin D: Its Role and Uses in Immunology.“ *Federation of American Societies for Experimental Biology (FASEB) Journal* 15 (2001): 2579–85.

Desai, V. R., et al. „An Immunomodulator from Tinospora cordifolia with Antioxidant Activity in Cell-Free Systems.“ *Journal of Chemical Sciences* 114 (2002): 713–19.

Doe, W. F. „An Overview of Intestinal Immunity, and Malabsorption.“ *American Journal of Medicine* 67 (1979): 1077–84.

Elfstrom, P., et al. „Risk of Thyroid Disease in Individuals with Celiac Disease.“ *Journal of Clinical Endocrinology & Metabolism* 93 (2008): 3915–21.

Fahey, J. W. „Moringa oleifera: A Review of the Medicinal Evidence for Its Nutritional, Therapeutic and Prophylactic Properties, Part 1." *Trees for Life Journal* 1 (2005): 5.

Fakurazi, S., et al. „Moringa oleifera Prevents Acetaminophen Induced Liver Injury through Restoration of Glutathione Level." *Food and Chemical Toxicology* 46 (2008): 2611–15.

Fasano, A. „Leaky Gut and Autoimmune Diseases." *Clinical Reviews in Allergy & Immunology* 42 (2012): 71–78.

Fernandez, L., et al. „The Human Milk Microbiota." *Pharmacological Research* 69 (2013): 1–10.

Ferreira, P. M. P., et al. „Moringa oleifera: Bioactive Compounds and Nutritional Potential." *Review of Nutrition* 21 (2008): 431–37.

Francino, M. P. „Early Development of the Gut Microbiota and Immune Health." *Pathogens* 3 (2014): 769–90.

Galland, L. and S. Barrie. „Intestinal Dysbiosis and the Causes of Disease." *Journal for the Advancement of Medicine* 6 (1993): 67–82.

Gautam, R., et al. „Folk Medicinal Uses of Plants from Kusmi Forest, Uttar Pradesh, Gorakhpur, India." *International Journal of Current Microbiology and Applied Sciences* 4 (2014): 343–51.

Ghaisas, S., et al. „Gut Microbiome in Health and Disease." *Pharmacology & Therapeutics* 158 (2016): 52 62.

Ghildiyal, J. C., et al. „Indigenous Uses of Plants in Different Women Ailments in Garhwal Region." *Indian Journal of Pharmaceutical and Biological Research* 2 (2014): 39–44.

Gorbach, S. L. „Estrogens, Breast Cancer and Intestinal Flora." *Reviews of Infectious Diseases* 6 (1984): S85–90.

Gritz, E. C. and V. Bhandari. „The Human Neonatal Gut Microbiome." *Frontiers in Pediatrics* 3 (2015): 60.

Gudmundsdottir, K., et al. „GSTM1 GSTT1 and GSTP1 Genotypes in Relation to Breast Cancer Risk and Frequency of Mutations in the p53 Gene." *Cancer Epidemiology, Biomarkers & Prevention* 10 (2001): 1169–73.

Group, E. „The Differences between Synthetic and Natural Vitamins." *Global Healing,* January 2009. Last updated June 16, 2017.

Guest, I., et al. „Drugs Toxic to the Knochenmark That Target the Stromazellen." *Immunopharmacology* 46 (2000): 103–12.

Hardy, H., et al. „Probiotics, Prebiotics and Immunomodulation of Gut Mucosal Defences: Homeostasis and Immunopathology." *Nutrients* 5 (2013): 1869–912.

Hawrelak, J. „Probiotics, Prebiotics and Synbiotics." *Journal of Complementary Medicine* 6 (2007): 28–35.

Hawrelak, J. A. „The Causes of Intestinal Dysbiosis." *Alternative Medicine Review* 9 (2004): 180–97.

Heijmans, B. T., et al. „Mortality Risk in Males Is Associated with a Common Mutation in the Methylenetetrahydrofolate Reductase Gene (MTHFR)." *European Journal of Human Genetics* 7 (1999): 197–204.

Hooper, L. V., et al. „Interactions between the Microbiota and the Immune System." *Science* 336 (20012): 1268–73.

Husain, S., et al. „Hepatoprotective, Cancerhemmende and Antiviral Effects of Bhumi Amla in Unani Medicine." *Journal of Medicinal Plants Studies* 3 (2015): 1–3.

Inoue, Y. and N. Shimojo. „Microbiome/Microbiota and Allergien." *Seminars in Immunopathology* 37 (2015): 56–64.

Jackson, P. G., et al. „Intestinal Permeability in Patients with Ekzem and Food Allergy.“ *Lancet* 1 (1981): 1285–86.

Jalonen, T. „Identical Intestinal Permeability Changes in Children with Different Clinical Manifestations of Kuhmilch Allergy.“ *Journal allerergy & Clinical Immunology* 88 (1991): 737–42.

Jeon, Y. J., et al. „Effects of Beta-Carotin Supplements on Cancer Prevention.“ *Nutrition and Cancer* 63 (2011): 1196–207.

Jernberg, C., et al. „Long-Term Impacts of Antibiotic Exposure on the Human Intestinal Microbiota.“ *Microbiology* 156 (2010): 3216–23.

Jeurink, P. V., et al. „Human Milk: A Source of More Life als We Imagine.“ *Beneficial Microbes* 4 (2012): 17–30.

Jeyachandran, R., et al. „Antibacterial Activity of Stem Extracts of Tinospora cor-difolia.“ *Ancient Science of Life* 23 (2003): 40–43.

Kapli, A., et al. „Immunopotentiating Compounds from Tinospora cordifolia.“ *Journal of Ethnopharmacology* 58 (1997): 89–95.

Kelly, P. „Nutrition, Intestinal Defence and the Microbiome.“ *Proceedings of the Nutrition Society* 69 (2010): 261–68.

Kerr, C. A., et al. „Early Life Events Influence Whole-Of-Life Metabolic Health via Gut Microflora and Gut Permeability.“ *Critical Reviews in Microbiology* 41 (2015): 326–40.

Khopde, S. M., et al. „Characterizing the Antioxidant Activity of Amla Extract.“ *Current Science* 81 (2001): 185–90.

Khosla, S. and S. Sharma. „A Short Description on Pharmacogenetic Properties of Emblica officinalis.“ *ScopeMed* 2 (2012): 187–93.

Kim, B. „Synthetic vs. Natural Vitamins.“ Dr. Ben Kim's blog, posted October 3, 2004.

Klein, S. L., et al. „Sex-Based Difference in Immunfunktion and Responses to Vaccination.“ *Transactions of the Royal Society of Tropical Medicine and Hygiene* 109 (2015): 9–15.

Kong, J., et al. „Novel Role of the Vitamin D Receptor in Maintaining the Integrity of the Intestinal Mucosal Barrier.“ *American Journal of Physiology, Gastrointestinal and Liver* 294 (2007): G208–16.

Konkel, L. „The Environment Within: Exploring die Rolle of the Gut Microbiome in Health and Disease.“ *Environmental Health Perspectives* 121 (2013): A276–81.

Kosower, N. S., et al. „The Glutathione Status of Cells.“ *International Review of Cytology* 54 (1978): 109–60.

Kramer, K. „Stomach Disorders.“ *Journal of Complementary Medicine* 2 (2003): 24–28.

Kuftan, R., et al. „Potential Anticancer Activity of Turmeric (Curcuma longa).“ *Cancer Letters* 29 (1985): 197–202.

Kumar, N., et al. „Leafy Drugs from Tehsil Joginder Nagar, District Mandi, Himachal Pradesh, India.“ *Research in Pharmacy* 4 (2014).

Kumar, S., et al. „Free and Bound Phenolic Antioxidants in Amla (Emblica officinalis) and Turmeric (Curcuma longa).“ *Journal of Food Composition and Analysis* 19 (2006): 446–52.

Kumari, M. „Evaluation of Methanolic Extracts of In Vitro Grown Tinospora cordifolia for Antibacterial Activities.“ *Asian Journal of Pharmaceutical and Clinical Research* 5 (2012): 172–75.

Kussmann, M. and P. J. Van Bladeren. „The Extended Nutrigenomics – Understanding the Interplay between the Genomes of Food, Gut Microbes and Human Host.“ *Frontiers in Genetics* 2 (2011): 21.

Kuttan, R. and K. B. Harikumar. *Phyllanthus Species.* Boca Raton, Fla.: CRC Press, 2012.

Land, C. A., et al. „Low Blood Glutathione Levels in Healthy Aging Adults.“ *Journal of Laboratory and Clinical Medicine* 120 (1992): 720–25.

Lang, K. S., et al. „The Role of the Innate Immune Response in Autoimmune Disease.“ *Journal of Autoimmunity* 29 (2007): 206–12.

LaTuga, M. S., et al. „A Review of the Source and Function of Microbiota in Breast Milk.“ *Seminars in Reproductive Medicine* 32 (2014): 68–73.

Le Bousse-Kerdiles, M., et al. „Cellular and Molecular Mechanisms Underlying Bone Marrow and Liver Fibrosis.“ *European Cytokine Network* 19 (2008): 69–80.

Lobo, V., et al. „Free Radicals, Antioxidants and Functional Foods.“ *Pharmacognosy Reviews* 4 (2010): 118–26.

Maes, M., et al. „The Gut-Brain Barrier in Major Depression: Intestinal Mucosal Dysfunction with an Increased Translocation of LPS from Gram Negative Enterobacteria (Leaky Gut) Plays a Role in the Inflammatory Pathophysiology of Depression.“ *Neuroendocrinology Letters* 29 (2008): 117–24.

Maes, M., et al. „Normalization of Leaky Gut in Chronic Fatigue Syndrome (CFS) Is Accompanied by a Clinical Improvement.“ *Neuroendocrinology Letters* 29 (2008): 101–9.

Maggini, S., et al. „Selected Vitamins and Trace Elements Support Immune Function by Strengthening Epithelial Barriers and Cellular and Humoral Immune Responses.“ *British Journal of Nutrition* 98 (2007): 529–35.

Makkar, H. P. S. and K. Becker. „Nutrients and Antiquity Factors in Different Morphological Parts of the Moringa oleifera Tree.“ *Journal of Agricultural Science* 128 (1997): 311–22.

Malmuthuge, N., et al. „Heat-Treated Colostrum Feeding Promotes Beneficial Bacteria Colonization in the Small Intestine of Neonatal Calves.“ *Journal of Dairy Science* 98 (2015): 8044–53.

Marques, T. M., et al. „Gut Microbiota Modulation and Implications for Host Health.“ *Innovative Food Science & Emerging Technologies* 22 (2014): 239–47.

Marrack, P., et al. „Autoimmune Disease: Why and Where It Occurs.“ *Nature Medicine* 7 (2001): 899.

Matsushita, S., et al. „The Frequency of the Methylenetetrahydrofolate Reductase-Genmutation Varies with Age in the Normal Population.“ *American Journal of Human Genetics* 6 (1997): 1459–60.

Matthew, S., et al. „Immunomodulatory and Anti-Tumour Activities of Tinospora cordifolia.“ *Fitoterapia* 70 (1999): 35–43.

McGuire, M. K., et al. „Got Bacteria? The Astounding, yet Not-So-Surprising, Microbiome of Human Milk.“ *Current Opinion in Biotechnology* 44 (2017): 63–68.

Meister, A. and M. E. Anderson. „Glutathione.“ *Annual Review of Biochemistry* 52 (1983): 711–60.

Mishra, S. and K. Palanivelu. „The Effect of Curcumin (Turmeric) on Alzheimer's Disease: An Overview.“ *Annals of Indian Academy of Neurology* 11 (2008): 13–19.

Mitchell, J. R., et al. „Acetaminophen-Induced Hepatic Necrosis. Protective Role of Glutathione.“ *Journal of Pharmacology and Experimental Therapeutics* 187 (1973): 211–17.

Molina, V. and Y. Shoenfeld. „Infection, Vaccines and Other Environmental Triggers of Autoimmunity.“ *Journal of Autoimmunity* 38 (2005): 235–45.

Mori, K., et al. „Does the Gut Microbiota Trigger Hashimoto's Thyroiditis?“ *Discovery Medicine* 14, no. 78 (2012): 321–26.

Moyo, B., et al. „Nutritional Characterization of Moringa oleifera Leaves.“ *African Journal of Biotechnology* 10 (2011): 12925–33.

Mueller, N. T., et al. „The Infant Microbiome Development: Mom Matters.“ *Trends in Molecular Medicine* 21, no. 2 (2015): 109–17.

Munblit, D., et al. „Exposures Influencing Total IgA Level in Colostrum.“ *Journal of Developmental Origins of Health and Disease* 7 (2016): 61–67.

Mursu, J., et al. „Dietary Supplements and Mortality Rate in Older Women: The Iowa Women's Health Study.“ *Archives of Internal Medicine* 171 (2011): 1625–33.

Narendra, K., et al. „Phyllanthus niruri: A Review on Its Ethno Botanical, Phytochemical and Pharmacological Profile.“ *Journal of Pharmacy Research* 5 (2012): 4681–91.

Neu, J. „The Developing Intestinal Microbiome: Probiotics and Prebiotics.“ *Nature* 457 (2009): 480–84.

Neuhouser, M. L., et al. „Multivitamin Use and Risk of Cancer and Cardiovascular Disease in the Women's Health Initiative Cohorts.“ *Archives of Internal Medicine* 169 (2008): 294–304.

Newburg, D. S. and Y. He. „Neonatal Gut Microbiota and Human Milk Glycans Cooperate to Attenuate Infection and Inflammation.“ *Clinical Obstetrics and Gynecology* 58 (2015): 814–26.

Nimse, S. B. and D. Pal. „Free Radicals, Natural Antioxidants and Their Reaction Mechanisms.“ *Royal Society of Chemistry* 5 (2015): 27986–8006.

O'Callaghan, T. F., et al. „The Gut Microbiome as a Virtual Endocrine Organ with Implications for Farm and Domestic Animal Endocrinology.“ *Domestic Animal Endocrinology* 56 (2016): S44–55.

Odenwald, M. A., et al. „Intestinal Permeability Defects: Is It Time to Treat?“ *Clinical Gastroenterology and Hepatology* 11 (2013): 1075–83.

Ohteki, T., et al. „Liver Is a Possible Site for the Proliferation of Abnormal CD3+4-8-Double-Negative Lymphocytes in Autoimmune MRS-lpr/lpr Mice.“ *Journal of Experimental Medicine* 172 (1990): 7.

O'Mahony, S. M., et al. „Early-Life Adversity and Brain Development: Is the Microbiome a Missing Piece of the Puzzle?“ *Neuroscience* 342 (2017): 37–54.

O'Sullivan, A., et al. „Early Diet Impacts Infant Rhesus Gut Microbiome, Immunity, and Metabolism.“ *Journal of Proteome Research* 12 (2013): 2833–45.

Paganelli, R., et al. „Intestinal Permeability in Irritable Bowel Syndrome: Effect of Diet and Natrium Cromoglycate Administration.“ *Pediatric Gastroenterology & Nutrition* 11 (1990): 72–77.

Pandit, N. „Guduchi: The Amrit of Ayurveda.“ California College of Ayurveda, 2016. www.ayurvedacollege.com/articles/students/Guduchi.

Parks, S. Y., et al. „Multivitamin Use and the Risk of Mortality and Cancer Incidence: The Multiethnic Cohort Study.“ *American Journal of Epidemiology* 173 (2011): 906–14.

Pendse, V. K., et al. „Anti-inflammatory, Immunosuppressive and Some Related Pharmacological Actions of the Water Extract of Tinospora cordifolia.“ *Indian Journal of Pharmacology* 9 (1977): 221–24.

Perez-Cobas, A. E., et al. „Gut Microbiota Disturbance during Antibiotic Therapy.“ *Gut* 62 (2013): 1591–601.

Rautave, S. „Early Microbial Contact, the Breast Milk Microbiome and Child Health.“ *Journal of Developmental Origins of Health and Disease* 7 (2016): 5–14.

Razis, A., et al. „Health Benefits of Moringa oleifera.“ *Asian Pacific Journal of Cancer Prevention* 15 (2014): 8571–76.

Rebbeck, T. R. „Molecular Epidemiology of the Human Glutathione S-transferase Genotypes GSTM1 and GSTT1 in Cancer Susceptibility." *Cancer Epidemiology, Biomarkers & Prevention* 6 (1997): 733–43.

Reid, I. R. „Effects of Vitamin D Supplements on Bone Mineral Density." *Lancet* 383 (2014): 146–55.

Rooney, P. J. and R. T. Jenkins. „Nonsteroidal Anti-inflammatory Drugs (NSAIDs) and the Bowel Mucosa." *Clinical Rheumatology* 8 (1990): 328–29.

Rosana, B., et al. „Should the Human Microbiome Be Considered When Developing Vaccines?" *PLoS Pathogens* 6 (2010). doi:10.1371/journal.ppat.1001190.

Saha, S. and S. Ghosh. „Tinospora cordifolia: One Plant, Many Roles." *Ancient Science of Life* 31 (2012): 151–59.

Sanz, Y. „Gut Microbiota and Probiotics in Maternal and Infant Health." *American Journal of Clinical Nutrition* 94 (2011): 2000S–5S.

Sathyabama, S., et al. „Friendly Pathogens: Prevent or Provoke Autoimmunity." *Critical Reviews in Microbiology* 40 (2014): 273–80.

Saul, A. „What Is the Difference Between Natural and Synthetic Vitamins?" DoctorYourself. Com. Accessed September 2018.

Seki, E. and B. Schnabl. „Role of Innate Immunity, and the Microbiota in Liver Fibrosis." *Journal of Physiology* 590 (2012): 447–58.

Sekirov, I., et al. „Antibiotic-Induced Perturbations of the Intestinal Microbiota Alter Host Susceptibility to Enteric Infection." *Infection and Immunity* 76 (2008): 4726–36.

Sela, D. A., et al. „Nursing Our Microbiota: Molecular Linkages between Bifidobacteria and Milk Oligosaccharides." *Trends in Microbiology* 18, no. 7 (2010): 298–307.

Selvam, R., et al. „The Antioxidant Activity of Turmeric (Curcuma longa)." *Journal of Ethnopharmacology* 47 (1999): 59–67.

Sharma, H. „Leaky Gut Syndrome, Dysbiosis, Ama, Free Radicals and Natural Antioxidants." *Ayu Journal* 30 (2009): 88–105.

Sharma, U., et al. „Immunomodulatory Active Compounds from Tinospora cordifolia." *Journal of Ethnopharmacology* 141 (2012): 918–26.

Sharma, V. and D. Pandey. „Protective Role of Tinospora cordifolia against Lead- Induced Hepatotoxicity." *Toxicology International* 17 (2010): 12–17.

Sherman, M. P., et al. „Gut Microbiota, the Immune System and Diet Influence the Neonatal Gut-Brain Axis." *Pediatric Research* 77 (2015): 127–35.

Sherwin, E., et al. „A Gut (Microbiome) Feeling about the Brain." *Current Opinion in Gastroenterology* 32 (2016): 96–102.

Siddhuraju, P. and K. Becker. „Antioxidant Properties of Various Solvent Extracts of Total Phenolic Constituents from Three Different Agroclimatic Origins of Drumstick Tree (Moringa oleifera) Leaves." *Asian Pacific Journal of Cancer Prevention* 15 (2014): 2144–55.

Sies, H. „Glutathione and Its Role in Cellular Functions." *Free Radical Biology and Medicine* 27 (1999): 916–21.

Singh, N., et al. „Immunomodulatory and Antitumor Actions of Medicinal Plant Tinospora cordifolia Are Mediated through Activation of Tumor Associated Makrophagen." *Immunopharmacology and Immunotoxicology* 26 (2004): 145–62.

Singh, S. S., et al. „Chemistry and Medicinal Properties of Tinospora cordifolia (Guduchi)." *Indian Journal of Pharmacology* 35 (2003): 83–91.

Sun, J. „Vitamin D and Mucosal Immune Function.“ *Current Opinion in Gastroenterology* 26 (2010): 591–95.

Sunanda, S. N., et al. „Antiallergic Properties of Tinospora cordifolia in Animal Models.“ *Indian Journal of Pharmacology* 18 (1986): 250–52.

Sutherland, D. B., et al. „IgA Synthesis: A Form von Functional Immune Adaptation Extending beyond Gut.“ *Current Opinion in Immunology* 24 (2012): 261–68.

Theodoratou, E., et al. „Vitamin D and Multiple Health Outcomes.“ *British Medical Journal* 348 (2014).

Thiel, R. J. „Natural Vitamins May Be Superior to Synthetic Ones.“ *Medical Hypotheses* 55 (2000): 461–69.

Tlaskalova-Hogenova, H., et al. „Commensal Bacteria (Normal Microflora), Mucosal Immunity and Chronic Inflammatory and Autoimmune Diseases.“ *Immunology Letters* 93 (2004): 97–108.

Tlaskalova-Hogenova, H., et al. „The Role of Gut Microbiota and the Mucosal Barrier in the Pathogenesis of Inflammatory and Autoimmune Diseases and Cancer.“ *Cellular and Molecular Immunology* 8 (2011): 110–20.

Tuzcu, A., et al. „Subclinical Hypothyroidism May Be Associated with Elevated High-Sensitive C-Reactive Protein (Low Grade Inflammation) and Fasting Hyperinsulinemia.“ *Endocrine Journal* 52 (2005): 89–94.

Uetrecht, J. and D. J. Naisbitt. „Idiosyncratic Adverse Drug Reactions.“ *Pharmacological Reviews* 65 (2013): 779–808.

Underwood, M. A., et al. „Bifidobacterium longum Subspecies infantis: Champion Colonizer of the Infant Gut.“ *Pediatria Research* 77 (2015): 229–35.

Vangay, P., et al. „Antibiotics, Pediatric Dysbiosis and Disease.“ *Cell Host & Microbe* 17 (2015): 553–64.

Velasquez-Manoff, M. „Gut Microbiome: The Peacekeepers.“ *Nature* 518, no. 7540 (2015): S3–11.

Verma, A. R., et al. „In Vitro and In Vivo Antioxidant Properties of Different Fractions of Moringa oleifera Leaves.“ *Food and Chemical Toxicology* 47 (2009): 2196–201.

Verma, Sonia and Reena Hooda. „Microwave Assisted Extraction of Phyllanthus amarus.“ *Journal of Pharmacognosy and Phytochemistry* 4, no. 1 (2016): 66–77.

Voreades, N., et al. „Diet and the Development of the Human Intestinal Microbiome.“ *Frontiers in Microbiology* 5 (2014): 494.

Walker, M. „Formula Supplementation of the Breastfed Infant: Assault on the Gut Microbiome.“ *Clinical Lactation* 5 (2014): 128–32.

Wang, H., et al. „Total Antioxidant Capacity of Fruits.“ *Journal of Agricultural and Food Chemistry* 44 (1996): 701–5.

Wang, L., et al. „Effects of Chromium on Mouse Oocyte Apoptosis and DNA Damage.“ *Journal of Shanghai Jiaotong University – Agricultural Science* 27 (2009): 561–65.

Watkins, M. L., et al. „Multivitamin Use and Mortality in a Large Prospective Study.“ *American Journal of Epidemiology* 152 (2000): 149–62.

Weetman, A. P. „Autoimmune Thyroid Disease.“ *Autoimmunity* 37 (2009): 337–40.

Wu, G., et al. „Glutathione Metabolism and Its Implications for Health.“ *Journal of Nutrition* 134 (2004): 489–92.

Yadav, V., et al. „Amla – Medicinal Food and Pharmacological Activity.“ *International Journal of Pharmaceutical and Chemical Sciences* 3 (2014): 616–19.

Yang, I., et al. „The Infant Microbiome: Implications for Infant Health and Neurocognitive Development.“ *Nursing Research* 65 (2016): 76–88.

6. GALLENBLASENFUNKTION UND DIE SCHILDDRÜSE

Akiba, Y., et al. „Acid-Sensing Pathways of Rat Duodenum.“ *American Journal of Physiology: Gastrointestinal & Liver* 277 (1999): G268–74.

Arnaud, S. B., et al. „25-hydroxyvitamin D_3: Evidence of an Enterohepatic Circulation in Man.“ *Proceedings of the Society for Experimental Biology and Medicine* 149, no. 2 (1975): 570–72.

Arnett, T. „Regulation of Bone Cell Function by Acid-Base Balance.“ *Proceedings of the Nutrition Society* 62 (2003): 511–20.

Austin, A. „A Review on Indian Sarsaparilla, Hemidesmus indicus.“ *Journal of Biological Sciences* 8 (2008): 1–12.

Baheti, J. R., et al. „Hepatoprotective Activity of Hemidesmus indicus R. Br. in Rats.“ *Indian Journal of Experimental Biology* 44 (2006): 399–402.

Baklanova, V. F., et al. „Effect of Cholosas, Magnesium Sulfate and Sorbitol on the Motor Function of the Gallbladder in Children.“ *Pediatriia* 3 (1976): 50–1.

Baliga, M. S., et al. „Use of the Ayurvedic Drug Triphala in Medical Conditions Afflicting Older Adults.“ *Academic Press* (2015): 135–42.

Barbara, L., et al., eds. *Bile Acids in Gastroenterology: Proceedings of an International Symposium Held at Cortina d'Ampezzo, Italy, 17–20th March 1982.* Boston: MTP Press, 1983.

Behar, J. and P. Biancani. „Effect of Cholecystokinin and the Octapeptide of Cholecystokinin on the Feline Sphinkter Oddi and Gallbladder.“ *Journal of Clinical Investigation* 66 (1980): 1231–39.

Beil, U., et al. „Effects of Interruption of the Enterohepatic Circulation of Bile Acids on the Transport of Very Low Density-Lipoprotein Triglycerides.“ *Metabolism* 31 (1982): 438–44.

Bern, A. and W. T. Cooke. „Intraluminal pH of Duodenum and Jejunum in Fasting Subjects with Normal and Abnormal Gastric or Pancreatic Function.“ *Scandinavian Journal of Gastroenterology* 6 (1971): 313–17.

Buclin, T., et al. „Diet Acids and Alkalis Influence Calcium Retention in Bone.“ *Osteoporosis International* 12 (2001): 493–99.

Buhman, K. K., et al. „Dietary Psyllium Increases Fecal Bile Acid Excretion, Total Steroid Excretion and Bile Acid Biosynthesis in Rats.“ *Journal of Nutrition* 128 (1998): 1199–203.

Byers, S. G. and M. Friedman. „Production and Excretion of Cholesterol in Mammals. VII. Biliary Cholesterol: Increment and Indicator of Hepatic Synthesis of Cholesterol.“ *American Journal of Physiology* 168 (1952): 297–302.

Cahan, M. A., et al. „Proton Pump Inhibitors Reduce Gallbladder Function.“ *Surgical Endoscopy and Other Interventional Techniques* 20 (2006): 1364–67.

Chey, W. D., et al. „A Randomized Placebo-Controlled Phase IIb Trial of A3309, a Bile Acid Transporter Inhibitor, for Chronic Idiopathic Constipation.“ *American Journal of Gastroenterology* 106 (2011): 1803–12.

Ciobanu, L. and D. L. Dumitrascu. „Gastrointestinal Motility Disorders in Endocrine Diseases.“ *Polskie Archiwum Medycyny Wewnetrznej* 121 (2011): 129–36.

Corradini, S. G., et al. „Impaired Human Gallbladder Lipid Resorption in Cholesterol Gallstone Disease and Its Effect on Cholesterol Solubility in Bile.“ *Gastroenterology* 118 (2000): 912–20.

Daher, R., et al. „Consequences of Dysthyroidism on the Digestive Tract and Viscera.“ *World Journal of Gastroenterology* 15 (2009): 2834–38.

Das, S. „The Bioactive and Therapeutic Potential of Hemidesmus indicus R. Br. (Indian Sarsaparilla) Root.“ *Phytotherapy Research* 27 (2013): 791–801.

Dietschy, J. M., et al. „Studies on the Mechanisms of Intestinal Transport.“ *Journal of Clinical Investigation* 45 (1966): 832–46.

Dowling, R. H., et al. „Experimental Model for the Study of Enterohepatic Circulation of Bile in Rhesus Monkeys.“ *Journal of Laboratory and Clinical Medicine* 72 (1968): 169–76.

Dressman, J. B., et al. „Upper Gastrointestinal (GI) pH in Young, Healthy Men and Women.“ *Pharmaceutical Research* 7 (1990): 756–61.

Eid, F. A., et al. „Hypolipidemic Effect of Triphala (Terminalia chebula, Terminalia belerica and Emblica officinalis) on Female Albino Rats.“ *Egyptian Journal of Hospital Medicine* 43 (2011): 226–40.

Eyssen, H. „Role of the Gut Microflora in Metabolism of Lipids and Sterols.“ *Proceedings of the Nutrition Society* 32 (1973): 59–63.

Fallingborg, J. „Intraluminal pH of the Human Gastrointestinal Tract.“ *Danish Medical Bulletin* 46 (1999): 183–96.

Fiemstrom, G. and E. Kivilaakso. „Demonstration of a pH Gradient at the Luminal Surface of Rat Duodenum In Vivo and Its Dependence on Mucosal Alkaline Secretion.“ *Gastroenterology* 84 (1983): 787–94.

Forker, E. L. „The Effect of Estrogen on Bile Formation in the Rat.“ *Journal of Clinical Investigation* 48 (1969): 654–63.

Frawley, David and Vasant Lad. *Die Ayurveda-Pflanzenheilkunde: Der Yoga der Heilkräuter.* Aitrang: Windpferd Verlagsgesellschaft mbH, 2018.

Fuchs, M. „III. Regulation of Bile Acid Synthesis: Past Progress and Future Challenges.“ *American Journal of Physiology: Gastrointestinal & Liver* 284 (2003): G551–57.

Gerbstadt, Christine. *Doctor's Detox Diet.* Sarasota, Fla.: Nutronics, 2012.

Grundy, S. M., E. H. Ahrens and G. Salen. „Interruption of the Enterohepatic Circulation of Bile Acids in Man: Comparative Effects of Cholestyramine and Ileal Exclusion on Cholesterol Metabolism.“ *Journal of Laboratory and Clinical Medicine* 78, no. 1 (1971): 94–121.

Grundy, S. M. and S. C. Kaiser. „Highlights of the Meeting on Prevention of Gallstones.“ *Hepatology* 7 (1987): 946–51.

Gumucio, J. J., et al. „Studies on the Mechanisms of the Ethynylestradiol Impairment of Bile Flow and Bile Salt Excretion in the Rat.“ *Gastroenterology* 61 (1971): 339–44.

Gunay, A., et al. „Gallbladder and Gastric Motility in Patients with Idiopathic Slow-Transit Constipation.“ *Southern Medical Journal* (2004): 124.

Hellstrom, P. M. „Role of Bile in Regulation of Gut Motility.“ *Journal of Internal Medicine* 237 (1995): 395–402.

Hofmann, A. F. „The Continuing Importance of Bile Acids in Liver and Intestinal Disease.“ *Archives of Internal Medicine* 159 (1999): 2647–58.

Hofmann, A. F. „Enterohepatic Circulation of Bile Acids.“ *Comprehensive Physiology.* January 1, 2011.

Hofmann, A. F. and L. Eckmann. „How Bile Acids Confer Gut Mucosal Protection against Bacteria.“ *Proceedings of the National Academy of Sciences* 103 (2017): 4333–34.

Hofmann, Alan F., et al. „Altered Bile Acid Metabolism in Childhood Functional Constipation: Inactivation of Secretory Bile Acids by Sulfation in a Subset of Patients.“ *Journal of Pediatric Gastroenterology & Nutrition* 47 (2008): 598–606.

Holzbach, R. T., et al. „The Effect of Pregnancy on Lipid Composition of Guinea Pig Gallbladder Bile." *Gastroenterology* 60 (1971): 288–93.

Hurd, K. R. „Gallbladder Disease." Karen R. Hurd Nutritional Practice, LLC, www.karenhurd.com/gallbladder-disease.html. Updated June 16, 2014.

Imamoglu, K., et al. „Production of Gallstones by Prolonged Administration of Progesterone and Estradiol in Rabbits." *Surgical Forum* 10 (1960): 246–49.

Inkinen, J., et al. „Direct Effect of Thyroxine on Pig Sphinkter Oddi Contractility." *Digestive Diseases and Sciences* 46 (2001): 182–86.

Isaksson, B. „On the Dissolving Power of Lecithin and Bile Salts for Cholesterol in Human Bladder Bile." *Acta Societatis Medicorum Upsaliensis* 59 (1954): 296–306.

Kamboj, V. P. „Herbal Medicine." *Current Science* 78 (2000): 35–39.

Kazutomo, I., et al. „Correlation between Gallbladder Size and Release of Cholecystokinin After Oral Magnesium Sulfate in Man." *Annals of Surgery* 197 (1983): 412–15.

Kerckhoffs, D. A., et al. „Cholesterol-Lowering Effect of Beta-glucan from Oat Bran in Mildly Hypercholesterolemic Subjects May Decrease When Beta-glucan Is Incorporated into Bread and Cookies." *American Journal of Clinical Nutrition* 78 (2003): 221–27.

Klaassen, C. D. and J. B. Watkins. „Mechanisms of Bile Formation, Hepatic Uptake and Biliary Excretion." *Pharmacological Reviews* 36 (1984): 1–67.

Kulpers, F., et al. „Enterohepatic Circulation in the Rat." *Gastroenterology* 88 (1985): 403–11.

Lad, Vasant. *Ayurvedische Pulsdiagnose: Die Geheimnisse einer uralten Wissenschaft.* Kandern: Narayana-Verlag, 2020.

Laukkarinen, J., et al. „Bile Flow to the Duodenum Is Reduced in Hypothyreosis and Enhanced in Hyperthyreosis." *Neurogastroenterology & Motility* 14 (2002): 183–88.

Laukkarinen, J., et al. „Increased Prevalence of Subclinical Hypothyroidism in Common Bile Duct Stone Patients." *Journal of Clinical Endocrinology & Metabolism* 92 (2007): 42260–64.

Laukkarinen, J., et al. „Is Bile Flow Reduced in Patients with Hypothyroidism?" *Surgery* 133 (2003): 288–93.

Layden, T. J. and J. L. Boyer. „The Effect of Thyroid Hormone on Bile Salt-Independent Bile Flow and Na+, K+ -ATPase Activity in Liver Plasma Membranes Enriched in Bile Canaliculi." *Journal of Clinical Investigation* 57 (1976): 1009–18.

Leontowicz, M. „Apple and Pear Peel and Pulp and Their Influence on Plasma Lipids and Antioxidant Potentials in Rats Fed Cholesterol-Containing Diets." *Journal of Agriculture & Food Chemistry* 10 (2003): 5780–85.

Lorenzo, Y., et al. „Hypotonia of the Gallbladder of Myxedematous Origin." *Journal of Clinical Endocrinology & Metabolism* 17 (1957): 133–42.

Lynn, J., et al. „Effects of Estrogen upon Bile: Implications with Respect to Gallstone Formation." *Annals of Surgery* 178 (1973): 514–24.

Malagelada, J. R., et al. „Pancreatic, Gallbladder and Intestinal Responses to Intraluminal Magnesium Salts in Man." *American Journal of Digestive Diseases* 23 (1978): 481–85.

Maritz, F. J. „Efficacy and Danger of Statin Therapy." *Cardiovascular Journal of South Africa* 13 (2002): 200–3.

Moghadasian, M. H. and J. J. Frohlich. „Effects of Dietary Phytosterols on Cholesterol Metabolism and Atherosclerosis: Clinical and Experimental Evidence." *American Journal of Medicine* 107 (1999): 588–94.

Nassr, A. O., et al. „Does Impaired Gallbladder Function Contribute to the Development of Barrett's Esophagus and Esophageal Adenocarcinoma?" *Journal of Gastrointestinal Surgery* 15 (2011): 908–14.

Nilsson, B. I., et al. „Relationship Between Interdigestive Gallbladder Leering, Plasma Motilin and Migrating Motor Complex in Man." *Acta Physiology Scandinavia* 139 (1990): 55–61.

Peterson, C. T., et al. „Therapeutic Uses of Triphala in Ayurvedic Medicine." *Journal of Alternative and Complementary Medicine* 23 (2017): 607–14.

Plat, J. and R. P. Mensink. „Effects of Plant Sterols on Lipid Metabolism and Cardiovascular Risk." *Nutritional Metabolism in Cardiovascular Disease* 11 (2000): 600–601.

Plessier, J. „Comparison of the Cholecystokinetic and Choleretic Actions of Cholecystokinin, Sorbitol, Olive Oil and Magnesium Sulfate." *Pathologie Biologie* 8 (1960): 1201–10.

Portincasa, P., et al. „Impaired Gallbladder and Gastric Motility and Pathological Gastro-oesophageal Reflux in Gallstone Patients." *European Journal of Clinical Investigation* 27 (1997): 653–61.

Portincasa, P., et al. „Potential Adverse Effects of Proton Pump Inhibitors." *Current Gastroenterology Reports* 10 (2008): 208–14.

Prasad, S. and S. P. Wahi. „Pharmacognostical Investigation on Indian Sarsaparilla. Root and Root-Stock of Hemidesmus indicus R." *British Indian Journal of Pharmacology* 27 (1965).

Rani, B., et al. „Triphala: A Versatile Counteractive Assortment of Ailments." *International Journal of Pharmaceutical and Chemical Sciences* 2 (2013): 101–8.

Roberts, M. S., et al. „Enterohepatic Circulation." *Clinical Pharmacokinetics* 10 (2002): 751–90.

Rose, D. P., et al. „High-Fiber Diet Reduces Serum Estrogen Concentrations in Premenopausal Women." *American Journal of Clinical Nutrition* 54 (1991): 520–25.

Samy, R. P., et al. „A Compilation of Bioactive Compounds from Ayurveda." *Bioinformation* 3 (2008): 100–10.

Schjoldager, B. T. „Role of Cholesystokinin in Gallbladder Function." *Annals of the New York Academy of Sciences* 23 (1994): 207–18.

Small, D. M., et al. „The Enterohepatic Circulation of Bile Salts." *Archives of Internal Medicine* 130 (1972): 552–73.

Thompson, J. C., et al. „Correlation between Release of Cholesystokinin and Contraction of the Gallbladder in Patients with Gallstones." *Annals of Surgery* 195 (1982): 670–76.

Tylavsky, F. A., et al. „The Importance of Calcium, Potassium, and Acid-Base Homeostasis in Bone Health and Osteoporosis Prevention." *Journal of Nutrition* 138, no. 1 (2008): 164S–65S.

Umashankar, M. and S. Shruti. „Traditional Indian Herbal Medicine Used as Antipyretic, Anticancer, Anti-diabetic and Anticancer." *International Journal of Research in Pharmacy and Chemistry* 1 (2011): 1152–59.

Whiting, K. Steven. *Controlling Cholesterol and Triglycerides.* San Diego, Calif.: Institute of Nutritional Science, 2014. https://healthyinformation.com/wp-content/uploads/2014/12/ControllingCholesterolNaturally.pdf.

Wiener, I. I., et al. „Correlation Between Gallbladder Size and Release of Cholecystokinin After Oral Magnesium Sulfate in Man." *Annals of Surgery* 197 (1983): 412–415.

Wiener, I. I., et al. „Release of Cholecystokinin in Man: Correlation of Blood Levels with Gallbladder Contraction." *Annals of Surgery* 194 (1981): 321–27.

Worning, H. and S. Mullertz. „pH and Pancreatic Enzymes in the Human Duodenum during Digestion of a Standard Meal." *Scandinavian Journal of Gastroenterology* 1 (1966): 268–83.

7. AYURVEDISCHE BEHANDLUNGEN FÜR SPEZIELLE, DURCH SCHILDDRÜSENSTÖRUNG HERVORGERUFENE LEIDEN

Abascal, K. and E. Yarnell. „Nervine Herbs for Treating Anxiety." *Alternative & Complementary Therapies* 10 (2004): 309–15.

Abdell-Tawab, M., et al. „Boswellia serrata." *Clinical Pharmacokinetics* 50 (2011): 349–69.

Abraham, A. S., et al. „Magnesium in the Prevention of Lethal Arrhythmias in Acute Myocardial Infarction." *Archives of Internal Medicine* 147 (1987): 753–55.

Agarwal, S. P., et al. „Shilajit: A Review." *Phytotherapy Research* 21 (2007): 401–5.

Agnihotri, S., et al. „Chemical Composition, Antimicrobial and Topical Anti-inflammatory Activity of Jatamansi." *Journal of Essential Oil Bearing Plants* 14 (2011): 417–22.

Agular, S. and T. Borowski. „Neuropharmacological Review of the Nootropic Herb Bacopa monnieri." *Rejuvenation Research* 16 (2013): 313–26.

Ahuja, S. C., et al. „Nirgundi – Nature's Gift to Mankind." *Asian Agri-History* 19 (2015): 5–32.

Akpinar, S. „Treatment of Restless Legs Syndrome with Levodopa Plus Benserazide." *Archives of Neurology* 39 (1982): 739.

Ali, M., et al. „A Clinical Study of Nirgundi in the Management of Gridhrasi with Special Reference to Sciatica." *Ayu* 4 (2010): 456–60.

Allen, D. G. and S. Kurihara. „The Effects of Muscle Length on Intracellular Calcium Transients in Mammalian Cardiac Muscle." *Journal of Physiology* 327 (1982): 79–94.

Allen, R. „Dopamine and Iron in the Pathophysiology of Restless Legs Syndrome." *Sleep Medicine* 5 (2004): 385–91.

Allen, R. P. and C. J. Earley. „Augmentation of the Restless Legs Syndrome with Carbidopa/ Levodopa." *Sleep* 19 (1996): 205–13.

Allen, R. P., et al. „MRI Measurement of Brain Iron in Patients with Restless Legs Syndrome." *Neurology* 56 (2001): 263–65.

Ammon, H. P. T. „Modulation of the Immune System by Boswellia serrata Extracts and Boswellic Acids." *Phytomedicine* 17 (2010): 862–67.

Andersson, A. M. and N. E. Skakkebaek. „Exposure to Exogenous Estrogens in Food: Possible Impact on Human Development and Health." *European Journal of Endocrinology* 140 (1999): 477–85.

Anilakumar, K. R., et al. „Effect of Coriander Seeds on Hexachlorocyclohexane Induced Lipid Peroxidation in Rat Liver." *Nutrition Research* 21 (2001): 1455–62.

Aranha, I., et al. „Immunostimulatory Properties of the Major Protein from the Stem of the Ayurvedic Medicinal Herb, Guduchi (Tinospora cordifolia)." *Journal of Ethnopharmacology* 139 (2012): 366–72.

Aurangabad, S., et al. „Natural Memory Boosters." *Pharmacognosy Reviews* 2 (2008): 249–56.

Barnes, Mack N., et al. „Paradigms for Primary Prevention of Ovarian Carcinoma." *CA: A Cancer Journal for Clinicians* 52 (2002): 216–25.

Basch, E., et al. „Therapeutic Applications of Fenugreek." *Alternative Medicine Review* 8 (2003): 20–27.

Basler, A. J. „Pilot Study Investigating the Effects of Ayurvedic Abhyanga Massage on Subjective Stress Experience." *Journal of Alternative and Complementary Medicine* 17 (2011): 435–40.

Bernstein, L. M. „Tumor Estrogen Content and Clinico-Morphological and Endocrine Features of Endometrial Cancer." *Journal of Cancer Research and Clinical Oncology* 129 (2003): 245–49.

Beulens, J. W. J., et al. „The Role of Menaquinones (Vitamin K_2) in Human Health.“ *British Journal of Nutrition* 110 (2013): 1357–68.

Bhalerao, S. A., et al. „Saraca asoca (Roxb), De. Wild: An Overview.“ *Annals of Plant Sciences* 3 (2014): 770–75.

Bharani, A., et al. „Salutary Effect of Terminalia Arjuna in Patients with Severe Refractory Heart Failure.“ *International Journal of Cardiology* 49 (1995): 191–99.

Biswas, K., et al. „Biological Activities and Medicinal Properties of Neem (Azadirachta indica).“ *Current Science* 82 (2002): 1336–82.

Bjerver, K., et al. „Morphin Intake from Poppy Seed Food.“ *Journal of Pharmacy and Pharmacology* 34 (1982): 798–801.

Bolland, M. J., et al. „Calcium Supplements with or without Vitamin D and Risk of Cardiovascular Events.“ *British Medical Journal* 342 (2011).

Bolland, M. J., et al. „Vascular Events in Healthy Older Women Receiving Calcium Supplementation.“ *British Medical Journal* 336 (2008): 262–66.

Bordia, A., et al. „Effect of Ginger and Fenugreek on Blood Lipids, Blood Sugar and Platelet Aggregation in Patients with Coronary Artery Disease.“ *Prostaglandine, Leukotrienes, and Essential Fatty Acids* 56 (1997): 379–84.

Catanzaro, D., et al. „Boswellia serrata Preserves Intestinal Epithelial Barrier from Oxidative and Inflammatory Damage.“ *PloS One* 10, no. 5 (2015).

Chiang, J. P., et al. „Effects of Topical Sesame Oil on Oxidative Stress in Rats.“ *Alternative Therapies* 11 (2005): 40.

Chopra, R. N., et al. „The Pharmacology and Therapeutics of Boerhaavia diffusa (Punarnava).“ *Indian Medical Gazette* 58 (1923): 203–8.

Christine, N., et al. „Calcium, Phosphate and the Risk of Cardiovascular Events and All-Cause Mortality in a Population with Stable Coronary Heart Disease.“ *Heart* 98 (2012): 926–33.

Cleland, J. G. G., et al. „Arrhythmias, Catecholamines and Electrolytes.“ *American Journal of Cardiology* 62 (1988): 55A–59A.

Clemens, S., et al. „Restless Legs Syndrome: Revisiting the Dopamine Hypothesis from the Spinal Cord Perspective.“ *Neurology* 67 (2006): 125–30.

Coskuner, Y. and E. Karababa. „Physical Properties of Coriander Seeds (Coriandrum sativum L.).“ *Journal of Food Engineering* 80 (2007): 408–16.

Cundy, T. and A. Dissanayake. „Severe Hypomagnesaemia in Long-Term Users of Proton-Pump Inhibitors.“ *Clinical Endocrinology* 69 (2008): 338–41.

Curhan, G. C., et al. „Comparison of Dietary Calcium with Supplemental Calcium and Other Nutrients as Factors Affecting the Risk for Kidney Stones in Women.“ *Annals of Internal Medicine* 126 (1997): 497–504.

Curhan, G. C., et al. „A Prospective Study of Dietary Calcium and Other Nutrients and the Risk of Symptomatic Kidney Stones.“ *New England Journal of Medicine* 328 (1993): 833–38.

D'Angelo, E. K., et al. „Magnesium Relaxes Arterial Smooth Muscle by Decreasing Intracellular Ca2+ without Changing Intracellular Mg2+.“ *Journal of Clinical Investigation* 89 (1992): 1988–94.

Das, B., et al. „Clinical Evaluation of Nirgundi in the Management of Sandhivata (Osteoarthritis).“ *Ancient Science of Life* 23 (2003): 22–34.

Dawson-Hughes, B., et al. „Estimates of Optimal Vitamin D Status.“ *Osteoporosis International* 16 (2005): 713–16.

Dean, Carolyn. *The Magnesium Miracle.* New York: Ballantine Books, 2017.

Delort, L., et al. „Central Adiposity as a Major Risk Factor of Ovarian Cancer." *Anticancer Research* 29 (2009): 5229–34.

DeLuca, H. F. „Vitamin D: The Vitamin and the Hormone." *Federation Proceedings* 33 (1974): 2211–19.

Deshmukh, S., et al. „Concept of Beauty through Ayurveda." International *Journal of Ayurveda and Pharma Research* 3, no. 9 (2015): 22–25.

De Sousa, A. „Herbal Medicines and Anxiety Disorders: An Overview." *Journal of Medicinal Plants Studies* 1 (2013): 18–23.

Dhanapakiam, P., et al. „The Cholesterol Lowering Property of Coriander Seeds (Coriandrum sativum): Mechanism of Action." *Journal of Environmental Biology* 29 (2008): 53–56.

Dhandapani, S., et al. „Hypolipidemic Effect of Cuminum cyminum L. on Alloxan-Induced Diabetic Rats." *Pharmaceutical Research* 46 (2002): 251–55.

Dhuri, K. D., et al. „Shirodhara: A Psychophysiological Profile in Healthy Volunteers." *Journal of Ayurveda and Integrative Medicine* 4 (2013): 40–44.

Divya, K., et al. „An Appraisal of the Mechanism of Action of Shirodhara." *Annals of Ayurvedic Medicine* 2 (2013): 114–17.

Dornala, S. N. and S. N. D. Snehalatha. „Multidimensional Effects of Shirodhara on Psychosomatic Axis in the Management of Psychophysiological Disorders." *International Journal of Ayurveda and Pharma Research* 2 (2014). doi:10.4172/2327-5162.S1.002

Durlach, J., et al. „Magnesium Chloride or Magnesium Sulfate." *Magnesium Research* 18 (2005): 187–92.

Earley, C. J., et al. „Abnormalities in CSF Concentrations of Ferritin and Transferrin in Restless Legs Syndrome." *Neurology* 54 (2000): 1698–700.

Ebashi, S., et al. „Calcium and Muscle Contraction." *Progress in Biophysics and Molecular Biology* 18 (1968): 123–66.

Eisner, D. A., et al. „Integrative Analysis of Calcium Cycling in Cardiac Muscle." *Circulation Research* 87 (2000): 1087–94.

Ernst, E. „Frankincense." *British Medical Journal* 337 (2008): 2813.

Ernst, E. „Herbal Remedies for Anxiety." *Phytomedicine* 13 (2006): 205–8.

Etzel, R. „Special Extract of Boswellia serrata in the Treatment of Rheumatoid Arthritis." *Phytomedicine* 3 (1996): 91–94.

Fabiato, A. and F. Fabiato. „Effects of Magnesium on Contractile Activation of Skinned Cardiac Cells." *Journal of Physiology* 249 (1975): 497–517.

Fawcett, W. J., et al. „Magnesium: Physiology and Pharmacology." *British Journal of Anaesthesia* 83 (1999): 302–20.

Firoz, M. and M. Graber. „Bioavailability of U.S. Commercial Magnesium Preparations." *Magnesium Research* 14 (2001): 257–62.

Garcia-Borreguero, D., et al. „Diagnostic Standards for Dopaminergic Augmentation of Restless Legs Syndrome: Report from a World Association of Sleep Medicine." *Sleep Medicine* 8 (2007): 520–30.

Gautam, S., et al. „Formulation and Evaluation of Herbal Hair Oil." *International Journal of Chemical Sciences* 10, no. 1 (2012): 349–53.

Gettes, L. S. „Electrolyte Abnormalities Underlying Lethal and Ventricular Arrhythmias." *Circulation* 85 (1992): 170–76.

Ghani, M. F., et al. „The Effectiveness of Magnesium Chloride in the Treatment of Ventricular Tachyarrhythmias Due to Digitalis Intoxication." *American Heart Journal* 88 (1974): 621–26.

Ghani, M. F., et al. „Effect of Magnesium Chloride on Electrical Stability of the Heart." *American Heart Journal* 94 (1977): 600–602.

Gohil, K. J., et al. „Pharmacological Review on Centella asiatica: A Potential Herbal Cure-all." *Indian Journal of Pharmaceutical Sciences* 72 (2010): 546–56.

Grases, F., et al. „Renal Lithiasis and Nutrition." *Nutrition Journal* 5 (2006): 23.

Grove, M. D., et al. „Morphine and Codeine in Poppy Seed." *Journal of Agricultural and Food Chemistry* 24 (1976): 896–97.

Guha, P. „Betel Leaf: The Neglected Green Gold of India." *Journal of Human Ecology* 19 (2006): 87–93.

Gupta, A., et al. „Indian Medicinal Plants Used in Hair Care Cosmetics." *Pharmacognosy Journal* 2 (2010): 361–64.

Gupta, A. K. and Nehal Shah. „Effect of Majja Basti and Asthi Shrinkhala in the Management of Osteoporosis." *Ayu* 33 (2012): 110–13.

Gupta, P. C. „Biological and Pharmacological Properties of Terminalia chebula Retz. (Haritaki)." *International Journal of Pharmacy and Pharmaceutical Sciences* 4, suppl. 3 (2012): 62–68.

Gupta, S. S., et al. „Effect of Gurmar and Shilajit on Body Weight of Young Rats." *Indian Journal of Physiology & Pharmacology* (1966): 87–92.

Halder, S. B., et al. „Anti-inflammatory, Immunomodulatory and Antinociceptive Activity of Terminalia arjuna Roxb Bark Powder in Mice and Rats." *Indian Journal of Experimental Biology* 47 (2009): 577–83.

Helfant, R. H. „Hypokalemia and Arrhythmias." *American Journal of Medicine* 80 (1986): 13–22.

Heymsfield, S. B., et al. „Garcinia cambogia (Hydroxycitric Acid) as a Potential Antiobesity Agent." *Journal of the American Medical Association* 280 (1998): 1596–600.

Hollifield, J. W. „Magnesium Depletion, Diuretics and Arrhythmias." *American Journal of Medicine* 82 (1987): 30–37.

Hoorn, E. J., et al. „A Case Series of Proton Pump Inhibitor-Induced Hypomagnesemia." *American Journal of Kidney Diseases* 56 (2010): 112–16.

Indurwade, N. H. and K. R. Biyani. „Evaluation of Comparative and Combined Depressive Effect of Brahmi, Shankhpushpi and Jatamansi in Mice." *Indian Journal of Medical Sciences* 54 (2000): 339–41.

Iseri, L. T., et al. „Magnesium Deficiency and Cardiac Disorders." *American Journal of Medicine* 58 (1975): 837–46.

Jadhav, V. M., et al. „Kesharaja: Hair Vitalizing Herbs." *International Journal of Pharmacological and Technical Research* 1 (2009): 454–67.

Jain, P. K. and D. Das. „The Wonder of Herbs to Treat Alopecia." *Innovare Journal of Medical Sciences* 4 (2016): 5–10.

Jain, S. B. and S. G. Chawardol. „Evaluation of Ashwagandha and Shirodhara in the Management of Depression." *International Ayurvedic Medical Journal* 2 (2014): 495–99.

Janowiak, J. J. and C. Ham. „A Practitioner's Guide to Hair Loss Part 1 – History, Biology, Genetics, Prevention, Conventional Treatments and Herbals." *Alternative & Complementary Therapies* 10 (2004): 135–43.

Jha, C. B., et al. „Bhasmas as Natural Nanorobots: The Biorelevant Metal Complex." *Journal of Traditional & Natural Medicines* 1 (2015): 2–9.

Jobling, S., et al. „A Variety of Environmentally Persistent Chemicals, Including Some Phthalate Plasticizers, Are Weakly Estrogenic.“ *Environmental Health Perspectives* 103 (1995): 582–87.

Joshi, A. A. „Formulation and Evaluation of Polyherbal Hair Oil.“ *International Journal of Green Pharmacy* 11, no. 1 (2017): S135–39.

Kadlimatti, S., et al. „Therapeutic Potentials of Ayurvedic Rasayana in the Management of Asthi Kshaya vis-a-vis Osteopenia/Osteoporosis.“ *Sri Lanka Journal of Indigenous Medicine* 1 (2011): 39–44.

Kapoor, R., et al. „Bacopa monnieri Modulates Antioxidant Responses in Brain and Kidney of Diabetic Rats.“ *Environmental Toxicology and Pharmacology* 27 (2009): 62–69.

Kar, A., et al. „Analgesic Effect of the Gum Resin of Boswellia serrata.“ *Life Sciences* 8 (1969): 1023–28.

Kasai, K., et al. „Forskolin Stimulation of Adenylate Cyclase in Human Thyroid Membranes.“ *Acta Endocrinology* 108 (1985): 200–205.

Kaushik, R., et al. „Bhasmas: The Ancient Nanopharmaceuticals.“ Poster. doi:10.13140/RG.2.2.34878.38726.

Kavitha, C. „Amazing Bean Mucuna pruriens.“ *Journal of Medicinal Plants Research* 8 (2014): 138–43.

Khosa, R. I. and S. Prasad. „Pharmacognostical Studies on Guduchi (Tinospora cordifolia).“ *Journal of Indian Medicine* 6 (1971): 261–69.

Kirti, S., et al. „Tinospora cordifolia (Guduchi), a Reservoir Plant for Therapeutic Applications.“ *Indian Journal of Traditional Knowledge* 3 (2004): 257–70.

Krishna, K., et al. „Guduchi (Tinospora cordifolia): Biological and Medicinal Properties.“ *Internet Journal of Alternative Medicine* 6 (2009).

Kuanrong, L., et al. „Associations of Dietary Calcium Intake and Calcium Supplementation with Myocardial Infarction and Stroke Risk and Overall Cardiovascular Mortality in the Heidelberg Cohort of the European Prospective Investigation into Cancer and Nutrition Study.“ *Heart* 98 (2012): 920–25.

Kulkarni, R. R., et al. „Treatment of Osteoarthritis with an Herbomineral Formulation.“ *Journal of Ethnopharmacology* 33 (1991): 91–95.

Kulpers, M. T., et al. „Hypomagnesaemia Due to Use of Proton Pump Inhibitors.“ *Netherlands Journal of Medicine* 67 (2009): 169–72.

Kumar, P. „The Ayurvedic Bhasma: The Ancient Science of Nanomedicine.“ *Recent Patents on Nanomedicine* 5 (2015): 12–18.

Kumar, S. R., et al. „Shirodhara in the Management of Hypertension.“ *International Ayurvedic Medical Journal* 4 (2016): 79–82.

Kumar, S., et al. „In Vitro Anti-inflammatory Effects of Mahanarayan Oil Formulations Using Dendritic Cells Based Assay.“ *Annals of Phytomedicine* 3 (2014): 40–45.

Kumar, V. „A Conceptual Study on Mode of Action of Nasya.“ *International Journal of Ayurveda and Pharma Research* 5 (2017).

Lam, Michael and Dorine Lam. *Estrogen Dominance.* Loma Linda, Calif.: Adrenal Institute Press, 2008–2012.

Larson, C. A. „The Critical Path of Adrenocortical Insufficiency.“ *Nursing* 14 (1984): 66–69.

Levenson, D. I. and R. S. Bockman. „A Review of Calcium Preparations.“ *Nutrition Reviews* 52 (1994): 221–32.

Li, K., et al. „Associations of Dietary Calcium Intake and Calcium Supplementation with Myocardial Infarction and Stroke Risk and Overall Cardiovascular Mortality in the Heidelberg Cohort of the European Prospective Investigation into Cancer and Nutrition Study." *Heart* 98 (2012): 920–25.

Lim, T. K. „Bauhinia variegata", in *Edible Medicinal and Non-Medicinal Plants,* Vol. 7, 754–65. Dordrecht, Heidelberg, London and New York: Springer, 2014.

Lim, T. K. „Mucuna pruriens", in *Edible Medicinal and Non-Medicinal Plants,* Vol. 2, 779–97. Dordrecht, Heidelberg, London and New York: Springer, 2012.

Litosch, I., et al. „Forskolin as an Activator of Cyclic AMP Accumulation and Lipolysis in Rat Adipocytes." *Molecular Pharmacology* 22 (1982): 109–15.

Lokhande, S., et al. „Probable Mode of Action of Nasya." *International Ayurvedic Medical Journal* 4 (2016): 359–66.

Mahboubi, M. „Rosa damascena as Holy Ancient Herb with Novel Applications." *Journal of Traditional and Complementary Medicine* 6 (2016): 10–16.

Mahmood, Z. A., et al. „Herbal Treatment for Cardiovascular Disease." *Pakistan Journal of Pharmaceutical Sciences* 23 (2010): 119–24.

Malagi, K. J., et al. „A Prospective Single Arm Open Pilot Trial to Study the Antioxidant Property of Ayurvedic Massage Therapy in Healthy Individuals." *International Journal of Pharmacology and Clinical Sciences* 2 (2013): 121–25.

Manisha, D., et al. „Role of Terminalia arjuna in Ischemic Heart Disease." *International Journal of Ayurveda and Pharmaceutical Research* 3, no. 2 (2015): 24–28.

Manjunath, A. and C. Arun. „Action of Shirodhara." *Global Journal of Research on Medicinal Plants & Indigenous Medicine* 1 (2012): 457–63.

Manson, J., et al. „Calcium Supplements: Do They Help or Harm?" *Menopause* 21 (2014): 106–8.

Maulik, S. K., et al. „Therapeutic Potential in Terminalia arjuna in Cardiovascular Disorders." *American Journal of Cardiovascular Drugs* 12 (2012): 157–63.

Meadway, C., et al. „Opiate Concentrations Following the Ingestion of Poppy Seed Products." *Forensic Science International* 96 (1998): 29–38.

Menon, M. K. and A. Kar. „Analgesic and Psychopharmacological Effects of the Gum Resin of Boswellia serrata." *Planta Medica* 19 (1971): 333–41.

Miller, G. D., et al. „The Importance of Meeting Calcium Needs with Foods." *Journal of the American College of Nutrition* 20 (2000): 168S–85S.

Mirza, A., et al. „Shilajit: An Ancient Panacea." *International Journal of Current Pharmaceutical Review and Research* 1 (2010): 2–11.

Mishra, A., et al. „Phytochemical and Pharmacological Importance of Saraca indica." *International Journal of Pharmaceutical and Chemical Sciences* 2 (2013): 1009–13.

Mishra, N. K., et al. „Anti-arthritic Activity of Boswellia serrata in Adjuvant Induced Arthritic Rats." *Journal of Pharmaceutical Education and Research* 2 (2011): 92–98.

Mizuno, S., et al. „CSF Iron , Ferritin and Transferrin Levels in Restless Legs Syndrome." *Journal of Sleep Research* 14 (2005): 43–47.

Mohapatra, H. P. and S. P. Rath. „In Vitro Studies of Bacopa monnieri – An Important Medicinal Plant with Reference to Its Biochemical Variations." *Indian Journal of Experimental Biology* 43 (2005): 373–76.

Montplaisir, J., et al. „Restless Legs Syndrome and Periodic Movements in Sleep: Physiopathology and Treatment with L-dopa." *Clinical Neuropharmacology* 9, no. 5 (1986): 456–63.

Morgan, A. and J. Stevens. „Does Bacopa monnieri Improve Memory Performance in Older Persons?“ *Journal of Alternative and Complementary Medicine* 16 (2010): 753–59.

Morgan, J. P., et al. „Calcium and Cardiovascular Function: Intracellular Calcium Levels during Contraction and Relaxation of Mammalian Cardiac and Vascular Smooth Muscle as Detected with Aequorin.“ *American Journal of Medicine* 77 (1984): 33–46.

Murti, K., et al. „Pharmacological Properties of Boerhaavia diffusa.“ *International Journal of Pharmaceutical Sciences Review and Research* 5 (2010): 107–10.

Northrup, Christiane. *Frauenkörper - Frauenweisheit.* München: ZS Verlag GmbH, 2017.

O'Keeffe, S. T., et al. „Iron Status and Restless Legs Syndrome in the Elderly.“ *Age and Ageing* 23 (1994): 200–203.

Ondo, W. G., et al. „Exploring the Relationship between Parkinson's Disease and Restless Legs Syndrome.“ *Archives of Neurology* 59 (2002): 421–24.

Pal, D. „Bhasma: The Ancient Indian Nanomedicine.“ *Advances in Pharmaceutical & Technological Research* 5 (2014): 237–42.

Pal, D. and V. K. Gurjar. „Nanometals in Bhasma: Ayurvedic Medicine.“ *Metal Nanoparticles in Pharmacology* (2017): 389–415.

Panchabhai, T. S., et al. „Validation of Therapeutic Claims of Tinospora cordifolia.“ *Phytotherapy Research* 22 (2008): 425–41.

Panthi, S. and T. Gao. „Diagnosis and Management of Primary Hypothyroidism in Traditional Chinese Medicine (TCM) and Traditional Indian Medicine (Ayurveda).“ *International Journal of Clinical Endocrinology & Metabolism* 1 (2015): 9–12.

Parker, W. H. „Etiology, Symptomatology and Diagnosis of Uterine Myomas.“ *Fertility and Sterility* 87 (2007): 725–36.

Parkins, W. M., et al. „Comparative Study of Natrium, Chloride and Blood Pressure Changes Induced by Adrenal Insufficiency, Trauma and Intraperitoneal Administration of Glucose.“ *American Journal of Physiology* 112 (1935): 581–90.

Parmar, M. S. „Kidney Stones.“ *British Medical Journal* 328 (2004): 1420–24.

Parmley, W. W. and E. H. Sonnenblick. „Mechanisms of Contraction and Relaxation in Mammalian Cardiac Muscle.“ *American Journal of Physiology* 216 (1969): 1084.

Patel, J. S. and V. J. Galani. „Investigation of Noradrenaline and Serotonin Mediated Antidepressant Action of Mucuna pruriens Seeds Using Various Experimental Models.“ *Oriental Pharmacy and Experimental Medicine* 13 (2013): 143–48.

Patel, M. B. „Forskolin: A Successful Therapeutic Phytomolecule.“ *East and Central African Journal of Pharmaceutical Sciences* 13 (2010): 25–32.

Pati, D., et al. „Anti-depressant-like Activity of Mucuna pruriens, a Traditional Indian Herb in Rodent Models of Depression.“ *Pharmacologyonline* 1 (2010): 537–51.

Patil, V., et al. „Clinical Study on Effect of Different Methods of Shirodhara in Patients of Insomnia.“ *International Journal of Ayurveda and Pharma Research* 5 (2017): 28–32.

Pawar, S. D., et al. „Evaluation of Anti-inflammatory, Analgesic and Anti-arthritic Activity of Mahanarayana Oil in Laboratory Animals.“ *Advances in Pharmacology and Toxicology* 12 (2011): 33–42.

Pereira, J. C., et al. „Imbalance Between Thyroid Hormones and the Dopaminergic System Might Be Central to the Pathophysiology of Restless Legs Syndrome.“ *Clinics (Sao Paulo)* 65 (2010): 548–54.

Pike, M. C., et al. „Prevention of Cancers of the Breast, Endometrium and Ovary.“ *Oncogene* 23 (2004): 6379–91.

Plaza, S. M. and D. W. Lamson. „Vitamin K_2 in Bone Metabolism and Osteoporosis.“ *Alternative Medicine Review* (2005): 24–35.

Polimeni, P. I. and E. Page. „Magnesium in Heart Muscle.“ *Circulation Research* 33 (1973): 367–74.

Prabhu, M. S., et al. „Effect of Orally Administered Betel Leaf (Piper betle Linn.) on Digestive Enzyme and Intestinal Mucosa and on Bile Production in Rats.“ *Indian Journal of Experimental Biology* 33 (1995): 752–56.

Pradhan, P., et al. „Saraca asoca (Ashoka).“ *Journal of Chemical and Pharmaceutical Research* 1 (2009): 62–71.

Prakash, S. „Ashoka (Saraca indica Linn.): A Persuasive Herb for Menorrhagia.“ *International Journal of Applied Ayurved Research* 2, no. 2 (2015): 92–97.

Prasad, B. S., et al. „Development of a Nasya Fitness Form for Clinical Practice.“ *Ancient Science of Life* 34 (2014): 100–102.

Rajagopal, P. L., et al. „A Review on Nephroprotective Herbs and Herbal Formulations.“ *International Journal of Pharmaceutical and Chemical Sciences* 2 (2013): 1888–904.

Ram, T. S., et al. „Pragmatic Usage of Haritaki (Terminalia chebula Retz.): An Ayurvedic Perspective vis-a-vis Current Practice.“ *International Journal of Ayurveda and Pharma Research* 1 (2013): 72–82.

Ramya, K. B. and S. Thaakur. „Herbs Containing L-dopa.“ *Ancient Science of Life* 27 (2007): 50–55.

Rana, D. G. and V. J. Galani. „Dopamine Mediated Antidepressant Effect of Mucuna pruriens Seeds in Various Experimental Models of Depression.“ *Ayu* 35 (2014): 90–97.

Raskar, S. and R. Shrikrishna. „Abhyanga in Newborn Baby and Neonatal Massage.“ *International Journal of Ayurveda and Pharma Research* 3 (2015): 5–10.

Rathi, V., et al. „Plants Used for Hair Growth Promotion.“ *Pharmacognosy Reviews* 2 (2008): 185–87.

Reid, I. R. and M. J. Bolland. „Calcium Supplements: Bad for the Heart?“ *Heart* 98 (2012): 895–96.

Robertshawe, P. „Pharmaco-physio-psychologic Effects of Ayurvedic Oil Dripping.“ *Journal of the Australian Traditional Medicine Society* 15 (2009): 93.

Roden, D. M. „Magnesium Treatment of Ventricular Arrhythmias.“ *American Journal of Cardiology* 63 (1989): G43–46.

Roodenrys, S., et al. „Chronic Effects of Brahmi on Human Memory.“ *Neuropsychopharmacology* 27 (2002): 279–81.

Roy, R. K., et al. „Hair Growth Promoting Activity of Eclipta alba in Male Albino Rats.“ *Archives of Dermatological Research* 300 (2008): 357–64.

Saha, S. and S. Ghosh. „Tinospora cordifolia: One Plant, Many Roles.“ *Ancient Science of Life* 31 (2012): 151–59.

Sahu, A., et al. „Phytopharmacological Review of Boerhaavia diffusa Linn. (Punarnava).“ *Pharmacognosy Reviews* 2 (2008): 14–22.

Salehi, F., et al. „Risk Factors for Ovarian Cancer.“ *Journal of Toxicology and Environmental Health* 11 (2008): 301–21.

Samy, R. P., et al. „A Compilation of Bioactive Compounds from Ayurveda.“ *Bioinformation* 3 (2008): 100–110.

Sander, O., et al. „Is Boswellia serrata a Useful Supplement to Established Drug Therapy of Chronic Polyarthritis?“ *Zeitschrift für Rheumatologie* 57 (1998): 11–16.

Saqib, M., et al. „Effect of Shilajit on Obesity in Hyperlipidemic Albino Rats.“ *Pakistan Journal of Medical & Health Sciences* 10 (2016): 1019–23.

Sarris, J., et al. „Plant-Based Medicines for Anxiety Disorders.“ *CNS Drugs* 27 (2013): 301–19.

Seamon, K. B. and J. W. Daly. „Forskolin, Cyclic AMP and Cellular Physiology.“ *Trends in Pharmacological Sciences* 4 (1983): 120–23.

Semwal, B. C., et al. „Alopecia Switch to Herbal Medicine.“ *Journal of Pharmaceutical Research & Opinion* 1 (2011).

Sengupta, K., et al. „Cellular and Molecular Mechanisms of Anti-inflammatory Effect of a Novel Boswellia serrata Extract.“ *Molecular and Cellular Biochemistry* 354 (2011): 189–97.

Sethiya, N. K., et al. „An Update on Shankhpushpi, a Cognition-Boosting Ayurvedic Medicine.“ *Journal of Chinese Integrative Medicine* 7 (2009): 1001–22.

Sharma, K. and P. Rani. „A Holistic Ayurvedic Approach in Management of Obesity.“ *International Journal of Health Sciences and Research* 6 (2016): 358–65.

Sharma, L., et al. „Medicinal Plants for Skin and Hair Care.“ *Indian Journal of Traditional Knowledge* 2 (2003): 62–68.

Sharma, M. L., et al. „Anti-arthritic Activity of Boswellic Acids in Bovine Serum Albumin-Induced Arthritis.“ *International Journal of Immunopharmacology* 11 (1989): 647–52.

Sharma, M. L., et al. „Immunomodulatory Activity of Boswellic Acids from Boswellia serrata.“ *Phytotherapy Research* 10 (1996): 107–12.

Sharma, R. D., et al. „Effect of Fenugreek Seeds on Blood Glucose and Serum Lipids in Type 1 Diabetes.“ *European Journal of Clinical Nutrition* 44 (1990): 301–6.

Sharma, R. D., et al. „Hypolipidemic Effect of Fenugreek Seeds.“ *Phytotherapy Research* 5 (1991): 145–47.

Sharma, U. K., et al. „Role of Shirodhara with Ashwagandha in Management of Insomnia.“ *Environment Conservation Journal* 16 (2015): 159–63.

Shine, K. I. „Myocardial Effects of Magnesium.“ *American Journal of Physiology* 237 (1979): H413–23.

Siddiqui, M. Z. „Boswellia serrata, a Potential Anti-inflammatory Agent.“ *Indian Journal of Pharmaceutical Sciences* 73 (2011): 255–61.

Singh, C. and R. Sharma. „A Clinical Study of an Ayurvedic Formulation for the Management of Obesity.“ *International Ayurvedic Medical Journal* (online; 2016).

Singh, P., et al. „Lodhra: A Single Remedy for Different Ailments.“ *International Journal of Pharmaceutical & Biological Archives* 6 (2015): 1–7.

Singh, R. D., et al. „Seasonal Variation of Bioactive Components in Valeriana Jatamansi from Himachal Pradesh, India.“ *Industrial Crops and Products* 32 (2010): 292–96.

Singh, S. K. and K. Rajoria. „Evaluation of Vardhamana Pippali, Kanchanar Guggulu and Kekhana Basti in the Management of Hypothyroidism.“ *Indian Journal of Traditional Knowledge* 14 (2015): 513–18.

Singh, S. S., et al. „Chemistry and Medicinal Properties of Tinospora cordifolia (Guduchi).“ *Indian Journal of Pharmacology* 35 (2003): 83–91.

Sinha, K. K., et al. „Abhyanga: Different Contemporary Massage Technique and Its Importance in Ayurveda.“ *Journal of Ayurveda and Integrated Medical Sciences* 2 (2017).

Sircus, M. *Transdermal Magnesium Therapy: A New Modality for the Maintenance of Health.* Bloomington, Ind.: iUniverse Publisher, 2011.

Song, C. S., et al. „Hormones and the Liver: The Effect of Estrogens, Progestins and Pregnancy on Hepatic Function." *American Journal of Obstetrics and Gynecology* 105 (1969): 813–47.

Soujanya, T. L. and C. H. Sadanandam. „Shirodhara – The Stress Management Therapy of Ayurveda." *International Ayurvedic Medical Journal* 5 (2017): 895–99.

Sowmya, P. and P. Rajyalakshmi. „Hypocholesterolemic Effect of Germinated Fenugreek Seeds in Human Subjects." *Plant Foods for Human Nutrition* 53 (1999): 359–65.

Subapriya, R. and S. Nagini. „Medicinal Properties of Neem Leaves." *Current Medicinal Chemistry – Anti-Cancer Agents* 5 (2005): 149–56.

Sun, E. R., et al. „Iron and the Restless Legs Syndrome." *Sleep* 21 (1998): 381–87.

Surawicz, B. „Role of Electrolytes in Etiology and Management of Cardiac Arrhythmias." *Progress in Cardiovascular Diseases* 8 (1966): 364–86.

Taghizadeh, M., et al. „Effects of the Cumin cyminum L. Intake on Weight Loss, Metabolic Profiles and Biomarkers of Oxidative Stress in Overweight Subjects." *Annals of Nutritional Metabolism* 66 (2015): 117–25.

Tandon, V. R. „Medicinal Uses and Biological Activities of Vitex negundo." *Indian Journal of Natural Products and Ressourcen* 4 (2005): 162–65.

Tathed, P. P., et al. „Management of Systolic Hypertension with Shirodhara." *Ancient Science of Life* 32 (2012): S9.

Thakkar, J. P. and D. G. Mehta. „A Review of an Unfavorable Subset of Breast Cancer: Estrogen Receptor Positive Progesterone Receptor Negative." *Oncologist* 16, no. 3 (2011): 276–85.

Tiwle, R. and D. K. Sanghi. „Comprehensive Study of Nirgundi Plant." *Journal of Innovations in Pharmaceuticals and Biological Sciences* 2 (2015): 125–30.

Toolika, E., et al. „A Review on Ayurvedic Management of Primary Insomnia." *International Ayurvedic Medical Journal* 1 (2013): 1–5.

Turjanski, N., et al. „Striatal Dopaminergic Function in Restless Legs Syndrome." *Neurology* 52 (1999): 932.

Uebaba, K., et al. „Psychoneuroimmunologic Effects of Ayurved Oil-Dripping Treatment." *Journal of Alternative and Complementary Medicine* 14 (2008): 1189–98.

Umar, S., et al. „Boswellia serrata Attenuates Inflammatory Mediators and Oxidative Stress in Collagen Induced Arthritis." *Phytomedicine* 21 (2014): 847–56.

Upaganlawar, A. and B. Ghule. „Pharmacological Activities of Boswellia serrata Roxb." *Ethnobotanical Leaflets* 2009, no. 6, article 10 (2009).

Valette, G., et al. „Hypocholesterolemic Effect of Fenugreek Seeds in Dogs."*Atherosclerosis* 50 (1984): 105–11.

Verma, R. K. and T. Paraidathathu. „Herbal Medicines Used in the Traditional Indian Medicinal System as a Therapeutic Treatment Option for Overweight and Obesity Management." *International Journal of Pharmacy and Pharmaceutical Sciences* 6 (2014): 40–47.

Vinjamury, S. P., et al. „Ayurvedic Therapy (Shirodhara) for Insomnia." *Global Advances in Health and Medicine* (2014): 75–80.

Wangensteen, H., et al. „Antioxidant Activity in Extracts from Coriander." *Food Chemistry* 88 (2004): 293–97.

Wilson, E., et al. „Review on Shilajit Used in Traditional Indian Medicine." *Journal of Ethnopharmacology* 136 (2011): 1–9.

Yadav, N., et al. „Development and Evaluation of Polyherbal Formulations for Hair Growth-Promoting Activity.“ *International Journal of Research in Applied, Natural and Social Sciences* 2 (2014): 5–12.

Zwemer, R. L. „The Adrenal Cortex and Electrolyte Metabolism.“ *Endocrinology* 18 (1934): 161–69.

8. ERNÄHRUNG UND ALLTAG FÜR EINE GESUNDE SCHILDDRÜSE

Allison, A. J., et al. „Further Research for Consideration in the A2-Milk Case.“ *European Journal of Clinical Nutrition* 60 (2006): 924–25.

Belury, M. A. „Dietary Conjugated Linoleic Acid in Health: Physiological Effects and Mechanisms of Action.“ *Annual Review of Nutrition* 22 (2002): 505–31.

Blankson, H., et al. „Conjugated Linoleic Acid Reduces Body Fat Mass in Overweight and Obese Humans.“ *Journal of Nutrition* 130 (2000): 2943–48.

Blasbalg, T. L., et al. „Changes in Consumption of Omega-3 and Omega-6 Fatty Acids in the United States during the 20th Century.“ *American Journal of Clinical Nutrition* 93 (2011): 907–8.

Blaylock, R. „Connection between MS and Aspartame.“ World Natural Health Organization, June 7, 2004. www.wnho.net/ms_and_aspartame.htm.

Butchko, H. H., et al. „Aspartame: Review of Safety.“ *Regulatory Toxicology and Pharmacology* 35 (2002): S1–93.

Byrne, Lisa Grace. *Break the Sugar Habit.* WellGroundedLife, 2017. www.wellgroundedlife.com/wp-content/uploads/2016/11/Break-the-Sugar-Habit-Workbook-2017.pdf.

Chen, C., et al. „A Mechanism by Which Dietary Trans Fats Cause Atherosclerosis.“ *Journal of Nutritional Biochemistry* 22 (2011): 649–55.

Chin-Dusling, J., et al. „Effect of Dietary Supplementation with Beta-casein A1 or A2 on Markers of Disease Development in Individuals at High Risk of Cardiovascular Disease.“ *British Journal of Nutrition* 95 (2006): 136–44.

DeLany, J. P., et al. „Conjugated Linoleic Acid Rapidly Reduces Body Fat Content in Mice without Affecting Energy Intake.“ *Regulatory and Integrative Physiology* 276 (1999): R1172–79.

Deth, R., et al. „Clinical Evaluation of Glutathione Concentrations after Consumption of Milk Containing Different Subtypes of Beta-casein.“ *Nutrition Journal* 15 (2016): 82.

Dhaka, V., et al. „Trans Fats – Sources, Health Risks and Alternative Approach.“ *Journal of Food Science and Technology* 48 (2011): 534–41.

Fallon, S. and M. G. Enig. „Agave Nectar: Worse Than We Thought.“ *Wise Traditions in Food, Farming and the Healing Arts,* The Weston A. Price Foundation, Spring 2009. https://www.westonaprice.org/health-topics/modern-foods/agave-nectar-worse-than-we-thought/

Gupta, K. and D. S. Wagle, „Nutritional and Antinutritional Factors of Green Leafy Vegetables.“ *Journal of Agricultural and Food Chemistry* 36 (1988): 472–74.

Harris, W. S., et al. „Omega-6 Fatty Acids and Risk for Cardiovascular Disease.“ *Circulation* 119 (2009): 902–7.

Ho, S., et al. „Comparative Effects of A1 Versus A2 Beta-casein on Gastrointestinal Measures.“ *European Journal of Clinical Nutrition* 68 (2014): 994–1000.

Humphries, P., et al. „Direct and Indirect Cellular Effects of Aspartame on the Brain.“ *European Journal of Clinical Nutrition* 62 (2008): 451–62.

Jianqin, S., et al. „Erratum to: 'Effects of Milk Containing Only A2 Beta casein versus Milk Containing Both A1 and A2 Beta casein Proteins on Gastrointestinal Physiology, Symptoms of Discomfort and Cognitive Behavior of People with Self-Reported Intolerance to Traditional Cows' Milk.'" *Nutrition Journal* 15 (2016): 45.

Joshi, K. S. „Docosahexaenoic Acid Content Is Significantly Higher in Ghrita Prepared by Traditional Ayurvedic Method." *Journal of Ayurveda and Integrative Medicine* 5 (2014): 85–88.

Kohler, J. „The Truth about Agave Syrup: Not as Healthy as You May Think." *Living and Raw Foods,* 1998. www.living-foods.com/articles/agave.html.

Laugesen, M., et al. „Ischemia Heart Disease, Type 1 Diabetes and Cow Milk A1 Beta-casein." *New Zealand Medical Journal* 24 (2003): 116.

Lee, K. N., et al. „Conjugated Linoleic Acid and Atherosclerosis in Rabbits."*Atherosclerosis* 108 (1994): 19–25.

Leech, J. „Agave Nectar: A Sweetener That Is Even Worse Than Sugar." *HealthLine Neuigkeitenletter* June 9, 2017.

Lipton, R. B., et al. „Aspartame as a Dietary Trigger of Headache." *Headache: The Journal of Head and Face Pain* 29 (1989): 90–92.

Lizhi, H., et al. „Discrimination of Olive Oil Adulterated with Vegetable Oils Using Dielectric Spectroscopy." *Journal of Food Engineering* 96 (2010): 167–71.

Maher, T. J., et al. „Possible Neurologic Effects of Aspartame, a Widely Used Food Additive." *Environmental Health Perspectives* 75 (1987): 53–57.

Majjia-Barajas, J. A., et al. „Quick Method for Determination of Fructose-Glucose Ratio in Agave Syrup." *Journal of Food Processing and Technology* 9 (2018): 1. doi: 10.4172/2157-7110.1000710.

McLachlan, C. N. „Beta-casein A1, Ischemic Heart Disease Mortality and Other Illnesses." *Medical Hypothesis* 56 (2001): 262–72.

Meyer, B. J., et al. „Dietary Intakes and Food Sources of Omega-6 and Omega-3 Polyunsaturated Fatty Acids." *Lipids* 38 (2003): 391–98.

Mozafflarian, D., et al. „Consumption of Trans Fats and Estimated Effects on Coronary Heart Disease in Iran." *European Journal of Clinical Nutrition* 61 (2007): 1004–10.

Mueller, Tom. *Extra Virginity.* New York: W. W. Norton & Company, 2011.

Nicolosi, R. J., et al. „Dietary Conjugated Linoleic Acid Reduces Plasma LipoProteine and Early Aortic Atherosclerosis in Hypercholesterolemic Hamsters." *Artery* 22 (1997): 266–77.

Noonan, S. „Oxalate Content of Foods and Effects on Humans." *Asia Pacific Journal of Clinical Nutrition* 8 (1999): 64–74.

Olney, J. W., et al. „Increasing Brain Tumor Rates: Is There a Link to Aspartame?"*Journal of Neuropathology & Experimental Neurology* 55 (1996): 1115–23.

Parodi, P. W. „Conjugated Linoleic Acid: An Anticarcinogenic Fatty Acid Present in Milk Fat." *Australian Journal of Dairy Technology* 49, no. 2 (1994): 93–97.

Remig, V., et al. „Trans Fats in den USA: A Review of Their Use, Consumption, Health Implications and Regulation." *Journal of the American Dietetic Association* 110 (2010): 585–92.

Rycerz, K., et al. „Effects of Aspartame Metabolites on Astrocytes and Neurons." *NeuroPathologica* 51(2013): 10–17.

Santamaria, P., et al. „A Survey of Nitrate and Oxalate Content in Fresh Vegetables." *Journal of the Science of Food and Agriculture* 79 (1999): 1882–88.

Simopoulos, A. P. „The Importance of the Ratio of Omega-6/Omega-3 Essential Fatty Acids." *Biomedicine & Pharmacotherapy* 56 (2002): 365–79.

Soffritti, M., et al. „First Experimental Demonstration of the Multipotential Carcinogenic Effects of Aspartame Administered in the Feed to Sprague-Dawley Rats." *Environmental Health Perspectives* 114 (2006): 379–85.

Stacey, J., et al. „Health Implications of Milk Containing Beta-casein with the A2 Genetic Variant." *Critical Reviews in Food Science and Nutrition* 46 (2006): 93–100.

Sylvetsky, A. C., et al. „Understanding the Metabolic and Health Effects of Low-Calorie Sweeteners: Methodological Considerations and Implications for Future Research." *Reviews in Endocrine and Metabolic Disorders* 17 (2016): 187–94.

Tailford, K. A., et al. „A Casein Variant in Cows' Milk Is Atherogenic." *Atherosclerosis* 170 (2003): 13–19.

Taubes, G. „What if Sugar Is Worse als Just Empty Calories?" *British Medical Journal* 360 (2018).

Thom, E., et al. „Conjugated Linoleic Acid Reduces Body Fat in Healthy Exercising Humans." *Journal of International Medical Research* 29, no. 5 (2001): 392–96.

Truswell, A. S., et al. „The A2 Milk Case." *European Journal of Clinical Nutrition* 59 (2005): 623–31.

Unnevehr, L. J., et al. „Getting Rid of Trans Fats in the US Diet: Policies, Incentives and Progress." *Food Policy* 33 (2008): 497–503.

Vandana, K. S., et al. „Dinacharya Modalities to Abhyanga as a Prophylactic Measure." *International Ayurvedic Medical Journal* 5 (2017): 1–6.

Venn, B. J., et al. „A Comparison of the Effects of A1 and A2 Beta-casein Protein Variants on Blood Cholesterol Concentrations in New Zealand Adults." *Atherosclerosis* 188 (2006): 175–78.

Wertheim, Margaret L. *Breaking the Sugar Habit.* Scotts Valley, Calif.: Create Space Independent Publishing Platform, 2014.

Whitehouse, Christina R., et al. „The Potential Toxicity of Artificial Sweeteners." *AAOHN Journal* 56, no. 6 (2008): 251–59.

Wolraich, M. L., et al. „Effects of Diets High in Sucrose or Aspartame on the Behavior and Cognitive Performance of Children." *New England Journal of Medicine* 330 (1994): 301–7.

Wurtman, R. J. „Neurochemical Changes following High-Dose Aspartame with Dietary Carbohydrates." *New England Journal of Medicine* 309, no. 7 (1983): 429–30.

Zhang, X., et al. „Quantitative Detection of Adulterated Olive Oil by Raman Spectroscopy and Chemometrics." *Journal of Raman Spectroscopy* 42 (2011): 1784–88.

Über die Autorin

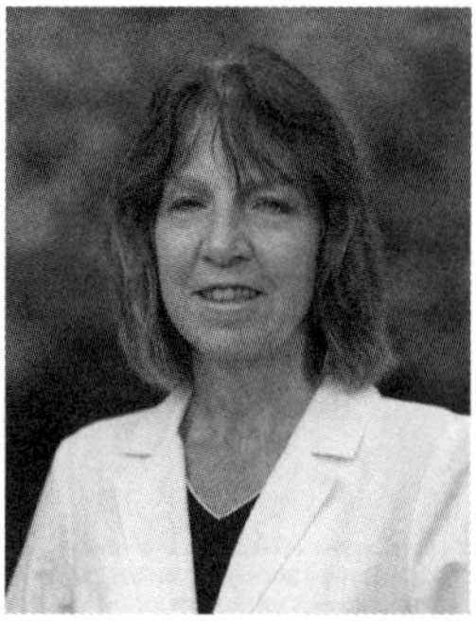

Dr. Marianne Teitelbaum absolvierte 1984 das Palmer College of Chiropractic und ließ sich von verschiedenen ayurvedischen Ärzten, unter anderem von Vaidya Rama Kant Mishra, ausbilden. Im Jahr 2013 war sie Preisträgerin des Prana Ayushudi Award. Sie hält international Vorträge und betreibt eine florierende ayurvedische Privatpraxis außerhalb von Philadelphia, in der sie bereits über 90.000 Patienten behandelte.

Index

B

C

D

E

F

G

L

M

N

O

P

Q

R

S

T

STIMMEN ZU
AYURVEDA *für* *die* SCHILDDRÜSE

„Dieses dringend benötigte und genau zur rechten Zeit erschienene Buch zeigt auf, wie man das erreicht, was sich jeder Patient wünscht: einen Körper in perfekter Balance. Unser Körper ist die Heimat der größten je gespielten Hormonsymphonie. Ihre Schilddrüse ist einer ihrer Dirigenten. Lesen Sie dieses Buch, befolgen Sie die Richtlinien und spüren Sie die wunderbare Musik Ihres Körpers, die sich in strahlender geistiger und körperlicher Gesundheit ausdrückt."

Dr. William Sears, Autor von
The Dr. Sears T5 Wellness Plan

„*Ayurveda für die Schilddrüse* ist ein bahnbrechendes Werk für das Wohlbefinden der Menschheit. In Zeiten massiver Umweltkrisen ist Mariannes Arbeit notwendig, um die vielfältigen Krankheitsebenen, die mit der Schilddrüse und dem Hormonsystem zu tun haben, zu reinigen und zu heilen. Marianne Teitelbaum fasst das alte Wissen des Ayurveda mit wissenschaftlicher Präzision zusammen und fügt dem zeitlosen Pantheon ayurvedischer Weisheit ein weiteres Juwel hinzu."

Maya Tiwari, vedische Gelehrte, Philantropin und
Autorin von *Ayurveda: A Life of Balance*

„*Ayurveda für die Schilddrüse* ist ein äußerst nützlicher Leitfaden für alle, die an einer ganzheitlichen Gesundheitsvorsorge interessiert sind. Dr. Marianne Teitelbaum stellt die unzureichenden modernen Ansätze zur Behandlung von Schilddrüsenstörungen in Frage, indem sie die Ursachen der Krankheit aufzeigt und ihren Behandlungserfolg mit den Methoden einer altbewährten und wissenschaftlich belegten Praxis teilt. Dieses Buch ist so wichtig! Es wird Patienten und Ärzte neugierig machen und vielleicht sogar die Art und Weise revolutionieren, in der sie mit der Krankheit umgehen."

Divya Alter, Autorin von *Ayurvedische Wohlfühlküche* und
Mitbesitzerin von Divya's Kitchen, einem ayurvedischen
Restaurant in New York City

„Dies ist der erste und wichtigste maßgebliche Beitrag des Ayurveda zu Schilddrüsenerkrankungen im Westen. Es ist ein Zeugnis der Arbeit ihres Lehrers und Mentors, Vaidya Rama Kant Mishra, und der Linie seiner Familie von Shaka Vansya Ayurveda."

Dr. Bill Dean, Autor von *IC Bladder Pain Syndrome*

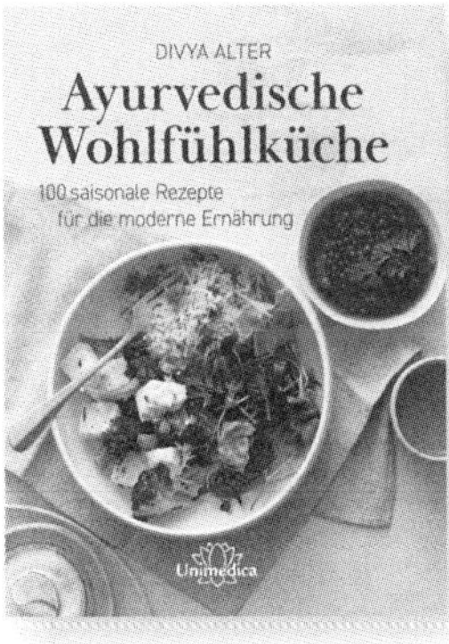

Divya Alter

Ayurvedische Wohlfühlküche

100 saisonale Rezepte für die moderne Ernährung

312 Seiten, geb., € 29,-

So fühlt sich Glück an.

Unsere Ernährung hat die beeindruckende Fähigkeit, unsere Gefühlswelt und unsere Gesundheit zu beeinflussen und zu stärken. Diese jahrtausendealte Weisheit des Ayurveda bringt Divya Alter in Ayurvedische Wohlfühlküche ins 21. Jahrhundert und begeistert mit 100 modernen, heilenden Rezepten zur alltäglichen Umsetzung.

Das Besondere: Durch die saisonale Gliederung der Rezepte findet jeder Konstitutionstyp, jedes Dosha, die optimalen Gerichte zur jeweiligen Jahreszeit. Sind Sie eher ein luftiger Vata-Typ? Dann hat Divya Alter genau die passenden erdenden Winter-Rezepte für Sie. Sie leiden unter einer trägen Verdauung? Probieren Sie unbedingt ihr energetisierendes Masala!

Divya Alter lädt neben der Verwendung der klassischen indischen Zutaten auch dazu ein, gezielt regionale Produkte in den Speiseplan zu integrieren. So enthält Ayurvedische Wohlfühlküche auch Gerichte nach italienischer oder französischer Art wie Lasagne mit Brokkolini, Karotten und Spinat oder Gemüsequiche in der Pfanne. Aber auch die klassischen ayurvedischen Gerichte und Grundnahrungsmittel wie Khicharis, Chutneys, Masalas und Ghee kommen nicht zu kurz. Dabei gibt die Autorin zu jedem Rezept Tipps für Ihr spezifisches Dosha.

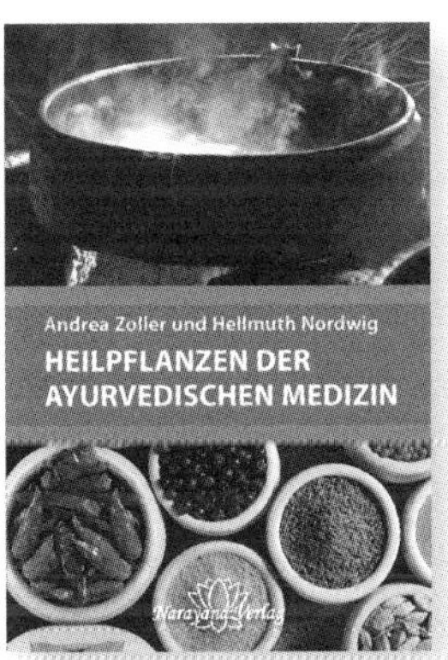

Andrea Zoller / Hellmuth Nordwig

Heilpflanzen der Ayurvedischen Medizin

Ein praktisches Handbuch über Zubereitung, Wirkung und Anwendung von über 220 Ayurvedischen Heilpflanzen und deren Rezepturen. Mit 340 Abbildungen und 400 Tabellen

740 Seiten, geb., € 79,-

Die Autoren geben eine lebendige Einführung in die Ayurvedische Heilkunst, deren Grundlagen und das besondere Verständnis von Krankheiten. Die einzelnen Pflanzen werden detailliert beschrieben, wie z.B. Wirkung auf Doshas, Inhaltsstoffe und Herkunft. Besonders die genauen Angaben zur Zubereitung, Dosis und Anwendung sowie Hinweisen auf Nebenwirkungen machen die Mittelbeschreibungen auch für den westlichen Therapeuten einfach nutzbar.

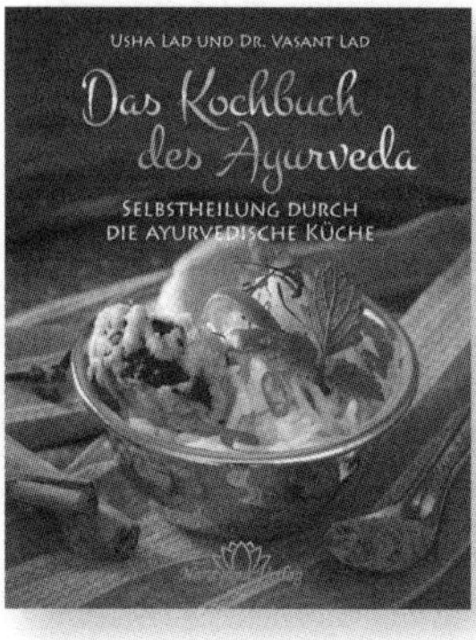

Usha Lad / Vasant Lad

Das Kochbuch des Ayurveda

Selbstheilung durch die ayurvedische Küche

288 Seiten, geb., € 29,–

Die ayurvedische Küche ist nicht nur unglaublich schmackhaft, sondern verfügt auch über große Heilkräfte, die jeder einsetzen kann.

Vasant Lad ist einer der bekanntesten ayurvedischen Ärzte weltweit. Es ist kaum einer so berufen wie er, dieses Kochbuch zu schreiben und die jahrtausendealten Geheimnisse dieser heilenden Nahrung verfügbar zu machen.

Das Werk ist weit mehr als nur ein Kochbuch. Neben 100 köstlichen Rezepten aus der Küche von Vasant Lad und seiner Frau Usha, führt es in die Grundprinzipien des Ayurveda und die Lehre der Konstitutionstypen, der Doshas, ein. Es zeigt, wie sich durch die Kombination von Lebensmitteln die Verdauung regulieren, körperliches Gleichgewicht herstellen und dadurch Gesundheit und Wohlbefinden erreichen lassen.

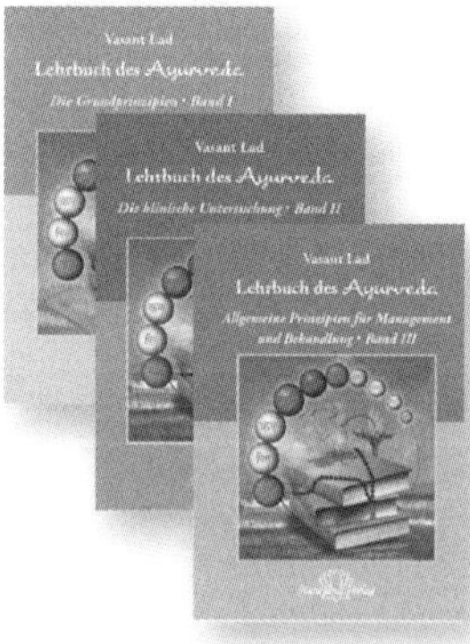

Vasant Lad

Set - Lehrbuch des Ayurveda - in 3 Bänden

Set Lehrbuch des Ayurveda bestehend aus: Band 1, Band 2 und Band 3

1596 Seiten, geb., € 177,–

Vasant Lad beschreibt das Weltbild des Ayurveda und wie es alle Ebenen des menschlichen Seins durchdringt. In einmaliger Prägnanz und Tiefe erläutert er die grundlegenden Strukturen und Funktionen von Körper, Geist und Seele, deren Aufbau und Zusammenwirken. So zeigt er die Bedeutung der drei Temperamente (Doshas), des Verdauungsfeuers (Agni), der sieben Körpergewebe (Dhatus), der drei Abfallprodukte (Malas), der feinstofflichen Energien (Ojas, Tejas und Prana) und wie deren Ungleichgewicht Krankheiten verursachen kann.

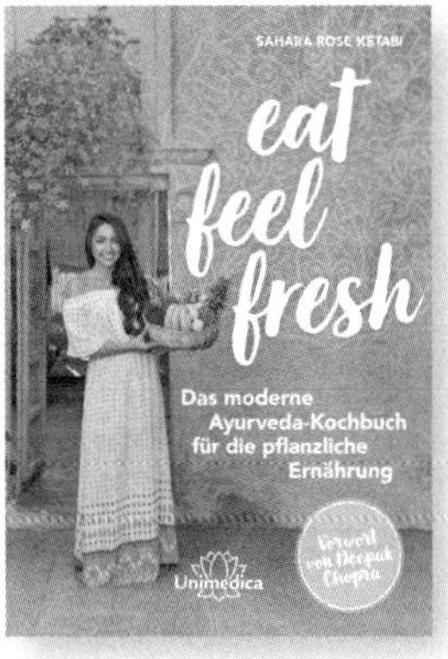

Sahara Rose Ketabi

Eat Feel Fresh

Das moderne Ayurveda-Kochbuch für die pflanzliche Ernährung

256 Seiten, geb., € 24,80

Der frische Blick auf Ayurveda

glutenfrei • pflanzlich • basisch

Die Ernährungsexpertin und bekannte Bloggerin Sahara Rose Ketabi ist die Stimme des modernen Ayurveda. Begleiten Sie sie in *Eat Feel Fresh* auf ihrer Wellness-Reise, mit der sie uralte Weisheiten ins 21. Jahrhundert bringt.

Im Ayurveda ist Nahrung Medizin mit unermesslicher Heilkraft – jedoch nur dann, wenn die wechselnden individuellen Bedürfnisse jedes Einzelnen erkannt werden. Indem Sie Ihren spezifischen Körper-Geist-Typ, Ihr Dosha, erkunden, finden Sie heraus, welche Nahrungsmittel ideal für Ihre Verdauung sind. Dabei zeigt Ihnen Ketabi, wie Sie sich auf den Wechsel der Jahreszeiten und auf Klimaveränderungen einstellen können.

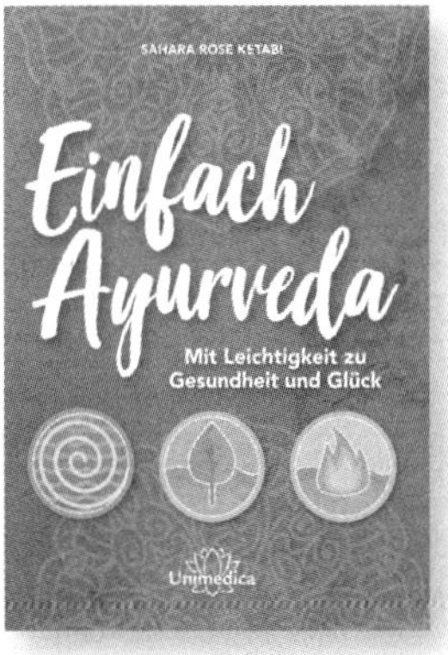

Sahara Rose Ketabi

Einfach Ayurveda

Mit Leichtigkeit zu Gesundheit und Glück

300 Seiten, geb., € 19,90

Heilung für Körper Geist und Seele

Verträgt sich die traditionelle indische Heilkunst mit einem modernen Lebensstil? Mit *Einfach Ayurveda* sagt Sahara Rose Ketabi ganz klar: ja, das geht. Die Top-Influencerin und Ernährungsexpertin wendet sich an alle, die ihre ersten Schritte mit Ayurveda machen möchten. Spannend zu lesen ist es dabei, wie Ketabi den ayurvedischen Grundlagen ein Update für unsere Tage verleiht und eine stimmige Neuinterpretation der klassischen Heilmethoden liefert.

Einfach Ayurveda ist eine erfrischend moderne Sicht auf eine traditionelle Heilmethode, die spirituelle Konzepte verständlich erklärt – und die ultimative Ergänzung zu Ketabis Bestseller, dem Kochbuch *Eat Feel Fresh*.